D. von Maydell, H. Burmeister, A. Buschmann

KUGEL – Kommunikation mit unterstützenden Gebärden auf Basis des Heidelberger Elterntrainings

Dorothee von Maydell, Heike Burmeister,
Anke Buschmann

# KUGEL – Kommunikation mit unterstützenden Gebärden auf Basis des Heidelberger Elterntrainings

Mit einem Beitrag von: Falko Dittmann, Heidelberg

ELSEVIER

Elsevier GmbH, Hackerbrücke 6, 80335 München, Deutschland
Wir freuen uns über Ihr Feedback und Ihre Anregungen an books.cs.muc@elsevier.com

ISBN: 978-3-437-44566-8
eISBN: 978-3-437-05876-9


1. Auflage 2020


**Wichtiger Hinweis für den Benutzer**
Ärzte/Praktiker und Forscher müssen sich bei der Bewertung und Anwendung aller hier beschriebenen Informationen, Methoden, Wirkstoffe oder Experimente stets auf ihre eigenen Erfahrungen und Kenntnisse verlassen. Bedingt durch den schnellen Wissenszuwachs insbesondere in den medizinischen Wissenschaften sollte eine unabhängige Überprüfung von Diagnosen und Arzneimitteldosierungen erfolgen. Im größtmöglichen Umfang des Gesetzes wird von Elsevier, den Autoren, Redakteuren oder Beitragenden keinerlei Haftung in Bezug auf jegliche Verletzung und/oder Schäden an Personen oder Eigentum, im Rahmen von Produkthaftung, Fahrlässigkeit oder anderweitig, übernommen. Dies gilt gleichermaßen für jegliche Anwendung oder Bedienung der in diesem Werk aufgeführten Methoden, Produkte, Anweisungen oder Konzepte.

**Für die Vollständigkeit und Auswahl der aufgeführten Medikamente übernimmt der Verlag keine Gewähr.**
Geschützte Warennamen (Warenzeichen) werden in der Regel besonders kenntlich gemacht (®). Aus dem Fehlen eines solchen Hinweises kann jedoch nicht automatisch geschlossen werden, dass es sich um einen freien Warennamen handelt.

**Bibliografische Information der Deutschen Nationalbibliothek**
Die Deutsche Nationalbibliothek verzeichnet diese Publikation in der Deutschen Nationalbibliografie; detaillierte bibliografische Daten sind im Internet über http://www.d-nb.de/ abrufbar.

20 21 22 23 24 5 4 3 2 1



Für eine Ansprache aller Geschlechter wurde das Gender-Sternchen (*) verwendet.

Planung: Anne Wiehage, Fröndenberg; Julia Lux, München
Projektmanagement und Herstellung: Christine Kosel, München
Redaktion: Anne Wiehage, Fröndenberg
Satz: SPI Global, Puducherry, India
Druck und Bindung: Drukarnia Dimograf Sp. z o. o., Bielsko-Biała/Polen
Fotos: Heike Burmeister, Dorothee von Maydell, Lili Nahapetian und Bertram Solcher
Design Arbeitsblätter, Gebärdenblätter und Begleitmaterialien: Angela Schoop
Abbildungen im 3. Kapitel: Falko Dittmann [P616]
Umschlaggestaltung: Spiesz Design, Neu-Ulm
Titelfotografie: Heike Burmeister, Dorothee von Maydell

Aktuelle Informationen finden Sie im Internet unter www.elsevier.de.

# Vorwort

Liebe Leser*innen,
wir freuen uns sehr, Ihnen mit diesem Buch das Eltern-Kind-Gruppenprogramm *KUGEL* vorstellen zu dürfen. KUGEL steht für „**K**ommu*nikation mit* **u**nterstützenden **G**ebärden - ein **El**tern-Kind-Gruppenprogramm*". Der inhaltliche Schwerpunkt des Programms liegt auf einer systematischen Anleitung von Eltern entwicklungsgestörter Kinder zum Einsatz lautsprachunterstützender Gebärden (LUG) in der natürlichen Kommunikation.

Seit vielen Jahren sind wir in der Beratung von Eltern tätig, deren Kindern das Erlernen der Lautsprache schwerfällt. Wir begleiten die Eltern in der Einzeltherapie, um ihnen Möglichkeiten der Unterstützten Kommunikation (UK) aufzuzeigen und die Interaktion und Kommunikation zwischen ihnen und ihrem Kind durch den Einsatz von LUG zu erleichtern.

Viele der betroffenen Eltern benötigen über einen längeren Zeitraum eine systematische Anleitung zum Einsatz von LUG. Ihre Kinder finden nur sehr langsam in die Lautsprache und sind beim Erlernen der LUG auf das Modell ihrer Eltern angewiesen. Die LUG-Anleitung erfolgte bisher ausschließlich im Einzelkontext, weil ein systematisches Gruppenprogramm zur Gebärdenanleitung für Eltern global entwicklungsgestörter Kinder fehlte. Deshalb entstand die Idee, ein solches Konzept zu entwickeln.

Dieses Trainermanual ist das Produkt einer mehrjährigen intensiven Zusammenarbeit zwischen dem Werner Otto Institut und dem Zentrum für Entwicklung und Lernen. KUGEL entstand auf der Basis des bereits erfolgreich evaluierten HET Late Talkers (Buschmann, 2017). Unsere positiven Erfahrungen mit Elterngruppen im Rahmen des HET GES (Buschmann & Jooss, 2012) und unser Wissen aus der LUG-Einzelanleitung sind in die Entwicklung von KUGEL eingeflossen.

Die Erarbeitung einer sprachförderlichen Grundhaltung bildet in KUGEL das Fundament, auf dem die Eltern kleinschrittig an den LUG-Einsatz in der Kommunikation mit ihren Kindern herangeführt werden. Sie erfahren in KUGEL wie bzw. warum LUG ihnen und ihren Kindern in der Kommunikation helfen und sie entdecken für sich, dass der Einsatz von Gebärden zu viel mehr Spaß in der Kommunikation mit ihrem Kind führt. Sie erlernen einen Gebärdengrundwortschatz und wählen erste Gebärden ganz speziell für ihr Kind aus. Die Eltern erhalten konkrete Anregungen und Ideen, Gebärden im Alltag, beim Spiel, beim Singen, beim Buchanschauen und in Ritualen tagtäglich einzusetzen und somit als Modell für ihre Kinder zu fungieren.

Wir führten viele Gespräche mit Fachleuten/Kolleg*innen zum Thema Elternanleitung und Gebärden und haben die daraus gewonnenen Inspirationen in KUGEL einfließen lassen. Für die Gebärdenfotos wählten wir eine innovative und für die Eltern besonders motivierende Darstellung des Gebärdeneinsatzes in der Interaktion zwischen Bezugsperson und Kind. Wir erstellten die Fotos sowohl mit der Gebärdenausführung der Gebärden-unterstützten Kommunikation (GuK; Wilken, 2005) als auch mit der Gebärdenausführung der Deutschen Gebärdensprache (DGS; Kestner, 2017), damit KUGEL unabhängig von den unterschiedlichen Sammlungen durchführbar ist.

Im Jahr 2014 führten wir KUGEL erstmalig am Sozialpädiatrischen Zentrum (SPZ) in Hamburg durch. Die Überprüfung der Wirksamkeit von KUGEL fand in einer randomisiert-kontrollierten Evaluationsstudie in den Jahren 2014 bis 2017 an 53 Kindern und ihren Eltern statt. Die Entwicklungsverläufe der Kinder und die hohe Zufriedenheit der Eltern mit dem Programm KUGEL motivierten uns dazu, KUGEL durch die Veröffentlichung in diesem Buch dem breiten Fachpublikum zur Verfügung zu stellen sowie eine Multiplikator*innen-Ausbildung zu konzipieren.

### Für welche Familien ist das HET GES (Buschmann & Jooss, 2012), für welche eher KUGEL geeignet?

Wir bieten im SPZ in Hamburg kontinuierlich beide Elterngruppenkonzepte an. Wir nehmen in KUGEL vorrangig die Familien auf, deren Kinder über einen nur sehr geringen Wortschatz verfügen und voraussichtlich längerfristig auf den Einsatz von LUG angewiesen sein werden. Deuten die Ergebnisse der Diagnostik hingegen auf einen baldigen Zuwachs an expressiver Sprache hin, empfehlen wir die Teilnahme am HET GES (Buschmann & Jooss, 2012).

### Danksagungen

Ohne die Unterstützung verschiedenster Personen und Organisationen wären die Entwicklung von KUGEL und die Durchführung der Evaluationsstudie nicht möglich gewesen. Zuallererst seien natürlich die Familien genannt, die sich bereit erklärt haben, an der Studie teilzunehmen. Auch beim Erstellen der Fotos und Videoaufnahmen haben uns viele Eltern und Kinder sehr geholfen. Ein besonderer Dank gilt Dr. Christian Fricke, dem Leiter des Werner Otto Instituts, und Dr. Thomas Wiesner, dem Leiter der Abteilung für Phoniatrie, ohne die dieses Projekt nicht möglich gewesen wäre. Wir danken unseren Kolleg*innen, insbesondere den Logopädinnen, die das Projekt mit Rat und Tat unterstützt haben. Durch die hervorragende Zusammenarbeit mit vielen Integrationskindergärten, Selbsthilfegruppen, Frühförderstellen und Kinderärzt*innen konnten wir zahlreiche Familien für die Teilnahme an der Studie rekrutieren. Bedanken möchten wir uns ganz ausdrücklich bei der Werner Otto Stiftung, deren finanzielle Unterstützung sowohl die Erstellung des Trainermanuals und der Arbeits- und Begleitmaterialien als auch die Durchführung der Studie inklusive der Datenerhebung und erste Auswertungen ermöglichte. Ein offenes Ohr für die Belange des „KUGEL-Projekts" fanden wir in der Fundraising-Abteilung und in der Presse- und Öffentlichkeitsarbeit der Evangelischen Stiftung Alsterdorf. Imke Spannuth gewann für KUGEL immer wieder wichtige Spender*innen. Marion Förster und Stefan Drescher präsentierten KUGEL engagiert in verschiedenen Kontexten der Öffentlichkeit. Die Gestaltung des Materials für die Eltern, die Entwicklung des Logos für KUGEL und die Bearbeitung der von uns erstellten Gebärdenfotos übernahm Angela Schoop. Wir danken ihr für die Geduld, mit der sie jeden unserer Änderungswünsche aufnahm und nicht müde wurde, neue Ideen bei der Entwicklung der Materialien zu kreieren. Last but not least danken wir Anne Wiehage für ihre Unterstützung bei der Erstellung des Manuskripts und der freundlichen Beantwortung aller Fragen sowie Christine Kosel für das herstellerische Projektmanagement.

Dieses Buch liefert den Leser*innen Informationen über die Grundlagen, das Konzept und die ersten Evaluationsergebnisse von KUGEL. Vor allem aber dient es den zukünftigen Kursleiter*innen als Manual bei der Durchführung des Eltern-Kind-Gruppenprogramms und stellt ihnen ansprechendes Material zur Verfügung. Wir hoffen, durch KUGEL vielen Familien die Kommunikation mit ihrem global entwicklungsgestörten Kind zu erleichtern.

Hamburg/Heidelberg im Herbst 2019
Dorothee von Maydell, Heike Burmeister,
Dr. Anke Buschmann

# Benutzerhinweise

HINWEIS

WICHTIG/Tipp

BEISPIEL

Organisation

SPRECHERTEXT

# Adressen


Dorothee von Maydell
Fachbereich Logopädie
WOI – Werner Otto Institut gGmbH Hamburg
Bodelschwinghstraße 23
22337 Hamburg

Heike Burmeister
Fachbereich Logopädie
WOI – Werner Otto Institut gGmbH Hamburg
Bodelschwinghstraße 23
22337 Hamburg

www.werner-otto-institut.de

Dr. Anke Buschmann
ZEL – Zentrum für Entwicklung und Lernen Heidelberg
Kaiserstraße 36
69115 Heidelberg

Falko Dittmann
ZEL – Zentrum für Entwicklung und Lernen Heidelberg
Kaiserstraße 36
69115 Heidelberg

www.zel-heidelberg.de


# Abkürzungen

| | |
|---|---|
| **DGS** | Deutsche Gebärdensprache |
| **GuK** | Gebärden-unterstützte Kommunikation |
| **LUG** | Lautsprachunterstützende Gebärden |
| **LBG** | Lautsprachbegleitende Gebärden |
| **SdmHa** | Schau doch meine Hände an |
| **UK** | Unterstützte Kommunikation |

# Inhaltsverzeichnis

KAPITEL

# 1 Theoretische und empirische Grundlagen

Dorothee von Maydell, Heike Burmeister, Anke Buschmann

## 1.1 Zusammenarbeit mit Eltern

Der Erwerb kommunikativer und sprachlicher Fähigkeiten eines Kindes ist eng mit dessen Möglichkeit zu Interaktion und Kommunikation verbunden. Die Eltern nehmen als wichtigste Bezugspersonen eines Säuglings und Kleinkindes eine Schlüsselfunktion im kindlichen Spracherwerbsprozess ein, denn nur eine adäquate sprachliche Anregung führt zur Entfaltung der biologisch angelegten Sprachfähigkeiten (Hoff, 2006). Insbesondere Kinder mit ungünstigen Sprachlernvoraussetzungen, z. B. bei Vorliegen einer globalen Entwicklungsstörung, benötigen für einen erfolgreichen Spracherwerb ein anregendes Sprachumfeld und ein auf ihre Sprachlernfähigkeiten hin fein abgestimmtes Sprachangebot. Sie profitieren in besonderem Maße von einem responsiven Interaktionsverhalten der Bezugspersonen (Sarimski, 2009). Aufgrund zahlreicher Belastungsfaktoren besteht jedoch die Gefahr, dass die Eltern von Kindern mit einer globalen Entwicklungsstörung nicht so gut in der Lage sind, sich responsiv in der Interaktion mit ihrem Kind zu verhalten.

Im Rahmen von KUGEL werden die Eltern mittels der positiv evaluierten Methodik aus dem „Heidelberger Elterntraining frühe Sprachförderung" (Buschmann, 2017) zu einem responsiven Interaktionsverhalten und zu einem auf den Sprachentwicklungsstand des Kindes fein abgestimmten Sprachangebot befähigt. Zudem erlernen sie den Einsatz lautsprachunterstützender Gebärden (LUG) in der natürlichen Kommunikation mit ihrem Kind.

Um den Einfluss des elterlichen Interaktionsverhaltens für einen erfolgreichen Spracherwerb besser zu verstehen, wird in diesem Kapitel zunächst das Konzept der Feinfühligkeit (Responsivität) beschrieben. Anschließend steht die besondere Situation von Eltern, bei deren Kindern eine Entwicklungsstörung vorliegt, im Vordergrund. Schließlich folgt die Argumentation, warum es so wichtig ist, dass Eltern in der Interaktion mit ihren Kindern systematisch angeleitet werden.

### 1.1.1 Elterliche Responsivität fördert die Sprachentwicklung

Die Fähigkeit der Eltern, responsiv (vgl. nachfolgenden Kasten) mit ihrem Kind zu interagieren und auf die kindlichen Kommunikationssignale einzugehen, hat sich in vielen Studien als besonders bedeutsam für die Sprachentwicklung erwiesen (u. a. Yoder & Warren, 1999; Tamis-LeMonda, Bornstein & Baumwell, 2001; Warren et al., 2010). Kinder beginnen früher zu sprechen und erreichen auch eher die 50-Wort-Marke sowie weitere Meilensteine der Sprachentwicklung, wenn sich die Bezugspersonen responsiv in der Interaktion mit ihrem Kind verhalten. Der Unterschied im Sprachentwicklungsstand von Kindern, deren Mütter sich hoch responsiv in der Interaktion (90. Perzentile) verhalten und Kindern von wenig responsiven Müttern (10. Perzentile), kann 4 bis 6 Monate betragen (Tamis-LeMonda et al., 1996; Tamis-LeMonda, Bornstein & Baumwell, 2001).

**HINWEIS**

**Charakteristiken eines responsiven Kommunikationsverhaltens**

- feinfühliges Wahrnehmen von Initiativen und (non-)verbalen Äußerungen des Kindes verbunden mit einer prompten und angemessenen Reaktion, wie eine semantisch kontingente Äußerung (u. a. Tamis-LeMonda, Kuchirko & Song, 2014)
  z. B.: Kind zeigt beim Spazierengehen auf einen Hund ohne begleitende lautliche Reaktion, Bezugsperson bemerkt das Interesse des Kindes und sagt: „Da ist der Hund, wau-wau."

*Fortsetzung*

- feinfühliges Eingehen auf die Vokalisationen und die ersten verbalen Äußerungen eines Säuglings sowie auf nonverbale Signale wie Hochhalten von Gegenständen, Zeigen usw. (u. a. Tamis-LeMonda, Bornstein & Baumwell, 2001)
- Unterstützung des Kindes bei der Entwicklung zur Fähigkeit von *joint attention* (Farrant & Zubrick, 2013)
- Eingehen auf das Interesse des Kindes (Carpenter et al., 1998)
- Aufgreifen der kindlichen Themen

In Untersuchungen zum Wortlernen zeigte sich ebenfalls der Einfluss der elterlichen Responsivität: Kinder nahmen neue Wörter rascher in ihren Wortschatz auf, wenn die Eltern semantisch kontingent auf die kindlichen Aktivitäten und auf ihre Äußerungen reagierten (Tamis-LeMonda, Kuchirko & Song, 2014). Während ein direktiver und kontrollierender Interaktionsstil, in welchem die Kinder von ihrem Interesse weggelenkt wurden, u. a. mit einer verlangsamten Entwicklung rezeptiver und expressiver Sprachfähigkeiten einherging (Masur, Flynn & Eichorst, 2005; Tomasello & Todd, 1983).

Der Frage, welche spezifischen Elemente eines responsiven Interaktionsstils auf die sprachliche Entwicklung Einfluss nehmen, wurde in verschiedenen Studien nachgegangen: Es fand sich jeweils ein positiver Zusammenhang zwischen dem Sprachstand der Kinder und responsiven mütterlichen Imitationen (Tamis-LeMonda, Bornstein & Baumwell, 2001), dem Benennen von Wörtern in Situationen geteilter Aufmerksamkeit, dem Stellen responsiver Fragen und insbesondere Erweiterungen der kindlichen Äußerungen (Levickis et al., 2014). Dagegen ist ein negativer Zusammenhang zu direktiven Verhaltensweisen der Bezugspersonen gut belegt. Hierzu gehören das Lenken der kindlichen Aufmerksamkeit und das Geben direktiver Anweisungen (Dunham, Dunham & Curwin, 1993; Masur, Flynn & Eichorst, 2005; Taylor et al., 2009).

Untersuchungen mit Kindern, die eine verzögerte Sprachentwicklung (Late Talkers) durchlaufen, bestätigen o. g. positiven Zusammenhang zwischen der elterlichen Responsivität und der Sprachentwicklung des Kindes. Ein responsives elterliches Interaktionsverhalten bei Late Talkers führte direkt in der jeweiligen Kommunikationssituation, z. B. im freien Spiel, zu besseren sprachlichen Leistungen der Kinder. Zudem wiesen die Kinder zu einem späteren Untersuchungszeitpunkt ein höheres Sprachniveau auf als bei einem wenig responsiven Verhalten (Girolametto et al., 2002; Hudson et al., 2015; Levickis et al., 2014). 30 Monate alte Late Talkers produzierten in einer freien Spielsituation signifikant mehr Äußerungen, nutzten mehr verschiedene Wörter und bildeten mehr Wortkombinationen, wenn die Mütter die kindlichen Äußerungen imitierten oder erweiterten (Girolametto et al., 2002). Die größte positive Wirkung auf die kindliche Sprachleistung wurde durch eine inhaltliche Erweiterung und syntaktische Ergänzung der kindlichen Äußerung erzielt, im Sinne des folgenden Beispiels: Kind: „Auto", Erwachsener: „Das Auto fährt" (Levickis et al., 2014).

Kinder mit einer globalen Entwicklungsstörung bzw. bei intellektueller Beeinträchtigung profitieren ebenso von einem elterlichen responsiven Interaktionsverhalten wie Kinder ohne jegliche Entwicklungsprobleme und Late Talkers. Als besonders wichtig haben sich für diese Kinder aufeinander abgestimmte Aufmerksamkeitsphasen erwiesen, in welchen die Bezugsperson der Aufmerksamkeitsrichtung des Kindes folgt, statt seine Aufmerksamkeit immer wieder auf etwas Neues zu lenken (Harris, Kasari, Sigman, 1996; Brady et al., 2004; Yoder & Warren, 2004; vgl. nachfolgender Kasten).

**HINWEIS**

**Responsivität und sprachliche Entwicklung bei Kindern mit intellektueller Beeinträchtigung**

Mahoney (1988 a, b) hat hierzu die Interaktion von 20 Mutter-Kind-Paaren zu drei Erhebungszeitpunkten (im Alter von 12, 24 und 36 Lebensmonaten) analysiert. Die Kinder wiesen intellektuelle Beeinträchtigungen im Rahmen einer Trisomie 21, eines William-Beuren-Syndroms oder eines Hydrozephalus auf. Es wurde das mütterliche Interaktions- und Sprachverhalten während einer 20-minütigen häuslichen Spielsequenz erfasst. Aus den Analysen ging als wesentliches Resultat hervor, dass nicht der Inhalt und die Komplexität der mütterlichen Äußerungen, sondern die Art und Weise, wie die Mütter auf die Kommunikationsversuche ihres Kindes eingegangen sind, entscheidend für eine erfolgreiche Sprachentwicklung der Kinder war. Mahoney klassifizierte die Mütter deshalb nach ihrem Grad der Responsivität in:

- *Responders* (feinfühlig): nehmen die kindlichen (auch uneindeutigen) Kommunikationsversuche, auch in Form

von Lautäußerungen und Gesten, feinfühlig wahr und reagieren adäquat darauf; folgen der Aufmerksamkeit ihres Kindes und greifen seine Themen auf
- *Attenders* (aufmerksam, beobachtend): beobachten ihr Kind sehr aufmerksam, reagieren aber nicht konsequent genug auf die vom Kind initiierte Kommunikation; sie benennen häufig oder fragen ihr Kind nach Dingen, die nicht unbedingt im Aufmerksamkeitsfokus des Kindes liegen
- *Ignorers* (ignorierend, wenig feinfühlig): sind nicht aufmerksam für die kindlichen Kommunikationsversuche; ignorieren das kindliche Interesse; bieten Sprache an für Dinge, die nicht im Aufmerksamkeitsfokus des Kindes liegen

Die Kinder unterschieden sich in ihren sprachlichen Fähigkeiten in Abhängigkeit vom mütterlichen Interaktionsverhalten. Die Kinder der feinfühligen Mütter wiesen den höchsten Sprachentwicklungsstand auf (M = 15,2 Monate), gefolgt von den Kindern der aufmerksamen Mütter (M = 12,7 Monate) und den wenig feinfühligen Müttern (M = 11,6 Monate).

Brady et al. (2014) untersuchten an einer Stichprobe von 55 Kindern mit Fragilem-X-Syndrom den Einfluss der mütterlichen Responsivität auf die sprachliche Entwicklung der Kinder bis zum zehnten Lebensjahr. Der Grad der Responsivität war eng mit der Entwicklung rezeptiver und expressiver Sprachfähigkeiten verbunden. Kinder mit Fragilem-X-Syndrom, deren Mütter sich in der frühen Interaktion mit ihrem Kind feinfühliger verhielten, z. B. während eines gemeinsamen Spiels, verfügten im mittleren Schulalter über einen reichhaltigeren Wortschatz.

### 1.1.2 Interaktion als Herausforderung bei einem Kind mit Entwicklungsstörung

Normalerweise richten Eltern ihr Sprachverhalten intuitiv am Sprachentwicklungsstand ihres Kindes aus und bieten ihm somit eine optimale Unterstützung für das Erreichen der nächsten Entwicklungsschritte (Ritterfeld, 2007). Eltern von Kindern mit einer globalen Entwicklungsstörung sind jedoch vor die besondere Herausforderung gestellt, dass die Kommunikation und Interaktion mit ihren Kindern i. d. R. von Beginn an erschwert ist. Denn einerseits zeigen diese im Vergleich zu Kindern ohne Entwicklungsstörung von Beginn an Abweichungen in ihrem Interaktionsverhalten; andererseits sind die Eltern zahlreichen Belastungen ausgesetzt, welche die natürlicherweise gegebene Intuition gefährden können. Zusätzlich weisen viele dieser Kinder Beeinträchtigungen in den biologischen Voraussetzungen für einen erfolgreichen Spracherwerb auf, wie (temporäre) Hörminderungen, Sehstörungen oder eine muskuläre Hypotonie. Infolgedessen besteht die Gefahr, dass Eltern unter dem Druck stehen, ihre Kinder beim Erlernen der Sprache besonders gut unterstützen zu müssen, obwohl sie unsicher darin sind, wie sie dieses am besten tun können.

Im Folgenden werden zunächst die seitens des Kindes vorliegenden, den Spracherwerb erschwerenden Faktoren beschrieben. Anschließend erfolgt eine Darstellung des elterlichen Verhaltens in der Interaktion mit dem Kind.

#### Voraussetzungen beim Kind

Der Erwerb kommunikativer Kompetenzen und des sprachlichen Regelsystems ist bei Kindern mit einer Entwicklungsstörung, insbesondere wenn diese mit einer intellektuellen Einschränkung einhergeht, oft stark verzögert und verläuft in Abhängigkeit von der Grunderkrankung sehr unterschiedlich (Aktas, 2012; de Langen-Müller et al., 2011). Diese Kinder zeigen i. d. R. bereits als Säuglinge Abweichungen in ihrer kommunikativen und lautsprachlichen Entwicklung, und sie weisen geringere vorsprachliche Fähigkeiten als Gleichaltrige ohne Entwicklungsstörung auf. In der altersgerechten Entwicklung nimmt die Anzahl an Vokalisationen bis zum Alter von 3 bis 4 Monaten stetig zu, und die Kinder sind in diesem Alter auch bereits zu einem ersten *turn-taking* (vgl. nachfolgenden Kasten) mit der/dem Gesprächspartner*in in der Lage. Dies gelingt Kindern mit Down-Syndrom (Berger & Cunningham, 1983) und ebenso vielen anderen Kindern mit einer beeinträchtigten intellektuellen Entwicklung in diesem Alter noch nicht.

**HINWEIS**

**turn-taking**

*Turn-taking* (Hörer-Sprecher-Wechsel) bedeutet, dass sich in einem Gespräch die Beteiligten mit ihren Beiträgen

*Fortsetzung*

abwechseln und die Gesprächsanteile weitgehend gleich verteilt sind. Kinder erwerben die Fähigkeit zum *turn-taking* in den ersten Lebensjahren. Während sich in den ersten Lebenswochen Kind und Bezugsperson synchron verhalten, lassen die Bezugspersonen nach und nach Pausen, um dem Kind zu signalisieren, dass es „dran" ist. Mit 3 bis 4 Monaten entstehen so bereits kurze Dialoge zwischen einem Erwachsenem und einem Kind. Mit 2 Jahren ist ein Kind in der Lage, über den Blickkontakt mitzuteilen, wann sein Gesprächsanteil beendet und der Erwachsene „dran" ist, bzw. andersherum kann das Kind abwarten, bis der Erwachsene signalisiert, dass er vom Kind eine Antwort erwartet (Papoušek, 1994).

Normalerweise erwerben Kinder diese Fähigkeit mit 9 bis 12 Monaten (Bruner, 2002; Zollinger, 2015). Sie sind zu dem Zeitpunkt in der Lage, der Blickrichtung oder einer hinweisenden Geste des Erwachsenen zu folgen und etwas Relevantes zu erwarten. In diesen Momenten sind die Kinder aufnahmebereit für die Wörter, die ihnen angeboten werden, und verbinden diese mit dem Gegenstand, der Handlung oder dem Ereignis. D.h. in Situationen mit einer gemeinsamen Aufmerksamkeit gelingt es Kindern am besten, die Bedeutung von Wörtern zu erwerben (Tomasello & Todd, 1983). Erleichtert wird dieser Vorgang durch ein auf die kindlichen Sprachlernfähigkeiten abgestimmtes Sprachangebot (kindgerichtete Sprache, zusammenfassend in Szagun, 2013).

Des Weiteren verhalten sich Kinder mit einer Entwicklungsstörung in den ersten Monaten häufig deutlich passiver als andere Kinder. Sie zeigen von sich aus wenig Eigeninitiative zu Kommunikation und Interaktion, und es fällt ihnen über längere Zeit schwer, ihre Aufmerksamkeit auf das sprachliche Angebot der Bezugspersonen zu lenken. Über die Fähigkeit zur geteilten Aufmerksamkeit (*joint attention*, vgl. nachfolgenden Kasten) verfügen Kinder mit einer Entwicklungsstörung nicht wie üblich mit 12 Monaten, sondern erwerben diese Fähigkeit erst deutlich später. Dies beeinträchtigt das Entstehen von Dialogen zwischen Eltern und Kind und erschwert den Kindern, die Bedeutung von Wörtern zu erfassen. Damit verbunden ist ein deutlich verlangsamter Aufbau des aktiven Wortschatzes.

Die Schwierigkeiten der Kinder, einen Dialog mit Bezugspersonen aufzubauen, setzen sich im zweiten und dritten Lebensjahr fort. Initiativen, mit denen sich die Aufmerksamkeit der Bezugspersonen leicht lenken lässt – wie intentionale Gesten und das Übergeben von Gegenständen – zeigen gerade Kinder mit Down-Syndrom eher selten, stehen aber in direktem Zusammenhang zur weiteren Sprachentwicklung (Mundy et al., 1995).

**HINWEIS**

**joint attention**

*Joint attention* (gemeinsame oder geteilte Aufmerksamkeit) wird als der Prozess verstanden, bei dem Bezugsperson und Kind ihre Aufmerksamkeit auf ein gemeinsames Objekt oder Ereignis richten. Beide sind sich bewusst, dass die Aufmerksamkeit des Anderen ebenfalls auf diesem Objekt bzw. Ereignis ruht (Tomasello & Todd, 1983).

Neben einer verlangsamten vorsprachlichen Entwicklung weisen Kinder mit einer globalen Entwicklungsstörung fast immer einen deutlich verzögerten Aufbau sprachlicher Fähigkeiten auf. Dies betrifft sowohl den Erwerb von Wortbedeutungen (rezeptiver Wortschatz) als auch den Aufbau von expressivem Wortschatz und syntaktischen Fähigkeiten. In einer Studie von Berglund, Eriksson & Johansson (2001) entsprach der Wortschatz 3-jähriger Kinder mit Down-Syndrom demjenigen von gesunden Kindern mit 16 Monaten. Im Alter von 4 Jahren verfügten erst 54 % der 330 untersuchten Kinder über einen Wortschatzumfang von 50 Wörtern, was bei Kindern ohne Entwicklungsbeeinträchtigung i. d. R. schon in einem Alter von 18 Monaten der Fall ist (Berglund, Eriksson & Johansson, 2001). Kindern mit Down-Syndrom fiel v. a. das schnelle Erlernen der Bedeutung von unbekannten und komplexen Nomen sowie von Verben in unstrukturierten Lernbedingungen deutlich schwerer als Kindern ohne Down-Syndrom (Chapman et al., 2006). Begründet ist dieser langsame Aufbau des rezeptiven und expressiven Wortschatzes u. a. in der für Kinder mit intellektuellen Defiziten typischen Beeinträchtigung der Fähigkeit zur mentalen Repräsentation. Deutlich verspätet werden die Meilensteine Objektpermanenz, Symbolverständnis und Kategorisierungsfähigkeit erreicht, welche alle im positiven Zusammenhang mit dem Erwerb sprachlicher Fähigkeiten stehen (im Überblick Siegler, Deloache & Eisenberg, 2011). Zudem erschweren häufig bestehende grundlegende Defizite in der Informationsverarbeitung, Aufmerksamkeitssteuerung und -aufrechterhaltung, Impulskontrolle sowie im auditiven Gedächtnis die Aufnahme, Verarbeitung und langfristige Speicherung sprachlicher Reize (ausführlich in Aktas, 2012).

Insbesondere bei Entwicklungsstörungen, die im Rahmen eines genetischen Syndroms auftreten, finden sich weitere syndromspezifische Auffälligkeiten mit Auswirkungen auf den Erwerb sprachlicher Fähigkeiten. So weisen Kinder mit Deletionssyndrom 22q11 regelhaft eine geringe oder fehlende Gaumensegelbeweglichkeit auf. In ca. 10 bis 15 % der Fälle wird die Sprachentwicklung zusätzlich durch eine offene oder verdeckte Spalte des Weichgaumens beeinträchtigt (Sader et al., 2006). Bei Kindern mit Down-Syndrom liegen ebenso spezifische anatomische Verhältnisse wie ein schmaler, hoher Gaumen, eine schmale Mundhöhle und eine in Relation dazu große Zunge vor. In Verbindung mit der allgemeinen Muskelhypotonie entstehen oralmotorische Dysfunktionen, die den Spracherwerb erschweren (Wilken, 2019).

Zudem spielt es für den Spracherwerb eine bedeutende Rolle, ob die Kinder zusätzlich Symptome aus dem Autismus-Spektrum zeigen oder nicht. Bei Philofsky et al. (2004) und Warren et al. (2010) wiesen Kinder mit Fragilem-X-Syndrom und begleitender autistischer Symptomatik einen niedrigeren Sprachentwicklungsstand auf als Kinder ohne diese Begleitsymptomatik.

## Verhalten der Eltern

Die Eltern von Kindern mit einer globalen Entwicklungsstörung sind genauso wie alle Eltern mit intuitiven Sprachlehrkompetenzen ausgestattet. Jedoch besteht für diese ein besonders hohes Risiko, diese Kompetenzen nicht in ausreichendem Maß mobilisieren zu können bzw. mit der Zeit ein wenig „zu verlieren“. Denn einerseits sind diese Eltern zahlreichen Belastungsfaktoren ausgesetzt: der Verarbeitung der Diagnose, zahlreichen medizinischen Problemen und damit verbundenen aufwändigen Therapien, der langsamen Entwicklung des Kindes, Sorgen um dessen Zukunft, der logistischen und emotionalen Herausforderung, Geschwisterkinder und einen Haushalt versorgen zu müssen sowie die eigene berufliche Tätigkeit weiterzuführen. Andererseits ist es – aufgrund der im vorigen Abschnitt bereits genannten geringen kommunikativen Eigenaktivität der Kinder – für die Eltern schwerer als für andere Eltern, eine gelingende Interaktion und Kommunikation mit dem Kind aufzubauen.

Die Wahrnehmung und Interpretation der oft uneindeutigen Kommunikationssignale eines Kindes mit einer Entwicklungsstörung stellen Eltern vor eine große Herausforderung. Eine Folge davon scheint der Verlust der intuitiven Responsivität zu sein. Denn Studien zeigen, dass sich die Eltern ihrem Kind gegenüber bereits wenige Monate nach der Geburt weniger responsiv verhalten als Eltern von Kindern ohne Entwicklungsstörung. Stattdessen versuchen sie das Verhalten ihres Kindes durch ein direktives und kontrollierendes Verhalten zu steuern (Slonims & McConachie, 2006). Beim Spiel mit dem Kind warten sie dessen Initiative nicht ab und berücksichtigen auch sein Thema eher wenig. Sie stellen viele Aufforderungen und Fragen zu Dingen, die aktuell nicht im Aufmerksamkeitsfokus des Kindes liegen (Kim & Mahoney, 2004), d. h. die Eltern bestimmen die Themen des Dialogs. Zudem neigen sie zu komplexen sprachlichen Äußerungen, welche nicht ausreichend an das rezeptive Sprachvermögen der Kinder angepasst sind (zusammenfassend Sarimski, 2009).

Da sich dieses wenig responsive elterliche Interaktionsverhalten wiederum erschwerend auf den Spracherwerb der Kinder auswirkt (Warren & Brady, 2007; Warren et al., 2010), sollte die gezielte und systematische Anleitung der Eltern in der Interaktion mit ihrem in der Sprachentwicklung beeinträchtigten Kind zum Standard jeder Frühinterventionsmaßnahme gehören. Es gilt, die Eltern darin zu unterstützen, sich ihrem Kind gegenüber so zu verhalten und ein solches Sprachangebot an das Kind zu richten, dass es ihm trotz eingeschränkter biologischer und kognitiver Fähigkeiten sowie Defiziten in der Sprachverarbeitung gelingt, gute Sprachkompetenzen zu erlangen. Aus zahlreichen Studien ist bekannt, dass Eltern sehr gut in der Lage sind, ein responsives Interaktionsverhalten zu erlernen (Fey et al., 2006; Venker et al., 2011). Zudem gibt es Evidenz für mindestens moderate Fortschritte in den kommunikativen und sprachlichen Fähigkeiten von Kindern mit einer globalen Entwicklungsstörung, wenn sich die Eltern responsiver verhalten und das Sprachangebot auf die Fähigkeiten der Kinder besser abgestimmt ist (Brady, Warren & Sterling, 2010; Fey et al., 2006; Girolametto, Weitzmann & Clements-Baartman, 1998; O'Toole et al., 2018; Roberts et al., 2019).

### 1.1.3 Sprachbasierte Interaktionsschulung der Eltern

Im angloamerikanischen Raum haben Schulungsprogramme zur Verbesserung des elterlichen Interaktions- und Sprachverhaltens bereits eine lange Tradition und werden erfolgreich sowohl für Eltern von Kindern mit einer primär als auch sekundär beeinträchtigten Sprachentwicklung durchgeführt. Bekannte Konzepte mit nachgewiesener Wirksamkeit sind: „Responsivity Education/Prelingustic Milieu Teaching" (Yoder & Warren, 1993), „Enhanced Milieu Teaching" (Hancock & Kaiser, 2006), „The Hanen Early Language Parent Program" (Girolametto, Greenberg & Manolsen, 1986). Bei McCauley et al. (2017) findet sich eine zusammenfassende Darstellung dieser Konzepte.

Im deutschsprachigen Raum setzte sich insbesondere Ritterfeld Ende der 90er Jahre für die Etablierung von gezielten Interaktionsschulungen bei Risikokindern wie Late Talkers sowie therapiebegleitend bei Kindern mit einer Sprachentwicklungsstörung ein (u. a. 1999, 2000). Für die Schulung von Eltern, deren Kinder in einer sprachheilpädagogischen Einrichtung (Schulkindergarten, Sprachheilschule) betreut werden, haben Bender-Körber und Hochlehnert (2006) ein strukturiertes Konzept publiziert. „Schritte in den Dialog" von Möller & Spreen-Rauscher (2009) ist eine elternbasierte Intervention zur Förderung von Kindern mit einer rezeptiv-expressiven Sprachentwicklungsverzögerung. Beiden Konzepten fehlt bislang der Wirksamkeitsnachweis. Nachgewiesenermaßen effektiv ist das Münsteraner Elterntraining, welches sich an Eltern von Kindern im Alter von 3 bis 18 Monaten mit Hörschädigung richtet und die Förderung der kindlichen Hör- und Sprachentwicklung fokussiert (Glanemann et al., 2013).

Das dem Eltern-Kind-Gruppenprogramm KUGEL zugrundeliegende Interaktionstraining „Heidelberger Elterntraining frühe Sprachförderung" (HET, Buschmann, 2017) basiert auf einer sozial-interaktionistischen Perspektive des Spracherwerbs bzw. auf einem transaktionalen Modell zum Spracherwerb. Damit verbunden ist die Grundannahme, dass sowohl Faktoren auf Seiten des Kindes (u. a. die Fähigkeit zur gemeinsamen Aufmerksamkeit, das Verstehen von Intentionen, [non]verbale Fähigkeiten, kognitive Abstraktionsprozesse) als auch auf Seiten der Eltern (u. a. Responsivität, Quantität und Qualität des Sprachangebots) eine wichtige Rolle für den Spracherwerb spielen und sich gegenseitig beeinflussen (Sameroff, 2009). Im Vordergrund des HET stehen eine Veränderung des elterlichen Verhaltens und ihres Sprachangebots in natürlichen Interaktionssituationen. Ziele sind u. a. die Erhöhung der elterlichen Responsivität in natürlichen Interaktionssituationen, das Erlernen sprachlernunterstützender Strategien wie das Herstellen eines gemeinsamen Aufmerksamkeitsfokus und das Aufgreifen des kindlichen Themas. Die Eltern erlernen systematisch und sehr praktisch den Einsatz gezielter Sprachmodellierungstechniken und sprachanregender Fragen.

Das HET wird seit 2006 erfolgreich in logopädischen Praxen, Sozialpädiatrischen Zentren sowie im Rahmen der Frühförderung eingesetzt. Es ist ein systematisches Schulungskonzept mit mehreren aufeinander aufbauenden 2-stündigen Sitzungen für Eltern von Kindern mit einer isolierten Sprachentwicklungsverzögerung (sog. Late Talkers). Zentrale Methoden sind das Ausprobieren in Kleingruppen, Transferaufgaben für zu Hause, das Videocoaching und die längerfristige Begleitung der Eltern (zusammenfassend in Buschmann, 2019). Das HET Late Talkers wurde im Rahmen einer randomisiert kontrollierten Studie im Universitätsklinikum Heidelberg auf Wirksamkeit geprüft. Kinder von Müttern, die am HET teilgenommen hatten, wiesen bereits 3 Monate nach der Intervention als auch 9 Monate später im Vergleich zu den Kindern ohne geschulte Mütter einen signifikant größeren Wortschatz und bessere grammatische Fähigkeiten auf. Bis zum Alter von 3 Jahren hatten 75 % der Kinder den sprachlichen Rückstand aufgeholt. Dies war nur 44 % der Kinder in der Kontrollgruppe (Spontanaufholerrate) gelungen (Buschmann et al., 2009). Dieser Unterschied war auch im Alter von 4 Jahren und nach erfolgter sprachtherapeutischer Intervention bei allen über das dritte Lebensjahr weiterhin beeinträchtigten Kindern noch vorhanden (Buschmann et al., 2015). Für andere Zielgruppen wie Kinder mit einer globalen Entwicklungsstörung (HET GES, Buschmann & Jooss, 2012), Kinder mit einer SES im Vorschulalter (HET 3–6, Buschmann, 2016) und Kinder mit einer Autismus-Spektrum-Störung (TASK, Fröhlich et al., 2013) existieren Modifikationen des HET. Wertschätzung, Ressourcen- und Kompetenzorientierung sowie eine Stärkung der Eigenverantwortlichkeit sind die Grundprinzipien in der Zusammenarbeit mit den Eltern im Rahmen des HET.

Zentrale Elemente einer Interaktionsschulung der Eltern sind:

- Elternbildung (Psychoedukation-Aufklärung und Wissensvermittlung über das Störungsbild mit den Konsequenzen für den Spracherwerb und für das eigene Erleben und Verhalten)
- Empowerment (Stärkung der Eltern in ihren Kompetenzen und in ihrem Selbstwirksamkeitserleben)
- responsiver Interaktionsstil (systematische Arbeit am Interaktionsverhalten mittels Videoanalyse)
- Erlernen gezielter Sprachfördertechniken (Erlernen konkreter sprachlernunterstützender Strategien und Techniken wie Sprachmodellierung, Einsatz von LUG)
- Orientierung am Veränderungspotenzial der Eltern
- soziale Unterstützung, ermöglicht durch die Durchführung in einer Kleingruppe

(Buschmann, im Druck)

Die aktuelle Meta-Analyse von Roberts et al. (2019) zur systematischen Evaluation von Elterntrainings zur frühen Sprachförderung bestätigt eindrücklich die bereits aus früheren Meta-Analysen bekannten positiven Effekte (Hampton & Kaiser, 2016; Roberts & Kaiser, 2011). Eingeschlossen wurden 59 randomisierte und 17 nichtrandomisierte Studien mit 5848 Kindern im mittleren Alter von 3;5 Jahren. Die Kinder wiesen eine Sprachentwicklungsstörung mit unterschiedlicher Genese auf bzw. gehörten der Gruppe der Risikokinder (Frühgeburtlichkeit, niedriger sozioökonomischer Status, Late Talkers) an. Demnach gelingt es, insbesondere durch eine systematisch aufgebaute Schulung, die Eltern zu einem responsiven und sprachlernunterstützenden Interaktionsverhalten zu befähigen, was sich wiederum in einer signifikanten Verbesserung der rezeptiven und expressiven Sprachfähigkeiten der Kinder zeigt. „The results indicate that parent-implemented language interventions have a significant, positive impact on receptive and expressive language skills of children with and without intellectual disabilities.“ (Roberts & Kaiser, 2011, S. 1).

Die Autor*innen schlussfolgern: „This meta-analysis revealed a positive association between parent training and child language and communication skills. These findings suggest that parent training should play a primary role in intervention and prevention programs to maximize language and communication outcomes for children with or at risk for language impairment.“ (Roberts et al., 2019, S. 67)

## 1.2 Gesten und Gebärden

Um lautsprachunterstützende Gebärden (LUG) im Gesamtkontext **Unterstützte Kommunikation** (UK) besser einordnen zu können, folgen einführende Erläuterungen zu Formen unterstützter Kommunikation. Anschließend werden **Gesten** und ihre Bedeutung als sprachlich-kommunikative Vorläufer definiert. Eine Beschreibung von **Gebärden** und die Darstellung einiger relevanter Gebärdensysteme und -sammlungen schließen sich an.

### 1.2.1 Formen Unterstützter Kommunikation (UK)

Bei reduzierter oder fehlender verbaler Ausdrucksmöglichkeit (z. B. aufgrund einer globalen Entwicklungsstörung) nimmt der Körper als Kommunikationsmedium eine besondere Rolle ein (Nonn, 2011). In der Sprachtherapie von global entwicklungsgestörten Kindern, die häufig erst verspätet oder manchmal auch gar nicht in den Lautspracherwerb gelangen, finden Methoden aus dem Bereich der **UK** Anwendung. International ist der Begriff *Augmentative and Alternative Communication* (AAC) gebräuchlich. Er beinhaltet alle Methoden zur Erweiterung der Kommunikationsmöglichkeiten von Menschen mit eingeschränkter oder fehlender Lautsprache (Giel, 2014). In der UK wird zwischen **körpereigenen** und **körperfremden** Kommunikationsformen unterschieden.

Nach Kaiser-Mantel (2012) zählen zu den **körpereigenen Kommunikationsformen** neben der basalen Kommunikation (wie Atemrhythmus, Tonusveränderung, Mimik u. a. m.) die motorischen Kommunikationsformen wie Gesten und verschiedene Gebärden. Die Gebärdensysteme der deutschen Gebärdensprache (DGS), lautsprachbegleitende Gebärden (LBG) und lautsprachunterstützende Gebärden (LUG) gehören ebenso wie auch taktile Gebärden in diesen Bereich. Weitere körpereigene, motorische Kommunikationsformen sind z. B. Handzeichensysteme wie das Fingeralphabet (FA), bei dem jedes Handzeichen für einen Buchstaben steht und somit die Möglichkeit bietet, Wörter manuell zu buchstabieren (Appelbaum, 2016). Das phonembestimmte Manualsystem (PMS) legt für jedes Phonem ein Handzeichen fest, das die Lippen-, Kiefer- und Zungenstellung sowie den Artikulationsort visualisiert.

Die **körperfremden und hilfsmittelgestützten Kommunikationsformen** werden in nicht-elektronische und elektronische Hilfsmittel unterteilt. Unter nicht-elektronischen Hilfsmitteln verstehen wir u. a. eine Kommunikation durch das Zeigen und Auswählen von Gegenständen, tastbaren Symbolsystemen, grafischen Bildern oder Zeichen (Kaiser-Mantel, 2012). Das Angebot elektronischer Hilfsmittel reicht von einfachen Sprechtasten bis zu komplexen Computern mit Sprachausgabe (*Talker*). Manche Kinder sind aufgrund ihrer Grunderkrankung und/oder starker motorischer Einschränkungen von Anfang an ausschließlich auf technische Hilfsmittel angewiesen.

In der frühen Förderung der Kommunikations- und Sprachentwicklung eines Kindes mit einer globalen Entwicklungsstörung liegt der Fokus am Anfang oft auf der Stärkung körpereigener Kommunikationsformen, insbesondere auf dem Einsatz von Gesten und LUG. Falls das Kind trotz eines guten und kontinuierlichen Gebärden- und Sprachangebots seiner Bezugspersonen selbst nicht in die Gebärden- und/oder Lautsprachproduktion gelangt, werden i. d. R. körperfremde und hilfsmittelgestützte Kommunikationsformen, z. B. elektronische Kommunikationshilfen, ergänzend eingesetzt. Für manche Kinder ist die parallele bzw. alternative Nutzung sowohl körpereigener als auch körperfremder Kommunikationsformen eine gute Möglichkeit, stets ein passendes Ausdrucksmittel zur Verfügung zu haben.

Ein Großteil der betroffenen Kinder entwickelt im Laufe des Vorschulalters, insbesondere bei gezielter und konsequenter Anwendung von LUG, gute lautsprachliche Kompetenzen. In der Folge davon kann auf den Einsatz körperfremder Kommunikationsmittel u. U. verzichtet werden.

Es folgen einige Ausführungen zu den körpereigenen Kommunikationsformen Gesten und Gebärden.

### 1.2.2 Gesten

Gesten sind alle Bewegungen von Teilen des Körpers mit dem Ziel der Kommunikation. Sie können sowohl sprachbegleitend als auch sprachersetzend wirken (Vogt, 2007). Gesten werden in der Kommunikation spontan verwendet und verstanden (Nonn, 2011). Nach Kaiser-Mantel (2012) sind Gesten kontextgebunden und auf das Hier und Jetzt angewiesen. Jeder Mensch setzt Gesten in unterschiedlicher Quantität und Qualität ein und begleitet damit seine Lautsprache. Je nach individueller Persönlichkeit benutzen einige Menschen in der Kommunikation eine besonders lebendige Gestik, andere hingegen verwenden deutlich weniger Gestik beim Sprechen. Gesten weisen gesellschaftliche Unterschiede auf und sind spezifisch für einen Kulturkreis, z. B. steht in unserer Kultur ein Nicken für „Ja" und Kopfschütteln für „Nein" (Nonn, 2011).

Es gibt verschiedene Gestentypen:

- **deiktische Gesten:** Deiktische Gesten sind Zeigegesten. Sie verweisen auf einen in der Situation real vorhandenen Referenten und wollen die Aufmerksamkeit auf diesen lenken. Es gibt unterschiedliche Arten von Zeigegesten. Bei der *Showing-Geste* wird ein Objekt hochgehalten und steht im Zentrum der Geste. Bei der *Indicating-Geste* wird ein Objekt, Ort, Ereignis oder eine Person durch Anfassen bzw. Anticken oder Bewegung der ganzen Hand oder des Kopfes herausgestellt. *Pointing-Gesten* sind durch ein gezieltes Ausstrecken des Fingers (meist Zeigefinger) in Richtung eines Ortes, Ereignisses, Objektes oder einer Person gekennzeichnet (Iverson et al., 1999).
- **ikonische Gesten** (auch *symbolic gesture* oder *representational gesture* genannt): Ikonische Gesten sind kontextunabhängig und repräsentieren

in der Situation nicht obligatorisch vorhandene Referenten, z. B. Objekte, Personen, Gegenstände, Orte oder Ereignisse, und haben dabei durch ihre Bildhaftigkeit einen nahen Bezug zum Referenten (z. B. „mit den flachen Händen einen Ball formen" für Ball; Capone & McGregor, 2004).

- **konventionelle Gesten:** Konventionelle Gesten sind Gesten, die in der Kommunikation in einem Kulturkreis oft verwendet werden. Sie drücken kontext- und objektunabhängig ihre Bedeutung aus. Exemplarisch sei hier das Winken, Kopfschütteln, Kopfnicken, Achselzucken oder Klatschen genannt.

### 1.2.3 Gesten als sprachlich-kommunikative Vorläufer

Im Verlauf des ersten Lebensjahres kommunizieren Kinder bereits vor dem Sprechen ihrer ersten Wörter mit Gesten. Die Gesten gelten in der kindlichen Entwicklung als sprachlich kommunikative Vorläufer und sind in den vergangenen Jahren zunehmend als Prädiktor für die weitere linguistisch-kommunikative Entwicklung in den Fokus der Sprachdiagnostik bei Kleinkindern gelangt. So kommen u. a. Elternfragebögen zum Einsatz (ELFRA 1, Grimm et al., 2019), in denen auch die Nutzung von Gesten zur Kommunikation erfragt wird.

In den ersten Lebensmonaten werden Gesten noch ohne Absicht eingesetzt (Doil, 2002). Dies ändert sich ab dem neunten Lebensmonat, wenn das Kind entdeckt, dass es Einfluss auf das Verhalten der Bezugsperson nehmen kann. Es nutzt nun gestische Mittel intentional (Vogt, 2007). In Situationen geteilter Aufmerksamkeit folgt das Kind zunehmend den hinweisenden Gesten und dem Blickkontakt seiner Bezugsperson und baut eine Erwartungshaltung auf (Möller & Ritterfeld, 2010). Im Zusammenhang mit dem Erlangen von Intentionalität erwirbt ein Kind das Verständnis von Gesten (Doil, 2002). Die Anzahl gestischer Signale steigt, die Gesten verändern sich und haben unterschiedliche Funktionen. Bereits mit 8 bis 10 Monaten verknüpfen Kinder Gesten kontextabhängig mit einer Bedeutung und imitieren einfache Handbewegungen. Erste Gesten bei Kindern sind häufig Zeigegesten mit einem Bezug zum Referenten. Wenn das Kind z. B. einen Ball haben möchte, kann es jetzt auf diesen zeigen. Der Ball ist in diesem Fall der Referent und obligatorisch im Kontext vorhanden. Ab einem Alter von ca. 12 Monaten beginnt das Kind mit dem Gebrauch symbolischer Gesten. Dies gilt, neben der Produktion der ersten Wörter, als Meilenstein im Spracherwerb (Vogt, 2007). Die Anwendung symbolischer Gesten ist die Vorstufe zum symbolischen Wort- bzw. Gebärdengebrauch und von tragender Bedeutung für die weitere kindliche Denk- und Sprachentwicklung (Nonn, 2011). Symbolische Gesten repräsentieren einen Referenten, der in der Situation nicht real vorhanden sein muss. Symbolische Gesten sind abstrakt und kontextunabhängig (Appelbaum, 2016) und ermöglichen es dem Kind, auch über ein im Kontext nicht vorhandenes Objekt zu kommunizieren. Zu den symbolischen Gesten zählen die ikonischen und konventionellen Gesten.

Es bestehen signifikante Zusammenhänge von Gesten und Sprachleistungen. Gesten gelten als Brücke zum Worterwerb. Lüke (2015) analysierte in ihrer Längsschnittstudie die gestische und lautsprachliche Entwicklung von 45 Kindern im Alter zwischen 12 und 30 Monaten. Die Ergebnisse belegen, dass sich Kinder, die im Alter von 2 Jahren eine Sprachentwicklungsverzögerung aufweisen, schon in ihrer gestischen Entwicklung im zweiten Lebensjahr von sprachlich unauffällig entwickelten Kindern unterschieden. In diesem Zusammenhang spielt die mindestens einmalige Produktion eines Indexfingerpoints, d. h. das gezielte Zeigen mit dem Zeigefinger, im Alter von 12 Monaten eine entscheidende Schlüsselrolle als Prädiktor für die späteren sprachlichen Fähigkeiten.

Kinder nutzen bis zum Alter von ca. 16 Monaten zahlenmäßig meist noch deutlich mehr Gesten als Wörter (Volterra et al., 2005). Gesten bieten die Möglichkeit, Bedürfnisse zu einem Zeitpunkt auszudrücken, wo dies lautsprachlich noch nicht möglich ist. Gesten können in Kombination mit der Lautsprache verstärkende oder ergänzende Wirkung haben (Özçalişkan & Goldin-Meadow, 2005). Bei der verstärkenden Wirkung (*reinforcing*) drückt die Geste dieselbe Information wie die Lautsprache aus: Das Kind zeigt auf ein Auto und sagt dabei „Auto". Bei der ergänzenden Wirkung (*supplementary*) vermittelt die Geste eine zusätzliche Information zum gesprochenen Wort: Das Kind zeigt auf eine Banane und sagt gleichzeitig „essen" als Ausdruck seines Wunsches, die Banane essen zu dürfen. Die verstärkende Wirkung nimmt mit 14 bis 18 Monaten ab und die ergänzende Wirkung nimmt zu. Nach Özçalişkan & Goldin-Meadow (2005) ist das Alter des Kindes bei der erstmaligen Nutzung ergänzender Kombinationen von Geste und Wort prädiktiv für den Zeitpunkt der ersten Zweiwortkombinationen. Mit wachsendem expressivem Wortschatz sinkt der numerische Anteil der Gesten. Ab 16 Monaten benutzen Kinder bereits Wort-Wort-Kombinationen, aber bis zum 20. Lebensmonat bleibt die häufigste Kombination die von Geste und Wort, um zwei Elemente zu äußern. Mit 20 Monaten präferieren die Kinder eindeutig die Lautsprache, und die stetige Nutzung von Zweiwortäußerungen nimmt zu (Volterra et al., 2005).

Zur gestischen Entwicklung von Kindern mit einer globalen Entwicklungsstörung liegen bereits einige Daten vor. Die Ergebnisse eines Reviews von zwölf Studien zur gestischen Entwicklung bei Kindern mit Down-Syndrom (Kaat-van den Os et al., 2015) zeigen, dass Kinder mit Down-Syndrom die gleichen Schritte in ihrer Gestenentwicklung aufweisen wie sich physiologisch entwickelnde Kinder. Jedoch sind diese Entwicklungsstufen signifikant verzögert. Insbesondere wurde das Stadium der ergänzenden Gesten-Wort-Kombinationen bei Kindern mit Down-Syndrom nur selten beobachtet (Kaat-van den Os et al., 2015). Die non-verbalen Fähigkeiten, z. B. der Einsatz von Gesten zur Mitteilung von Wünschen, scheinen einen positiven Einfluss auf die weitere Sprachentwicklung bei Kindern mit Down-Syndrom zu haben (Mundy et al., 1988; Mundy et al. 1995; Sarimski, 2013). Zampini & D'Odorico (2011) beobachteten über einen Zeitraum von zwei Jahren die gestischen und sprachlichen Entwicklungsverläufe von acht 2-jährigen Kindern mit Down-Syndrom. Anhand der Gestenproduktion im jungen Alter ließ sich die Wortschatzgröße zu einem späteren Zeitpunkt zuverlässig vorhersagen. Der Gebrauch von Gesten-Wort-Kombinationen scheint auch bei Kindern mit Down-Syndrom ein signifikanter Prädiktor für den späteren Beginn von Zweiwortsätzen zu sein (Zampini & D'Odorico, 2011).

Der Einsatz von Gesten ist also ein bedeutsamer Schritt in der Sprachentwicklung und ein früher Meilenstein im Spracherwerbsprozess. Gesten helfen dem Kind beim Erwerb seiner sprachlichen Fähigkeiten. Es liegt nahe, dieses Wissen auf die Förderung der Kommunikations- und Sprachentwicklung von Kindern mit globaler Entwicklungsstörung durch die Anwendung von LUG zu übertragen (> Kap. 1.3). Im unauffällig verlaufenden Sprachentwicklungsprozess setzen Kinder die symbolischen Gesten nur über einen vergleichsweise kurzen Zeitraum zur Kommunikation ein, da sie sich mit etwa 2 Jahren gut lautsprachlich ausdrücken können. Kinder mit einer globalen Entwicklungsstörung hingegen sind oft über lange Zeit auf vorsprachliche Symbole als Kommunikationsmittel angewiesen (Aktas, 2012). Deshalb plädieren viele Fachleute wie auch Sarimski (2013) dafür, bei diesen Kindern auf den sich spontan entwickelnden Gesten zur Vermittlung von Wünschen aufzubauen und den Erwerb der Lautsprache durch die gezielte Förderung eines Gebärdenwortschatzes zu unterstützen. Nach Kaat-van den Os et al. (2015) erleichtert die Anwendung von Sprache und Gesten in der alltäglichen Eltern-Kind-Interaktion dem Kind den Übergang von der Ebene der Einwort- zu Zweiwortäußerungen. Die Autoren befürworten die Implementierung verbaler und gestischer Kommunikationsförderung in die frühzeitigen Sprachinterventionsprogramme.

### 1.2.4 Gebärden

Gebärden gehören zu den wichtigsten Kommunikationsformen, die im Bereich der UK Anwendung finden. Sie wirken sowohl auf die Entwicklung des Sprachverstehens als auch auf die Entwicklung der Sprachproduktion unterstützend (Nonn, 2011). Kaiser-Mantel (2012) definiert Gebärden als konventionelle körpereigene Zeichen, die meistens mit den Händen gebildet werden und Laute, Buchstaben, Wörter oder ganze Phrasen repräsentieren. Gebärden können ein eigenständiges Sprachsystem bilden. Ein Beispiel hierfür ist die DGS (Deutsche Gebärdensprache), die von gehörlosen Menschen als Ersatz für die Lautsprache genutzt wird. Gebärden finden darüber hinaus ihre Anwendung auch in Form von nicht eigenständigen Systemen, welche in Verbindung mit der Lautsprache eingesetzt werden, wie LBG (Lautsprachbegleitende Gebärden) und LUG (Lautsprachunterstützende Gebärden; Appelbaum, 2016). Die nicht eigenständigen

Systeme verwenden häufig (aber nicht ausschließlich) die Gebärden der DGS.

In der UK unterscheidet man zwischen Gebärdensystemen und Gebärdensammlungen.

## 1.2.5 Gebärdensysteme

Gebärdensysteme bestehen aus einem erweiterten Grundwortschatz, der so umfangreich ist, dass man lexikalisch einen offenen Zugang zur Gebärdensprache hat (Nonn, 2011). Um Kindern ohne ausreichende Lautsprache eine Unterstützung zu geben, existieren verschiedene Gebärdensysteme, die in der Frühförderung, Kita, Schule und Sprachtherapie zum Einsatz kommen (Giel, 2015). Für die Eltern global entwicklungsgestörter Kinder ist oft die Abgrenzung von LUG zur DGS und zu den LBG von Interesse. Die meisten Eltern kennen die DGS (z. B. aus Fernsehnachrichten, die synchron gebärdet werden) und benötigen zum Verstehen des Unterschiedes zu LUG eine Erläuterung dieser Begrifflichkeiten. Wir beschränken uns im Rahmen dieses Buches auf die drei Systeme DGS, LUG, LBG. Darüber hinaus existieren weitere Systeme, z. B. taktile Gebärden- oder Manualsysteme, die unterstützend zum Einsatz kommen können.

### Deutsche Gebärdensprache (DGS)

Die DGS ist eine visuell-manuelle Sprache, die sich über Jahrhunderte hinweg in der Sprachgemeinschaft der schwerhörigen und gehörlosen Menschen entwickelt hat. Sie ist eine vollständig eigene Sprache mit eigener Grammatik und eigenem Satzbau. Die DGS dient als Ersatz für die Lautsprache. Neben der Bewegung der Hände spielen auch das Mundbild, die Körperhaltung und die Mimik eine bedeutungstragende Rolle. Das Fingeralphabet wird zusätzlich z. B. für Eigennamen genutzt. Seit dem Jahr 2002 ist die DGS als vollwertige Sprache in Deutschland anerkannt. In der DGS gibt es, wie in jeder anderen Sprache auch, Dialekte, d. h. es existieren – je nach Region – unterschiedliche Gebärden für gleiche Begriffe. Zudem erweitert sich das Gebärdenvokabular stets im Zuge aktueller Trends um Wörter (z. B. aus der digitalen Welt; Appelbaum et al., 2017).

### Lautsprachbegleitende Gebärden (LBG)

LBG werden i. d. R. von schwerhörigen Menschen verwendet. LBG sind kein eigenes Sprachsystem, sondern folgen dem Aufbau und der Struktur der deutschen Lautsprache (Appelbaum, 2016). Die Grammatik ist analog zur Lautsprache, d. h. jeder Satz wird simultan zum Sprechen Wort für Wort gebärdet. Grammatikalische Strukturen, wie Deklinationen und Komparative, werden unterstützend durch den Einsatz des Fingeralphabets verdeutlicht. An Schulen für Hörgeschädigte hilft der Einsatz von LBG u. a. im Deutschunterricht bei der Verdeutlichung der deutschen Grammatik.

### Lautsprachunterstützende Gebärden (LUG)

LUG werden immer in Kombination mit der gesprochenen Sprache eingesetzt. LUG sind kein Ersatz für die Lautsprache, sondern unterstützen diese lediglich. Wichtige Wörter, sog. „Signalwörter“, werden begleitend zur Lautsprache gebärdet und damit besonders hervorgehoben (Buschmann & Jooss, 2010). LUG unterscheiden sich dadurch von der DGS, die eine eigene, die Lautsprache ersetzende und völlig unabhängige Sprache darstellt (Wilken, 2019). LUG orientieren sich an den Gebärden der DGS. Sie entsprechen am ehesten bewusst und gezielt eingesetzten ikonischen Gesten, da auch sie kontextunabhängig sind und einen nicht obligatorisch vorhandenen Referenten repräsentieren. Durch ihre Bildhaftigkeit haben LUG einen nahen Bezug zum Referenten (z. B. „beide Hände senkrecht am Hinterkopf“ für Hase).

LUG werden häufig in der Kommunikations- und Sprachförderung von Kindern mit globaler Entwicklungsstörung eingesetzt und haben in diesem Kontext eine „Brückenfunktion“ zur expressiven Sprache (➤ Kap. 1.3.1).

## 1.2.6 Gebärdensammlungen

Für die Anwendung von Gebärden stehen verschiedene Gebärdensammlungen zur Verfügung. Gebärdensammlungen beinhalten einen Katalog mit

Bildern eines alphabetisch sortierten Wortschatzes. Der Umfang der dargestellten Begriffe variiert je nach Sammlung erheblich. Es gibt Sammlungen der DGS (z. B. Kestner, 2017) sowie mehrere Sammlungen speziell zum Einsatz von LUG (z. B. Wilken, 2005; Bundesverband evangelische Behindertenhilfe e. V., 2017a). Zahlreiche LUG sind identisch mit den Gebärden der DGS. In einigen Sammlungen (z. B. Wilken, 2005) wurden die Gebärden in ihrer Ausführung motorisch vereinfacht.

In Deutschland etablieren sich im Bereich UK zunehmend die Gebärden der DGS. Die Sammlung der DGS umfasst einen wesentlich umfangreicheren Gebärdenwortschatz als die existierenden LUG-Sammlungen. Das Wörterbuch von Kestner (2017) beinhaltet 19.000 Begriffe. Bei der Anwendung von LUG ist es sowohl möglich, die LUG Sammlungen zu nutzen, als auch aus der DGS-Sammlung (Kestner, 2017) gezielt Gebärden auszuwählen.

Die Entscheidung darüber, welche der Gebärdensammlungen eingesetzt werden soll, ist in Deutschland abhängig von der Region und der Einrichtung. Im norddeutschen Raum kommt in Frühfördereinrichtungen und Integrationskindergärten neben den Gebärden der DGS auch die Gebärdensammlung „Gebärden-unterstützte Kommunikation“ (GuK, Wilken, 2005) häufig zum Einsatz. In der Gebärdensammlung GuK bezeichnet eine Gebärde ein ganzes Wortfeld. So wird z. B. die gleiche Gebärde für die Begriffe „schlafen“, „Bett“ und „müde“ eingesetzt. Dadurch reduziert sich der Gebärdenwortschatz, den die Eltern und Kinder für die Alltagskommunikation erlernen müssen. Im süddeutschen Raum ist neben der Anwendung von DGS und GuK auch der Gebrauch der Gebärdensammlungen „MAKATON“ (Makaton, 2011) oder „Schau doch meine Hände an“ (SdmHa, Bundesverband evangelische Behindertenhilfe e. V., 2017a) weit verbreitet.

Der Einsatz vieler unterschiedlicher Gebärdensammlungen erschwert Eltern und Fachpersonen den Überblick. Das Konzept von KUGEL erlaubt die Anwendung jeder Gebärdensammlung. Entscheidend ist, dass die Eltern diejenige Sammlung nutzen, die in der Kita oder in der Frühförderung bzw. Therapie des Kindes zum Einsatz kommt (➤ Kap. 2.6.5).

**BEISPIEL**

**Beispiele von Gebärdensammlungen**

Deutsche Gebärdensprache
- Das große Wörterbuch der Deutschen Gebärdensprache (DGS; Kestner, 2017)

Lautsprachunterstützende Gebärden
- Gebärden-unterstütze Kommunikation (GuK; Wilken, 2005)
- Schau doch meine Hände an (SdmHa; Hrsg. Bundesverband evangelische Behindertenhilfe e.V., 2017a)
- MAKATON (Makaton-Deutschland e.V., 2011)
- Das Gebärdenbuch (Jacobsen, 2012)
- Baby Signing (z. B. König, 2007; Gericke, 2019; Grewing, 2008)

Eine differenziertere Beschreibung der einzelnen Gebärdensammlungen findet sich in ➤ Kap. 4.2.7.

## 1.3 Lautsprachunterstützende Gebärden in der Kommunikations- und Sprachanbahnung bei Kindern mit globaler Entwicklungsstörung

Kinder mit einer globalen Entwicklungsstörung, z. B. aufgrund eines Down- oder Deletionssyndroms, weisen i. d. R. deutliche Beeinträchtigungen im Sprachverstehen auf (Abbeduto et al., 2001; Witecy et al., 2015) und zeigen einen deutlich verspäteten Sprechbeginn (Wilken, 2019). Ihr Wortschatz ist in den ersten Lebensjahren gering, sodass sie ihre Bedürfnisse und Wünsche nur schwer ausdrücken können. Beim Versuch, sich anderen mitzuteilen, kommt es deshalb vermehrt zu Missverständnissen und in der Folge zu Frustration. Dies birgt ein hohes Risiko für die Interaktion zwischen Eltern und Kind (Buschmann & Jooss, 2010). Denn Eltern empfinden die erschwerte Interaktion mit ihrem Kind oft als anstrengend, was in der Folge zu einem erhöhten Belastungserleben führt (Sarimski, 2010). In einer Untersuchung zur subjektiven Belastung junger Mütter von geistig behinderten Kindern zeigte sich ein hohes Risiko für die Ausbildung psychischer Belastungen. Viele

Mütter fühlen sich in der Interaktion mit ihrem Kind überfordert (Sarimski, 2010). Nach Ello & Donovan (2005) stellt es für die Eltern eine erhöhte Belastung dar, wenn die Kinder nicht dazu in der Lage sind, mit ihnen zu kommunizieren. Die Beziehung zu ihrem Kind wird erschwert und die Interaktion negativ beeinflusst (Ello & Donovan, 2005). Den engen Zusammenhang zwischen den sprachlich-kommunikativen Fähigkeiten der Kinder und dem Belastungserleben der Eltern zeigen auch die Ergebnisse der Studie von Dittmann et al. (2019; ➤ Kap. 1.3.6). Vor diesem Hintergrund ist in der Sprachtherapie oder Frühförderung die Erweiterung der Kommunikations- und Ausdrucksmöglichkeiten zur Verbesserung des Dialogs zwischen den Eltern und ihren Kindern ein wichtiges Ziel.

Sarimski (2013) bestätigt in der Heidelberger Down-Syndrom-Studie eine gravierende Verzögerung der expressiven Sprachentwicklung in den drei ersten Lebensjahren bei Kindern mit Down-Syndrom im Vergleich zur Entwicklung von Kindern ohne Beeinträchtigung. An der Längsschnittstudie nahmen 50 Kinder mit Down-Syndrom teil (➤ Kap. 2.6.5). Angesichts der schwerwiegend verzögerten Sprachentwicklung empfiehlt Sarimski (2013), die Kinder bereits ab dem ersten Geburtstag im Erwerb kommunikativer Basiskompetenzen gezielt zu unterstützen. Dazu zählt er die Förderung intentionaler Kommunikation mit vorsprachlichen Mitteln, die Förderung der Aufmerksamkeitsabstimmung (*joint attention*) und die Anbahnung der repräsentationalen Funktion von Sprache. Zur Unterstützung der Sprachentwicklung rät der Autor zum Einsatz von LUG. Zur Vermittlung und Förderung einer kontinuierlichen LUG-Anwendung sind Elterntrainingsprogramme für diese Familien sehr geeignet (Sarimski, 2013).

### 1.3.1 Vorteile lautsprachunterstützender Gebärden

Die Kinder erlernen LUG leichter als die Lautsprache und gelangen dadurch früher zu positiven Kommunikationserlebnissen. Nach Wilken (2002) ist Kommunikation nicht nur ein menschliches Grundbedürfnis, welches subjektiv für die Lebensqualität von entscheidender Bedeutung ist, sondern sie ist darüber hinaus auch wesentliche Voraussetzung für soziale Teilhabe und Selbstbestimmung. Die wachsende Partizipation durch die Anwendung von LUG ist auch aus Sicht der ICF (DIMDI, 2005) ein wichtiges Anliegen in der Behandlung global entwicklungsgestörter Kinder und der Beratung ihrer Familien. Bei einem Gebärdeneinsatz durch möglichst viele nahe Bezugspersonen wird die Partizipation der Kinder am Alltagsgeschehen weiter optimiert.

Die Anwendung von LUG wurde in Deutschland mit der Einführung von GuK (Wilken, 2005) speziell für Kinder mit Down-Syndrom von Wilken (2002) maßgeblich gefördert. Der sprachbegleitende Einsatz von Gebärden soll die Kommunikation mit Kindern, die (noch) nicht sprechen, erleichtern. LUG sind kein Ersatz für die Sprache. Nach Wilken sollen nur die Wörter gebärdet werden, die für die Kommunikation wichtig sind (sog. Schlüsselwörter). Somit wird die Lautsprache lediglich unterstützt und den Kindern durch die Betonung einzelner Wörter und die Visualisierung des Gesprochenen das Sprachverstehen erleichtert. Die Aufmerksamkeit wird auf die bedeutungstragenden Wörter gelenkt, und die Kinder werden zur Nachahmung angeregt (Wilken, 2002). LUG sind für Kinder mit globaler Entwicklungsstörung besonders geeignet, da sie oft schneller dazu in der Lage sind die Bewegungen zu imitieren, als die Wörter zu artikulieren. Die Gebärden werden dem Kind visuell dargeboten, haben oft Ähnlichkeit mit den dargestellten Objekten und sind weniger abstrakt als das Wort (Sarimski, 2013). Der Gebärdeneinsatz nutzt die z. B. bei Kindern mit Down-Syndrom häufig besseren visuellen Fähigkeiten zur Kompensation der Schwierigkeiten im auditiven Bereich (Wagner & Sarimski, 2010). LUG ermöglichen diesen Kindern trotz fehlender expressiver Sprache, ihre Kommunikationsmöglichkeiten zu erweitern. Sie werden besser verstanden und es kommt zu einer Reduktion kommunikativer Misserfolge (Buschmann & Jooss, 2010). Gebärden bieten sowohl den Kindern als auch den Eltern viele Vorteile und wirken sich positiv auf die Eltern-Kind-Interaktion aus.

**HINWEIS**

**Vorteile lautsprachunterstützender Gebärden**

- Erweiterung der Kommunikationsmöglichkeiten
  - Ein noch nicht sprechendes Kind kann nur auf die Dinge aufmerksam machen, die unmittelbar in seiner Nähe sind. Gebärden geben dem Kind die Möglichkeit

*Fortsetzung*

über Dinge „zu sprechen", die nicht sichtbar sind. Das Kind kann durch den Einsatz von Gebärden Wünsche und Bedürfnisse mitteilen.
- Reduktion kommunikativer Misserfolge
  - Gebärden fördern positive Erfahrungen in Kommunikationssituationen. Das Kind merkt, dass es durch eine Gebärde in Kontakt treten und etwas bewirken kann. Es erlebt, dass es sich lohnt und Spaß macht zu kommunizieren. Dies stellt eine wichtige Basis für den weiteren Spracherwerb des Kindes dar. Eltern und Kind können sich gegenseitig besser verstehen und kommunizieren.
- Zusammenwirken mehrerer Sinneskanäle
  - Beim Gebärden kommt es zu einer Verknüpfung der sprachlich-auditiven, visuellen und taktil-kinästhetischen Wahrnehmung. Dies ermöglicht es dem Kind, die Schwierigkeiten mit der Verarbeitung sprachlicher Informationen durch die Nutzung zusätzlicher Sinneskanäle auszugleichen.
- Hilfe beim Sprachverstehen
  - LUG betonen die zentralen Wörter im Satz.
  - LUG erleichtern dem Kind, wichtige Signalwörter zu verstehen.
- Hilfe beim Verstehen von Wünschen und Bedürfnissen des Kindes
  - Eltern können das Kind besser verstehen, wenn es gebärdet.
- Erhöhung der Aufmerksamkeit durch mehr Blickkontakt
  - Die Gebärden helfen dabei, die Aufmerksamkeit des Kindes auf den Dialogpartner und dessen Äußerungen zu lenken. Durch den Einsatz von Gebärden ist der Blick des Kindes leichter einzufangen.
- Vermehrtes Blicken auf Gesicht und Artikulation
  - Das Kind wird über die Gebärde parallel auch auf das Gesicht und die Artikulation aufmerksam.
- Steigerung von Spaß und Interesse an Kommunikation
  - Der Einsatz von Gebärden bereitet i. d. R. sowohl den Eltern als auch den Kindern Spaß. Es kommt zu motivierenden Kommunikationssituationen im Alltag, beim Spiel, beim Singen von Liedern und beim Anschauen von Bilderbüchern.
- Gebärden sind jederzeit verfügbar
  - LUG sind immer und überall einsetzbar, unabhängig von Situation, Ort und Zeit. Es werden keine weiteren Hilfsmittel zur Kommunikation benötigt.
- Erleichterung des sozialen Miteinanders
  - Durch die erweiterten Kommunikationsmöglichkeiten wird das soziale Miteinander erleichtert.
- Reduktion des Sprechtempos der Bezugsperson beim Gebärdeneinsatz
  - Die automatische Verlangsamung des Sprechtempos hilft dem Kind, die Äußerung besser zu verstehen.
- Angebot konkreter Hilfestellung
  - Beim Erlernen der Gebärden können die Hände des Kindes geführt werden, um ihm die Bewegung zu zeigen.
- Möglichkeit der langsamen Ausführung der Gebärden
  - Die Ausführung der Gebärde kann angepasst an die Aufnahmefähigkeit des Kindes erfolgen.
- Möglichkeit des Aufgreifens kindlicher Gebärden durch paralleles Sprachangebot
  - Nur wenn dem Kind Sprache für Dinge angeboten wird, für die es sich gerade interessiert, kann man sicher sein, dass die Sprache auch beim Kind ankommt. Wenn das Kind Gebärden zu Situationen einsetzt, die es spannend findet, haben die Eltern mehr Möglichkeiten, auf die Kommunikationsbeiträge des Kindes sprachförderlich zu reagieren und diese z. B. „in Sprache zu übersetzen".

(in Anlehnung an Buschmann & Jooss, 2012)

Wilken (2019) erwähnt die vorhandene Evidenz dafür, dass für die Anwendung von Gebärden überwiegend die gleichen Hirnregionen zuständig sind wie für die Lautsprachproduktion. Das Erlernen von LUG führt zu grundlegenden sprachlichen Kompetenzen, welche den Transfer zur Lautsprache erleichtern. Die Erfahrungen in der praktischen Arbeit mit Gebärden zeigen, dass die Kinder häufig zuerst die Wörter sprechen, die zuvor von ihnen gebärdet wurden. Die Kinder verwenden anschließend über eine gewisse Zeit Gebärden und Wörter parallel und kombinieren Gebärden und Wörter zu Mehrwortsätzen. Die Ausführung der Gebärde kann hilfreich bei der Erinnerung daran sein, wie das Wort gesprochen wird. Der Einsatz von LUG dient nicht nur als Brücke zum Wort, sondern fördert auch kognitive Erkenntnisprozesse auf dem Weg vom Ein- zum Zweiwortsatz und unterstützt somit den Einstieg in den Grammatikerwerb (Wilken, 2019). Die Sorge mancher Eltern, der Gebärdeneinsatz könnte die expressive Sprachentwicklung ihrer Kinder verlangsamen oder gar verhindern, ist verständlich, aber unbegründet. Sobald die Kinder vermehrt in die Expressivität kommen, Wörter sprechen können und merken, dass sie verstanden werden, nimmt der Gebärdeneinsatz ab (Buckley & Bird, 2012). Die Brückenfunktion der Gebärden von der symbolisch-vorsprachlichen Kommunikation zur sprachlichen Kommunikation ist dann erfüllt (Aktas, 2012). In der Regel verwenden Kinder mit Down-Syndrom, die mit LUG gefördert werden, bis zum vierten Lebensjahr numerisch mehr Gebärden als gesprochene Wörter. Mit einem weiteren Zuwachs an gesprochenen Wörtern nimmt dann im Alter von 5 Jahren die Zahl der produktiv eingesetzten Gebärden ab (Wagner & Sarimski, 2012; ➤ Kap. 1.3.3).

## 1.3.2 Nachteile lautsprachunterstützender Gebärden

Ein Nachteil von LUG ist die eingeschränkte Verständlichkeit in der Kommunikation mit Menschen, die die Gebärden nicht kennen. Viele LUG haben jedoch eine hohe Ikonizität und Konventionalität, wodurch sich deren Bedeutung aus dem situativen Kontext erschließt (z. B. LUG für „essen“, „schlafen“ oder „hallo“ zur Begrüßung; Nonn, 2011). Für die Kinder erklärt sich die Bedeutung der LUG beim Gebrauch der Bezugsperson durch das parallele Sprechen des jeweiligen Wortes. Der Einsatz von LUG ist für manche schwer körperbehinderten Menschen aufgrund ihrer motorischen Beeinträchtigung nicht möglich. Eine weitere Schwierigkeit ist die ungenügende Motivation mancher Bezugspersonen, Gebärden zu benutzen. Es fällt nicht jedem Menschen leicht, sich mit den Gebärden zu identifizieren und diese kontinuierlich als Modell in der Interaktion mit dem Kind anzuwenden (➤ Kap. 1.3.5).

## 1.3.3 Positive Wirkung von Gebärden auf die Sprachentwicklung

Bisher existieren nur wenig Studien zum Gebärdeneinsatz bei Kindern mit einer globalen Entwicklungsstörung. Eine mögliche Ursache hierfür liegt in dem erheblichen Aufwand, den Studien mit diesen Kindern und ihren Familien erfordern. Die standardisierte Testdurchführung kann durch eine erhöhte Ablenkbarkeit, eine kurze Konzentrationsspanne und mangelnde Motivation erschwert sein (Aktas, 2012). Die Kinder weisen meist nur langsame und schwer messbare Entwicklungsfortschritte auf. Eine hohe Belastung dieser Familien im Alltag verhindert nicht selten die kontinuierliche Teilnahme an einer Studie. Hinzu kommt die aus epidemiologischer Perspektive betrachtet eher niedrige Prävalenz globaler Entwicklungsstörungen, welche die Generierung einer möglichst homogenen Stichprobe zusätzlich erschwert. Dennoch liegen inzwischen genügend Daten und informelle Beschreibungen vor, welche die positive Wirkung von LUG auf die Kommunikations- und Sprachentwicklung global entwicklungsgestörter Kinder belegen. Es folgen Zusammenfassungen einiger exemplarischer Studien:

- Die Forschergruppe Acredolo, Goodwyn & Brown (2000) führte bereits vor 20 Jahren eine kontrollierte und randomisierte Langzeitstudie mit aussagefähiger Stichprobengröße durch. Sie konnten nachweisen, dass normal entwickelte Kleinkinder, deren Eltern symbolische Gesten gezielt lautsprachbegleitend angewendet hatten, eine beschleunigte Entwicklung in den Bereichen Wortschatz, Aussprache, Sprachverständnis und geistige Entwicklung aufwiesen, und somit eine deutlich bessere Entwicklung als die nicht gestisch geförderte Kontrollgruppe zeigten.
- Eine bis heute für die Fachwelt bedeutsame Studie führte Launonen (1996) durch. Sie konnte in der über acht Jahre andauernden Längsschnittstudie an 24 Kindern mit einem Down-Syndrom positive sprachliche Entwicklungsverläufe bei denjenigen Kindern nachweisen, deren Eltern an einem Elterngruppentraining zur Verwendung von LUG teilgenommen hatten. Die Hälfte der Kinder gehörte der Interventionsgruppe an, die andere Hälfte bildete eine Kontrollgruppe ohne Intervention. Die Eltern der Interventionsgruppe erhielten zwischen dem sechsten und 36. Lebensmonat ihres Kindes im monatlichen Abstand eine Anleitung im Gruppenkontext von 45 bis 60 Minuten Dauer zum Einsatz von LUG. Hierbei erlernten die Eltern jedes Mal sechs bis zehn neue Gebärden und einige Singspiele, die sie auch zu Hause singen sollten. Außerdem erhielten sie Spielzeuge und Bilderbücher mit passenden Themen zur Einführung der jeweiligen Gebärden. Die Eltern bekamen Anregungen für die Dokumentation und Anwendung der Gebärden im Alltagskontext. Zusätzlich fanden im zweiwöchigen Abstand Individualschulungen mit der Familie und einer Sprachtherapeut*in statt, teilweise wurde videobasiert mit den Eltern gearbeitet. Die Kinder der Kontrollgruppe erhielten Sprachtherapie im Einzelsetting ohne ein begleitendes Elterntraining. Erhebungen des sprachlichen und allgemeinen

kognitiven Entwicklungsstandes erfolgten im Alter von 3, 4, 5 und 8 Jahren. Die Kinder der Interventionsgruppe sprachen mit 3 Jahren durchschnittlich 17 Wörter und mit 4 Jahren 105 Wörter. Die Kinder der Kontrollgruppe verfügten zu den gleichen Zeitpunkten über einen Wortschatz von nur zehn bzw. 75 Wörtern. Summiert man die Anzahl der Wörter mit den Gesten wird der Unterschied zwischen beiden Gruppen noch deutlicher: Die Kinder der Interventionsgruppe verfügten mit 3 Jahren durchschnittlich über 118 Gesten und Wörter und mit 4 Jahren über 256 Gesten und Wörter; die Kinder der Kontrollgruppe hingegen nur über 14 bzw. über 111 Gesten und Wörter. Auch im Alter von 5 Jahren gab es zwischen beiden Gruppen signifikante Unterschiede. Insbesondere in den Bereichen Sprache und Gebärdeneinsatz sowie in der kognitiven Entwicklung waren die Leistungen der Interventionsgruppe deutlich besser (Launonen, 1996).
Im Alter von 8 Jahren hob sich die Interventionsgruppe immer noch positiv von der Kontrollgruppe in den Bereichen Sprachverstehen, Lesen und Schreiben ab. Die Kinder der Interventionsgruppe verfügten über die besseren kommunikativen Kompetenzen: Sie nutzten in größerer Anzahl (acht von zwölf Kindern) primär die verbale Sprache, in der Kontrollgruppe waren es nur fünf von zwölf Kindern. In der Interventionsgruppe nutzten zwei Kinder primär Gesten, um sich zu verständigen. In jeder Gruppe gab es ein Kind, welches Gesten und Wörter kombiniert verwendete. In der Kontrollgruppe konnten sich fünf Kinder weder über Gesten noch über Sprache verständlich machen (Launonen, 1998; zit. nach Clibbens 2001).

- Wagner & Sarimski (2012) zeigten die Unterstützung der Entwicklung des expressiven Wortschatzes bei Kindern mit einer globalen Entwicklungsstörung durch den Einsatz von LUG. 108 Eltern von Kindern mit Down-Syndrom, die eine Förderung nach der GuK-Methode (Wilken, 2005) erhielten, wurden befragt, welche Wörter aus der Grundwortschatzliste des GuK-Programms aktuell zum Wortschatz (Gebärde oder Wort) ihres Kindes gehören. Die Ergebnisse weisen einen differenzierten Verlauf in vier Altersstufen auf. Es zeigte sich mit dem Alter eine stetige Zunahme sowohl des Wortschatzes an Gebärden als auch an gesprochenen Wörtern. Bei Kindern bis zum Alter von 5 Jahren war der Gebärdenwortschatz jeweils größer als der Anteil gesprochener Wörter. Bei älteren Kindern war das Verhältnis umgekehrt und es überwog der Anteil der gesprochenen Wörter. Bei den Kindern mit Down-Syndrom waren erst ab durchschnittlich 4½ Jahren auch Wortkombinationen zu beobachten.
- Zum fördernden Einfluss von LUG speziell auf die Entwicklung des Sprachverstehens bei Kindern mit einer globalen Entwicklungsstörung fehlten in der Forschung bislang aussagefähige Ergebnisse. Nun belegt die randomisierte Querschnittstudie von Rudolph (2018a) die bereits von Wilken (2016), Nonn (2011) und Appelbaum (2010, 2016) beobachtete positive Wirkung von LUG auf das Sprachverstehen mit konkreten Daten. Ziel der Studie war es, „den Einfluss von LUG des Kommunikationspartners auf das Sprachverständnis von Kindern mit Intelligenzminderung im Vergleich zur Sprachverständnisleistung bei rein lautsprachlicher Kommunikation zu erfassen" (Rudolph, 2018b, S. 13).

**HINWEIS**

**Einfluss von LUG auf das Sprachverständnis von Kindern mit Intelligenzminderung (Rudolph, 2018a)**

**Forschungsfragen:**

1. Inwiefern beeinflusst der Einsatz von LUG das Sprachverständnis von 4- bis 10-jährigen Kindern mit Intelligenzminderung im Vergleich zur Sprachverständnisleistung bei rein lautsprachlicher Kommunikation während einer standardisierten Testuntersuchung? Überprüfung des Verständnisses unterschiedlicher linguistischer Strukturen (Wortverständnis, Wortverständnis auf Satzebene, grammatikalische Elemente auf Satzebene, Fragepronomen)
2. Gibt es einen Unterschied in der Sprachverständnisleistung bei standardisierter Testuntersuchung mit oder ohne LUG unter der Beachtung potenzieller Einflussvariablen?
   Variablen: Ätiologie der Intelligenzminderung, Intelligenzquotient, Alter, Geschlecht, Sprachproduktionsniveau und Gebärdenkenntnisse der untersuchten Kinder

**Methode:** Es wurde ein abhängiges Studiendesign gewählt, bei dem nur die unabhängige Variable (LUG) gezielt und kontrolliert verändert wurde (reine Lautsprache und Lautsprache mit LUG). Rudolph (2018b) untersuchte die Auswirkung dieser Variable auf die abhängige Variable (das Sprachverstehen). An zwei aufeinanderfolgenden Testzeitpunkten im Abstand von 4 Wochen wurde jeweils eine Testuntersuchung mit und eine ohne begleitenden LUG-Einsatz durchgeführt. Zwischen beiden Testungen fand keine studienspezifische Intervention statt. Die Probanden wurden nach dem Zufallsprinzip entweder zuerst unter der Bedingung mit LUG oder zuerst mit der rein lautsprachlichen Fassung untersucht (Rudolph, 2018b). Das Untersuchungsverfahren bestand aus 56 Items standardisierter Sprachverständnistests mit Bildauswahlverfahren (TROG-D, Fox, 2006; TSVK, Siegmüller et al., 2011; PDSS, Kauschke & Siegmüller, 2010). Es wurde eine standardisierte Gebärdenversion mit Gebärden aus GuK (Wilken, 2005) und aus der DGS (Kestner, 2009) entwickelt. In der Testung ohne Gebärden musste das Kind nach rein lautsprachlicher Ansage das genannte Bild zeigen. In der Testung mit LUG musste das Kind das entsprechende Bild nach LUG und Lautsprache der Testleiter*in zeigen. Für die Überprüfung grammatikalischer Elemente im Satzzusammenhang wurden LBG hinzugenommen.

**Stichprobe:** 41 Kinder im Alter von 4 bis 10 Jahren, deren kognitive Fähigkeiten vom unteren Normbereich bis zu einer mittelgradigen Intelligenzminderung reichten (IQ von 85 bis 40). Die Kinder wurden in vier Gruppen unterschiedlicher Ätiologie eingeteilt (Autismus-Spektrum-Störungen, Down-Syndrom, allgemeine Entwicklungsstörung unklarer Genese, genetische Störung außer Down-Syndrom). An der Studie waren sowohl Kinder mit geringen Problemen in ihrer Sprachentwicklung als auch nicht und wenig lautsprachlich kommunizierende Kinder beteiligt. Die Gebärdenerfahrung der Kinder wurde mittels einer standardisierten Befragung zum Zeitpunkt der Prätestung erfasst. Die Kinder wurden in drei Gruppen unterteilt:

- *kaum Gebärdenerfahrung (29,3 % der Kinder):* Bis auf natürliche Gebärden (z. B. für essen) sind noch keine Gebärden aktiv oder passiv vorhanden.
- *grundlegende Gebärdenerfahrung (46,3 % der Kinder):* Einfache Gebärden des GuK Systems sind passiv vorhanden, evtl. auch aktiv, evtl. auch das Fragepronomen „was" und einige wenige Adjektive und Präpositionen.
- *umfangreiche Gebärdenerfahrung (24,4 % der Kinder):* Ca. für die Hälfte der abgefragten Begriffe sind die Gebärden passiv vorhanden, evtl. auch aktiv: u. a. auch einige Gebärden der Wortverständnisaufgaben, Präpositionen und mehrere Fragewörter, eine Gebärde für die Vergangenheitsform, Gebärden über das GuK-System hinaus auch aus anderen Systemen.

(Rudolph 2018a, S. 108)

**Ergebnisse:**

- *Forschungsfrage 1:* Die Kinder erzielten unter der Bedingung Testuntersuchung mit LUG eine signifikant bessere Sprachverständnisleistung als bei rein lautsprachlicher Kommunikation. In allen untersuchten Bereichen gab es positive Auswirkungen der begleitenden LUG.
- *Forschungsfrage 2:* Alle Kinder, unabhängig von der Ätiologie, profitierten von den begleitenden LUG. Das Alter, das Sprachproduktions- und das Intelligenzniveau der Kinder hatte praktisch keine Auswirkung auf die Testleistungen. Hingegen erwies sich die Gebärdenerfahrung als relevant. Die Gruppe der Kinder mit grundlegender Gebärdenerfahrung profitierte bei der Testdurchführung am meisten vom Einsatz der LUG. Zudem profitierten weibliche Probanden im Vergleich zu männlichen besonders von den begleitenden Gebärden.

**Schlussfolgerung:** Die Autorin schlussfolgert, dass Hände helfen, Sprache zu verstehen. Sie rät dazu, LUG perspektivisch v. a. für Wörter des Kernwortschatzes (z. B. nochmal, auch, mehr, weg) mit arbiträrem Charakter zusätzlich zum Randwortschatz mit eher bildhaftem Charakter zu nutzen. Insbesondere empfiehlt sie das Aufgreifen der Kombination von Gebärden des Kern- und Randvokabulars in der Förderung und Therapie. Eine bessere Aufklärung aller Therapeut*innen und Pädagog*innen über den Nutzen einer Gebärdenförderung wäre wünschenswert. LUG sollten in der Kommunikation mit Kindern mit Intelligenzminderung unabhängig von Alter, IQ, Ätiologie und Sprachproduktionsniveau verwendet werden.

### 1.3.4 Ab wann sollten Gebärden angeboten werden?

Es gibt einige Voraussetzungen, die das Kind und die Eltern idealerweise mitbringen, damit eine Anleitung zum Einsatz von LUG erfolgreich sein kann. Ergänzende Informationen zu den im Folgenden genannten Parametern sind in ➤ Kap. 2.5.2 zu lesen.

Voraussetzungen seitens des Kindes

- *Mitteilungsbedürfnis:* Das Kind sollte grundsätzlich ein Mitteilungsbedürfnis haben, welches in Diskrepanz zur Verständigungsfähigkeit steht.
- *referenzieller Blickkontakt:* Nach Wilken (2019) sollten LUG bei einem global entwicklungsgestörten Kind erst angeboten werden, wenn das Kind einen referenziellen Blickkontakt erworben hat, d. h. wenn es seine Aufmerksamkeit abwechselnd

auf Personen und Dinge richten kann, sowie in der Lage ist, mit einem hinweisenden Blick zu antworten, wenn die Bezugsperson ihm etwas zeigt. Diese Entwicklungsstufe haben Kinder mit Down-Syndrom im Alter von 12 bis 24 Monaten erreicht (Wilken, 2019).

- *Intentionalität:* Das Kind sollte eine Erkenntnis darüber besitzen, mit seinem eigenen Verhalten etwas bewirken zu können. Das Verhalten des Kindes ist dann intentional, wenn es sich seiner Signale bewusst ist und diese einsetzt, um einen erwarteten Effekt zu bewirken (Aktas, 2012).
- *joint attention:* Zum Erlernen von LUG ist eine bereits vorhandene Fähigkeit zur gemeinsamen geteilten Aufmerksamkeit (*joint attention*) hilfreich. Nach Clibbens (2001, 2002) muss diese jedoch noch nicht zwingend existieren. Das Anbieten von LUG durch die Eltern in der Interaktion mit ihrem Kind kann sogar das Herstellen gemeinsamer geteilter Aufmerksamkeit fördern (Clibbens, 2001, 2002).
- *Symbolverständnis:* Ein bereits erworbenes Symbolverständnis lässt das Kind die Verbindung der Gebärde zum realen Gegenstand besser erkennen. Das Kind muss die Gebärde als Ausdruck eines bestimmten Gegenstandes, einer Handlung o. ä. begreifen. Nach Nonn (2011) kann aber auch umgekehrt der Einsatz von Gebärden das Symbolverstehen fördern.
- *Objektpermanenz:* Dieser Begriff wurde von dem Entwicklungspsychologen Piaget geprägt. Besitzt das Kind bereits eine Objektpermanenz, so weiß es, dass ein Objekt weiterhin existiert, auch wenn es dieses nicht mehr sehen, fühlen oder hören kann. Eine bereits erworbene Objektpermanenz hilft dem Kind beim Erfassen und Erlernen von LUG, da die Gebärden ja oft ohne das Vorhandensein des Objektes, welches sie symbolisieren, ausgeführt werden.
- *Blickkontakt:* Kinder, die bereits einen guten Blickkontakt zeigen, haben bessere Voraussetzungen, angebotene LUG aufzunehmen. Umgekehrt ist es auch vorstellbar, vermehrten Blickkontakt gerade durch den Einsatz von LUG zu evozieren.
- *fein- und grobmotorische Fähigkeiten:* Zum eigenen Ausführen der Gebärden braucht das Kind grundlegende fein- und grobmotorische Fähigkeiten, auch wenn Gebärden nicht motorisch perfekt realisiert werden müssen. Bei körperlichen Beeinträchtigungen können die Bezugspersonen dem Kind Hilfestellungen anbieten (z. B. Handführung) oder die Gebärde wird an die motorischen Möglichkeiten des Kindes angepasst (Nonn, 2011). Einige Gebärdensammlungen wie z. B. SdmHa (Bundesverband evangelische Behindertenhilfe e. V., 2017) oder GuK (Wilken, 2005) haben die Ausführung der Gebärden der DGS bewusst motorisch vereinfacht (➤ Kap. 4.2.7).

Nach Appelbaum (2016) sind kaum Voraussetzungen beim Kind nötig, um mit einer Kommunikationsförderung mit Gesten bzw. Gebärden anzufangen. Für die Anwendung von Gebärden ist es nach Appelbaum (2016) nie zu spät und selten zu früh. Vielmehr hänge der Zeitpunkt für den Beginn einer Gebärdenanleitung in nicht unerheblichem Maße von der Entscheidung, Überzeugung und Motivation der Bezugspersonen ab.

### Voraussetzungen seitens der Eltern

Eltern möchten ihr Kind i. d. R. immer in seiner Entwicklung unterstützen, wissen aber oft nicht wie, weil ihnen die Fachkenntnis und die Erfahrung fehlt. Insbesondere für die Anwendung von LUG existieren viele Vorbehalte in der Bevölkerung. Somit benötigen die Eltern eine feinfühlige, professionelle und kleinschrittige Anleitung. Einsichtsfähigkeit und Veränderungsbereitschaft der Eltern sind eine gute Basis für eine erfolgreiche Zusammenarbeit mit den Eltern (Möller & Spreen-Rauscher, 2009). Die Aufgabe der Therapeut*in ist es, die Erfahrungen und Kenntnisse der Eltern aufzugreifen, Vorbehalte zu erkennen und am Veränderungspotenzial der Eltern anzusetzen. Für eine Entscheidung zu LUG brauchen die Eltern viele Informationen und eine fachkundige Beratung. Eine Bereitschaft der Eltern zum Lernen der Gebärden ist genauso erforderlich wie die Fähigkeit zur genauen Beobachtung des Kindes. Eine nicht zu unterschätzende Voraussetzung seitens der Eltern ist die Geduld, da die Kinder oft über Wochen und Monate nur sehr geringe Fortschritte in ihrer Entwicklung zeigen. Die Therapeut*in kann die Aufmerksamkeit auf kleine positive Veränderungen lenken und so eine geduldige Haltung der Eltern unterstützen. Jedes einzelne Elternteil geht beim Gebärdenlernen seinen individuellen Weg.

### 1.3.5 Die Schlüsselrolle der Eltern als Modell für ihre Kinder

Der Gebärdengebrauch durch die Eltern, also das elterliche Vorbild in der Interaktion, sowie häufige Wiederholungen im natürlichen Alltagskontext sind erforderlich, um die Kinder zum Einsatz von Gebärden zu motivieren (Launonen, 1996). Die Eltern sind die wichtigsten Bezugspersonen für ihre Kinder und nehmen als Modell für ihre Kinder beim Gebärdenlernen die zentrale Schlüsselrolle ein. Ziel ist es, die Eltern zu einem motivierten, kompetenten und mit Spaß besetzten Gebärdeneinsatz in der Kommunikation mit ihrem Kind zu führen.

Darüber hinaus ist die Etablierung des Gebärdeneinsatz bei allen weiteren nahen Bezugspersonen erstrebenswert. Die Abstimmung aller Bezugspersonen untereinander sollte ermöglicht werden, damit ein Austausch über die verwendeten Gebärden stattfindet und alle die Bedeutung der jeweiligen Gebärden kennen (➤ Kap. 4.5.4). Schmidt-Pfister (2016) geht noch weiter und fordert generell nicht nur die Eltern, sondern alle Menschen zu mehr Mut auf, viele Gebärden zu lernen und sich der Lebendigkeit und Flexibilität zu öffnen, die man beim natürlichen Gebärdengebrauch gehörloser Menschen antrifft. So wäre nach Schmidt-Pfister (2016) ein schrittweiser Abbau der noch vorhandenen geringen Akzeptanz von Gebärden möglich und die Kinder hätten mehr motivierende Modelle, was ihnen das Erlernen von Gebärden erleichtert.

Die Gebärdenanwendung der Eltern unterliegt einem multifaktoriellen Kontext (Vogt & Schreiber, 2006). Oft empfinden Eltern LUG zunächst als ungewohnt oder sozial abweichend und benötigen viel Unterstützung beim Ausprobieren erster Gebärden. Die Bereitschaft zum Gebärdeneinsatz wird auch von soziokulturellen und persönlichen Faktoren beeinflusst (Vogt & Schreiber, 2006). Das Erlernen einer authentischen Ausführung von LUG fordert von den Eltern viel Zeit und Mühe (Appelbaum, 2016). Nicht selten befürchten Eltern, Gebärden könnten die Sprachentwicklung bremsen und vermeiden bewusst den Einsatz begleitender Gestik. Dadurch wächst die Gefahr einer negativen Rückkopplung von verzögerter Sprachentwicklung des Kindes und fehlendem Gesten- und Sprachangebot der Eltern (Buschmann & Jooss, 2012). Ein weiterer erschwerender Einfluss ist das manchmal lange Ausbleiben der LUG-Anwendung vom Kind, wodurch den Eltern in besonderem Maße Durchhaltevermögen abverlangt wird (Vogt & Schreiber, 2006). Neben der Herausforderung, Eltern überhaupt für den kontinuierlichen Einsatz von Gebärden zu gewinnen, ist zudem die Art und Weise, wie die Eltern ihren Kindern die LUG anbieten, von zusätzlicher tragender Bedeutung. Erfolgt der elterliche LUG-Einsatz verknüpft mit einem responsiven Interaktionsverhalten auf Augenhöhe mit Blickkontakt zum Kind, erhöht sich die Wahrscheinlichkeit einer gemeinsamen geteilten Aufmerksamkeit. Die adäquate Berücksichtigung der sprachförderlichen Grundhaltung mit dem passenden Sprachangebot (➤ Kap. 4.1.5) ist beim elterlichen Gebärdenangebot ebenso bedeutsam wie die dabei zu beachtenden Grundprinzipien (➤ Kap. 4.3.4).

Eltern sind also individuell recht unterschiedlich dazu in der Lage, LUG in der Kommunikation mit ihrem Kind umzusetzen, und brauchen beim Erlernen der Gebärden eine gute Anleitung.

### 1.3.6 Anleitung der Eltern zum Einsatz lautsprachunterstützender Gebärden

In Deutschland findet die LUG-Anleitung der Eltern bisher meist individuell im Rahmen der logopädischen Einzeltherapie oder Frühförderung statt. Nur singulär existieren Angebote eintägiger Tagesseminare für Elterngruppen zur LUG-Anleitung. Die Schulung von Eltern im Gruppenkontext eröffnet den Akteuren jedoch viele Möglichkeiten. Die Eltern fühlen sich in einer Gruppe mit anderen betroffenen Eltern nicht/wenig sprechender Kinder gut aufgehoben. Sie stärken sich gegenseitig und lernen in der Kleingruppe voneinander. Im Gruppensetting wird der Austausch untereinander ermöglicht und die Erfahrungen und Kompetenzen der Eltern können besser genutzt werden. Der Austausch bildet nach Ritterfeld (2000) eine wesentliche Grundlage für copingrelevante Vergleichsprozesse. Eine Befragungsstudie von Ritterfeld (1999) zeigte, dass Eltern ein großes Interesse an Elterngruppen haben. Die Gruppe bietet die Chance, Bedenken bei der LUG-Anleitung aufzufangen. Die oft heterogene Zusammensetzung einer Elterngruppe kann dabei hilfreich sein. So profitiert

z. B. die ganze Gruppe davon, wenn eine teilnehmende Familie von bereits gesammelten positiven Erfahrungen mit Gebärden berichtet. Gebärdeneinsatz kann und soll nicht „heimlich" geschehen. Wer gebärdet, zeigt allen Menschen um sich herum mit seinen Händen, was er sagt, und unterstreicht gleichzeitig eine „Besonderheit" in der Familie. Das ist für einige Eltern von Beginn an kein oder kaum ein Problem, anderen hingegen fällt dieses „Outing" schwer. Die Eltern zeigen durch das Gebärden in der Öffentlichkeit die Angewiesenheit ihres Kindes auf zusätzliche Unterstützung in der Kommunikation. Dies fällt nicht allen Eltern leicht. In den ersten Lebensjahren, in denen bereits mit der LUG-Anleitung begonnen wird, ist die Auseinandersetzung der Eltern mit dem Thema „globale Entwicklungsstörung" recht neu und häufig noch nicht hinreichend verarbeitet. Die Eltern befinden sich in dieser Phase meist in einem sensiblen Prozess des Realisierens und Annehmens der Diagnose ihres Kindes. Ein Gruppenangebot wie KUGEL begleitet die betroffenen Eltern genau in diesem Lebensabschnitt und erfüllt zudem für viele betroffene Familien, neben dem Erlernen von LUG, die Funktion einer Peergroup. Eltern global entwicklungsgestörter Kinder sind in ihrem Alltag generell vielen Anforderungen ausgesetzt. Einen Zusammenhang zwischen den sprachlich-kommunikativen Fähigkeiten global entwicklungsgestörter Kinder und dem Belastungserleben der Eltern zeigen die Ergebnisse einer Untersuchung mit 53 Eltern und deren global entwicklungsgestörten Kindern von Dittmann et al. (2019). Je geringer die kommunikativen und rezeptiven Fähigkeiten der Kinder waren, desto höher empfanden die Eltern ihre Belastung. Als Schlussfolgerung unterstreichen Dittmann et al. (2019) die Notwendigkeit von Frühinterventionen mit den Zielen:

1. Stärkung der Eltern im sprachlichen Umgang mit ihrem Kind
2. Förderung der kommunikativen Entwicklung der Kinder (z. B. auch durch den Einsatz von LUG)
3. Reduktion der elterlichen Belastung durch die Möglichkeit Wissen zu erwerben, Handlungskompetenz zu erlangen und sich in einer Gruppe auszutauschen

Die Anleitung von Eltern zur Anwendung von LUG in der Kommunikation mit dem Kind im Rahmen eines Gruppenangebotes hat jedoch auch Grenzen: Eine Individualisierung entsprechend der Bedürfnisse jeder Familie ist in einer Gruppe nur bedingt möglich. Die Gebärdenanleitung im Einzelsetting bleibt für einige Familien die geeignetere Interventionsform, z. B. wenn begrenzte Deutschkenntnisse oder organisatorische Schwierigkeiten eine regelmäßige Teilnahme am Gruppenangebot erschweren. Um die Vorteile eines Elterngruppenangebotes individuell für sich nutzen zu können, brauchen die Familien die dafür nötigen Ressourcen. Ein genaues Abwägen gemeinsam mit den betroffenen Familien ist wichtig, um herauszufinden, welche Interventionsform in jedem einzelnen Fall die beste ist. Eine Anleitung der Eltern zum Einsatz von LUG ist kein Ersatz für eine kindzentrierte Intervention zur Kommunikations- und Sprachanbahnung, sondern ist als eine Ergänzung zu sehen. In der Behandlung dieser Kinder ist eine Kombination von indirekten und direkten Maßnahmen oft eine ideale Form der Behandlung.

Die Ergebnisse einer Befragungsstudie (Kiesel, Mees & Sarimski, 2009) an 24 Eltern von Kindern mit Down-Syndrom zu ihren Erfahrungen bei der Anbahnung von GuK (Wilken, 2005) zeigten in individuell unterschiedlichem Maß einen Bedarf an fachlicher Beratung zur Förderung eines generalisierten Gebärdengebrauchs im Alltag (Kiesel, Mees & Sarimski, 2009). Der Studie zufolge erhielten nicht alle Eltern von Kindern mit Down-Syndrom genügend fachgerechte Informationen über die Möglichkeit mit GuK (Wilken, 2005) die Kommunikation zu unterstützen und zu wenig Anleitung beim Beginn des Einsatzes von Gebärden. Eine Erweiterung der bestehenden Angebote für die betroffenen Familien zur Anbahnung von LUG könnte die Chance auf eine frühzeitige Einführung von Gebärden bei (noch) nicht sprechenden Kindern und später auf die generelle LUG-Anwendung im Alltag erhöhen.

Mit dem „Heidelberger Elterntraining zur Kommunikations- und Sprachanbahnung bei Kindern mit globaler Entwicklungsstörung HET GES" (Buschmann & Jooss, 2012) existiert bereits ein Elterngruppenprogramm, in welchem die Eltern für den Einsatz von LUG sensibilisiert und befähigt werden, diese in der natürlichen Interaktion mit ihren Kindern anzuwenden. Der Schwerpunkt des HET GES liegt jedoch auf der Vermittlung eines responsiven, sprachförderlichen Interaktionsverhaltens in der Kommunikation mit ihrem in der Sprachentwicklung deutlich beeinträchtigten Kind. LUG werden im Rahmen des passenden Sprachangebots mitvermittelt, und die Eltern werden in deren Anwendung begleitet und supervidiert. Für Kinder mit massiv beeinträchtigter lautsprachlicher Entwicklung und der Prognose, dass sie weiterhin nur sehr langsam in die Lautsprache finden werden, benötigen die Eltern eine systematischere und konsequentere Anleitung zum Einsatz von LUG (Maydell & Vogt, 2013).

Vor diesem Hintergrund wurde auf Basis der Grundprinzipien des Heidelberger Elterntrainings (Buschmann, 2017) ein strukturiertes Eltern-Kind-Gruppenprogramm mit dem Schwerpunkt auf der systematischen LUG-Anleitung entwickelt: **KUGEL** – **K**ommunikation mit **u**nterstützenden **G**ebärden – ein **El**tern-Kind Gruppenprogramm.

KAPITEL

# 2 Konzeption von KUGEL

Dorothee von Maydell, Heike Burmeister, Anke Buschmann

## 2.1 Ziele

Das Hauptziel von KUGEL ist die Anleitung der Eltern zum Einsatz von LUG in der natürlichen Interaktion mit ihrem in der kommunikativen und sprachlichen Entwicklung deutlich verzögerten Kind. Die Eltern lernen die LUG auf der Basis einer sprachförderlichen Grundhaltung einzusetzen. Durch eine gezielte Anleitung, im Austausch untereinander und durch praktisches Ausprobieren werden sie schrittweise an den Gebrauch von LUG in der natürlichen Interaktion mit ihrem Kind herangeführt. Sie üben sich kursbegleitend in deren Anwendung und werden fortlaufend darin supervidiert. Ziel ist es, dass die Eltern mit Freude zur Gebärdenanwendung gelangen und sich rasch kompetent in deren Nutzung im Rahmen natürlicher Interaktionen mit ihrem Kind fühlen. In der Folge wird angestrebt, dass die Kinder durch den alltäglichen Gebärdeneinsatz ihrer Eltern zur eigenen Gebärdenanwendung motiviert werden und sich somit deren kommunikative Fähigkeiten deutlich erweitern.

### Hauptziele Eltern

- Kennen der Grundprinzipien einer sprachförderlichen Kommunikation
- Anwendung der sprachförderlichen Grundhaltung und eines passenden Sprachangebots
- gesteigerte Responsivität in der Interaktion mit dem Kind
- Wissen um die Bedeutung der Voraussetzungen für die Sprach- und Dialogentwicklung
- Erkennen der eigenen Bedeutung als primäre Bezugsperson und Kommunikationspartner
- Stärkung der Kompetenz als Hauptinteraktionspartner
- Reflexion des eigenen bisherigen Kommunikationsverhaltens
- Sensibilisierung für die Kommunikationssignale des Kindes
- aktiver LUG-Einsatz in allen Interaktionen mit dem Kind im Alltag, beim Spielen, beim Singen und beim Buchanschauen
- Abbau von Berührungsängsten beim Einsatz von Gesten und Gebärden
- Erkennen der Bedeutung von LUG für die Kommunikations- und Sprachentwicklung
- Verstehen der Vorteile von Gebärden
- Verstehen und Umsetzen der Grundprinzipien bei der Anwendung von Gebärden
- Vermittlung von Spaß und Kompetenz bei der Gebärdenanwendung
- Dokumentation der Gebärden
- Einbezug möglichst vieler Bezugspersonen
- Aufbau eines aktiven Gebärdenwortschatz von 36 Gebärden

### Hauptziele Kinder

Die Ziele bei den Kindern definieren sich individuell sehr unterschiedlich. Sie sind abhängig davon, welche Grunderkrankung vorliegt und auf welchem Entwicklungsstand sich das Kind gerade befindet:

- Förderung der Aufmerksamkeit für Kommunikation und Sprache
- Wecken bzw. Steigern des kindlichen Interesses am Dialog
- vermehrtes Aufnehmen von Blickkontakt zur Bezugsperson
- Freude am Kommunizieren
- Verbesserung des Sprachverstehens
- Erweiterung des passiven Wortschatzes
- Verstehen von LUG
- Imitieren von Gestik und Gebärden
- spontaner Einsatz von Gestik und LUG in der Interaktion
- Entwicklung expressiver Sprache über die Produktion von Lauten und Lautmalereien hin zu ersten Wörtern

## 2.2 Organisationsstruktur

### 2.2.1 Zielgruppe

Zielgruppe von KUGEL sind Eltern und andere nahe Bezugspersonen von 1½- bis 5-jährigen (noch) nicht sprechenden Kindern mit einer globalen Entwicklungsstörung, z. B. bedingt durch ein genetisches Syndrom (u. a. Trisomie 21, Fragiles-X-Syndrom, Williams-Beuren-Syndrom) und bei unklarer Genese. Die Kinder weisen eingeschränkte nonverbale kognitive Fähigkeiten auf und haben Schwierigkeiten im Sprachverstehen. Sie verfügen über deutlich eingeschränkte lautsprachliche Kompetenzen und kommunizieren eher über Gesten und lautliche Äußerungen, evtl. kindersprachliche Begriffe wie „wau-wau" und einzelne erkennbare Wörter. Eine zufriedenstellende Kommunikation zwischen Eltern und Kind ist deshalb bisher nicht möglich. Ein Kommunikationswunsch seitens der Kinder ist erkennbar.

Blindheit und schwerste Körperbehinderungen, die eine ausreichende Wahrnehmung und Ausführung der Gebärden unmöglich machen, sind Ausschlusskriterien bei den Kindern (➤ Kap. 1.3.4).

#### HET GES (Buschmann & Jooss, 2012) oder KUGEL?

Die Entscheidung darüber, ob die Familie am HET GES oder an KUGEL teilnehmen soll, kann mithilfe folgender Kriterien getroffen werden:

- Umfasst der produktive Wortschatz des Kindes bereits mehrere (undeutlich gesprochene) Einzelwörter inkl. kindersprachlicher Äußerungen wie „wau-wau" und zeigt sich in der Diagnostik, dass das Kind zur spontanen Imitation von Geräuschen, Lauten, Lautmalereien oder Einzelwörtern in der Lage ist, wird eher die Teilnahme am **HET GES** empfohlen (Buschmann & Jooss, 2012).
- Verfügt das Kind über einen nur wenige Einzelwörter umfassenden Wortschatz (Laute, wenige kindersprachliche Äußerungen) und weist die auf Basis der Diagnose des Kindes und der durchgeführten Entwicklungs- und Sprachdiagnostik erfolgte prognostische Einschätzung darauf hin, dass der Erwerb von Lautsprache in naher Zukunft nicht zu erwarten ist, sollten die Eltern an **KUGEL** teilnehmen.

### 2.2.2 Zeitumfang

KUGEL umfasst insgesamt sieben Termine, die sich über einen Zeitraum von etwa drei Monaten erstrecken: fünf Sitzungen mit den Eltern ohne Kinder (je 145 Minuten), ein Eltern-Kind-Gruppentreffen (60 Minuten) sowie eine Individualschulung mit Eltern und Kind (60 Minuten; ➤ Tab. 4.1).

Der Abstand zwischen den einzelnen Sitzungen sollte 1 bis 3 Wochen betragen. Die Teilnehmenden können in der Zeit zwischen den einzelnen Terminen zu Hause die neu erlernten Strategien im Alltag mit ihren Kindern erproben, Beobachtungsaufgaben durchführen, erste Gebärden einsetzen und dokumentieren und die zu jeder Sitzung ausgehändigten Begleitmaterialien nachlesen.

### 2.2.3 Teilnehmende

KUGEL ist für eine Gruppengröße von 6 bis 10 Personen konzipiert. Bei geringerer Gruppengröße ergeben sich zu wenig Austauschmöglichkeiten untereinander. Bei größeren Gruppen kann der Zeitrahmen der einzelnen Sitzungen nur schwer eingehalten werden. Neben den Eltern ist auch die Teilnahme anderer wichtiger Bezugspersonen wie Großeltern, Paten oder auch Kinderfrau möglich. Die Teilnahme professioneller Bezugspersonen wie der Erzieher*in aus der Kita des Kindes ist nicht ratsam, da sich damit das Konzept einer „Elterngruppe" deutlich verändern würde. Eltern sprechen in einer Gruppe ebenfalls betroffener Eltern offener über ihre Probleme und Schwierigkeiten, wenn keine „Profis" dabei sind.

Mehrsprachige Eltern bereichern den Kurs, da sie die Schwierigkeiten beim Erwerb einer neuen Sprache häufig gut nachvollziehen und von ihren eigenen Erfahrungen beim Zweitspracherwerb berichten können. Auch die Diskussion über die kulturellen Unterschiede beim Einsatz von Gesten im Alltag kann mithilfe dieser Eltern leichter geführt werden. Jedoch ist eine ausreichende Kompetenz in der deutschen Sprache wichtig, damit die Teilnehmenden in der Lage sind, sowohl den Beiträgen der Kursleiter*in als auch denen der anderen Eltern zu folgen und sich aktiv an der Diskussion zu beteiligen. Bei unzureichenden Deutschkenntnissen ist die Begleitung durch eine*n Dolmetscher*in denkbar.

Es ist sinnvoll, die Anzahl der teilnehmenden Personen pro Kind zu begrenzen, damit nicht ein Kind überrepräsentiert ist. In der Praxis hat sich die Teilnahme von 2 Personen pro Kind bewährt.

## 2.3 Kursleiter*in

KUGEL kann von einer oder zwei Fachpersonen durchgeführt werden. Beide müssen ein KUGEL-Zertifikat besitzen.

Fachkräfte aus folgenden Berufsgruppen können an der Ausbildung teilnehmen:

#### Fachkräfte aus dem Bereich Sprachtherapie

Logopäd*in, Sprachheilpädagog*in, klinische Linguist*in, klinische Sprechwissenschaftler*in

#### Fachkräfte aus dem Bereich Frühförderung

Frühförderer*in, Heilpädagog*in, Sozialpädagog*in, Psycholog*in, Pädagog*in Sonderpädagog*in

#### Andere Berufsgruppen

Arzt/Ärztin, Kinder- und Jugendlichenpsychotherapeut*in, Rehabilitationspädagog*in, entwicklungspsychologische oder systemische Elternberater*in, Kindheitspädagog*in



### 2.3.1 Qualifikation zur Kursleiter*in

Die Qualifizierung zum eigenständigen Durchführen von KUGEL erfolgt durch die Autorinnen im Werner Otto Institut in Hamburg (WOI), im Zentrum für Entwicklung und Lernen in Heidelberg (ZEL) sowie auf Anfrage in anderen Bildungseinrichtungen oder vor Ort als Inhouse-Schulung.

Die Ausbildung enthält vier Bestandteile, die aufeinander aufbauend zu absolvieren sind (➤ Tab. 2.1). Zu Beginn stehen zwei Ausbildungsblöcke zum Heidelberger Elterntraining, welches die inhaltliche Basis für KUGEL darstellt (Basismodul und Aufbaumodul des HET, Buschmann, 2017). Darauf folgen zwei spezifische Ausbildungsblöcke zur Einarbeitung in das Programm KUGEL (Aufbaumodul KUGEL, Supervision des ersten selbstständig durchgeführten KUGEL-Programms). Nach vollständiger und erfolgreicher Absolvierung aller vier Ausbildungsblöcke wird ein Zertifikat zur Berechtigung der eigenständigen Durchführung von KUGEL erteilt.

**Tab. 2.1** Ausbildung zum/zur zertifizierten KUGEL-Kursleiter*in

| Basismodul HET frühe Sprachförderung | Aufbaumodul HET frühe Sprachförderung | Aufbaumodul KUGEL | Mediengestützte Supervision |
|---|---|---|---|
| • wissenschaftliche und theoretische Hintergründe<br>• Konzept und Organisationsstruktur<br>• Kennenlernen zentraler Inhalte und wichtiger methodisch-didaktischer Mittel | • Planung und Organisation eines Elterntrainings<br>• Einsatz von Sprachlehrstrategien, Modellierungstechniken<br>• Demonstration von Programmteilen<br>• aktives Üben methodischer Bestandteile<br>• Probleme in der Zusammenarbeit mit Elterngruppen | • LUG in der Kommunikations- und Sprachanbahnung<br>• Vorstellung des Programmablaufs<br>• Demonstration von Programmteilen<br>• aktives Üben methodischer Bestandteile<br>• Übersicht über verwendete Materialien | • selbstständige Organisation und Durchführung von KUGEL<br>• Videoaufzeichnung von zwei Sitzungen<br>• Supervisor*in schaut sich Auszüge der Videos an<br>• telefonische Supervision (60–90 Min.) |

## 2.4 Räumliche und materielle Voraussetzungen

### 2.4.1 Ausstattung des Raumes



Bei einer Gruppengröße von ca. 10 Personen sollte die Raumgröße mindestens 20 qm betragen.

Folgende Ausstattung ist erforderlich:
- Flipchart
- Stellwand mit großen Papierbögen oder Whiteboard
- Laptop mit anschließbaren Lautsprechern und Beamer

### 2.4.2 Materialien

Als Arbeitsgrundlage für die Durchführung von KUGEL dienen:
- Trainermanual
- Arbeitsmaterialien (im Download-Bereich bzw. Anhang dieses Buches):
  - Videoclips (zur Ausbildung zugehörend)
  - Themenfotos
  - Gebärdenblätter
  - Gebärdengeschichte
  - Arbeitsblätter für die Eltern
  - Pantomimekarten
  - Gebärden-Memorykarten (herzustellen aus den Gebärdenblättern)
  - Schriftkarten zu Gebärden der KUGEL-Gebärdengeschichte und Spielsteine
  - Rückmeldebögen
- Begleitmaterialien für Eltern (von zertifizierten Kursleiter*innen bestellbar im Werner Otto Institut Hamburg unter Kugel@werner-otto-institut.de und im ZEL-Heidelberg unter info@zel-heidelberg.de)
- Informationsflyer für pädagogisches Fachpersonal über LUG

Weitere für die Durchführung benötigte Materialien:
- Namensschilder
- Klemmbretter (wenn keine Tische vorhanden sind)
- Stifte/Kugelschreiber
- Moderationskarten
- Klebestift
- für jede Familie: ein Ringbuch (DIN A 5) mit Prospekthülle, eine Pappe (z. B. 50 × 70 cm) als Gebärdenposter
- Demonstrationsringbuch mit Gebärdenbildern und entsprechenden Gegenstands-oder Situationsbildern
- Gebärdenposter SdmHa (Leber & Spiegelhalter, 2019)
- verschiedene Gebärdensammlungen z. B. DGS (Kestner, 2017), GuK (Wilken, 2005/2006), SdmHa (Bundesverband evangelische Behindertenhilfe e. V., 2017a), Makaton (Makaton, 2011), Jacobsen (Jacobsen, 2007, 2012), Baby Signing (König, 2007; Gericke, 2019; Butz, Mohos & Kindel, 2017; Grewing, 2008)
- Bilderbücher ohne oder mit wenig Text, zum Klappen, Fühlen, Geräusche produzieren
- Bücher mit Bewegungsliedern, Reimen, Fingerspielen
- Sitzkissen
- Spielzeug für Kleinkinder: z. B. Bälle, Seifenblasen, Luftballons, Trommel, Schwungtuch, großes Bilderbuch, Bauernhoftiere, Puppen, Autos, Kugelbahn, Stapelturm
- Getränke und Snacks, Tischtuch/Decke bei der Eltern-Kind-Gruppensitzung
- Videokamera und Speicherkarte

## 2.5 Inhaltliche Struktur von KUGEL

KUGEL greift das Gesamtkonzept und die Struktur der Einzelsitzungen des Heidelberger Elterntraining Late Talkers (HET, Buschmann, 2017) auf. Der inhaltliche Schwerpunkt liegt bei KUGEL auf der Anleitung der Eltern zum Gebrauch von LUG in der natürlichen Interaktion mit dem Kind. Wie im HET (Buschmann, 2017) sind die inhaltlichen Schwerpunkte Psychoedukation, Empowerment, gezielte Kommunikations- und Sprachförderung und Interaktionstraining enthalten (> Tab. 2.2).

**Tab. 2.2** Inhaltliche Schwerpunkte von KUGEL

| Psychoedukation | Empowerment | Gezielte Kommunikations- und Sprachförderung | Interaktionstraining |
|---|---|---|---|
| Basiswissen über die Prinzipien einer sprachförderlichen Grundhaltung und ein passendes Sprachangebot | Stärkung der elterlichen Kompetenz im gestischen und sprachlichen Umgang | Erlernen gezielter Strategien zur Förderung des Gebärdeneinsatzes und der Sprache | Optimierung alltäglicher Interaktionssituationen |
| Voraussetzungen für die Dialogentwicklung | Erlernen einer sprachförderlichen Grundhaltung | gezieltes Anbieten von LUG im Alltag und Spiel | offene Alltagssituationen |
| Vorteile des Einsatzes von LUG und Grundsätze bei der Anwendung | Stärkung des eigenen Verhaltens durch Agieren in der Eltern-Kind-Gruppe | Begleitung der eigenen Sprache durch LUG | Einsatz von LUG beim Singen und bei Fingerspielen |
| Kennenlernen verschiedener Gebärdensammlungen | Stärkung der Eigenwahrnehmung durch Videoanalyse | Erweiterung der kindlichen Kommunikationssignale durch LUG | Einsatz von LUG bei der Buchbetrachtung |
| Auswahl erster Gebärden | Anpassen des Sprach-und Gebärdenangebots an die Fähigkeiten des Kindes | | Videosupervision |
| Erlernen von 36 Gebärden | | | |

Auch KUGEL liegt das Rahmenkonzept der Pragmatischen Elternpartizipation (PEP) von Ritterfeld (Ritterfeld, 1999) zugrunde. Die Eltern werden darin gestärkt, die intuitiven Sprachlehrstrategien im Dialog mit ihrem Kind einzusetzen. Über die Reflexion alltäglicher Interaktions- und Kommunikationssituationen erfahren die Eltern, wie sie den Dialog mit ihrem Kind auch durch den Einsatz von LUG intensivieren können. Dabei wird darauf geachtet, die individuellen Veränderungspotenziale der Eltern zu nutzen.

## 2.5.1 KUGEL im Gesamtkontext

KUGEL (➤ Tab. 2.3) sind eine ausführliche Diagnostik zur Überprüfung kommunikativer und sprachlicher Fähigkeiten des Kindes und eine Beobachtung der Eltern-Kind-Interaktion vorangestellt. Ein intensives Gespräch mit den Eltern über die Ergebnisse der Diagnostik und die sich daraus ergebenden Handlungsmöglichkeiten schließt sich an. Sind sich Eltern und Fachkräfte einig, dass ein gezieltes Gebärdenangebot zur Verbesserung der Interaktion zwischen Eltern und Kind sinnvoll ist, erfolgt ein Aufklärungsgespräch über den inhaltlichen Ablauf und die Rahmenbedingungen von KUGEL.

Die Eltern nehmen am gesamten KUGEL-Eltern-Kind-Gruppenprogramm teil, das sich über einen Zeitraum von mehreren Monaten erstreckt.

Bei Bedarf melden sich die Eltern zu einem Kontrolltermin mit einer erneuten Diagnostik etwa 4 bis 6 Monate nach Beendigung von KUGEL an. Dabei kann auch die weitere Förder- und Therapieplanung thematisiert werden.

## 2.5.2 Diagnostik im Vorfeld von KUGEL

### Testverfahren

Im Vorfeld von KUGEL ist neben der Diagnostik der kommunikativen und sprachlichen Fähigkeiten des Kindes auch die Einschätzung des allgemeinen Entwicklungsstandes empfehlenswert. Da es sich bei der Zielgruppe des Programms um Eltern von Kindern mit einer globalen Entwicklungsstörung handelt, werden die Familien meist bereits in einem Sozialpädiatrischen Zentrum (SPZ), einer Klinik oder einer Frühförderstelle betreut. Dort sollte eine ausführliche Diagnostik sowohl der allgemeinen Entwicklung und Motorik, als auch der Sprache und Kommunikation erfolgt sein. Diese Vorbefunde können von

**Tab. 2.3** KUGEL im Gesamtkontext

| (Teil-)standardisierte Voruntersuchung | Vorgespräch | Teilnahme an KUGEL | Nachuntersuchung (optional) |
|---|---|---|---|
| Anamnese | Rückmeldung über Ergebnisse der Voruntersuchung | fünf Elterngruppensitzungen | Zwischenanamnese |
| • Elternfragebögen<br>• Sprachentwicklungsdiagnostik | Informationen zum Ablauf von KUGEL | eine Eltern-Kind-Gruppensitzung | • Elternfragebögen<br>• Sprachentwicklungsdiagnostik |
| Interaktionsdiagnostik:<br>• Verhalten des Kindes<br>• Verhalten der Bezugspersonen | Aufklärung über Rahmenbedingungen und Ziele des Elterntrainings | eine Individualschulung für jede Familie | Interaktionsdiagnostik:<br>• Verhalten des Kindes<br>• Verhalten der Bezugspersonen |
| Einsatz von Gesten und Gebärden beim Kind | | | Gebärdeneinsatz der Eltern/des Kindes |
| | | | weitere Förder- und Behandlungsplanung |

den Eltern zur Verfügung gestellt, müssen aber evtl. durch eine ausführlichere Sprachdiagnostik ergänzt werden.

Der Einhaltung optimaler Rahmenbedingungen kommt bei der Durchführung einer Frühdiagnostik besondere Bedeutung zu. Neben einer räumlich angenehmen Atmosphäre ist auf eine freundliche, zugewandte Art gegenüber den Eltern und dem Kind zu achten. Den Kindern sollte Zeit zum „Ankommen“ gewährt werden, in der erste Beobachtungen der spontanen Kommunikation zwischen Eltern und Kind und des Gesten- oder Gebärdengebrauchs möglich sind. Durch eine vorherige Information der Eltern über den Ablauf der Untersuchung und die Aufforderung, eine möglichst passive Rolle bei der Durchführung der Diagnostik einzunehmen, kann vermieden werden, dass die Bezugspersonen das Kind verbessern, übertrieben motivieren oder Testaufgaben umformulieren (Buschmann & Sachse, 2017).

Die Sprachdiagnostik bei jungen Kindern mit einer globalen Entwicklungsstörung ist oft eine schwierige Aufgabe. Die Testsituation muss einerseits motivierend gestaltet sein, darf andererseits nicht zu viel Ablenkung bieten. Durch die oft eingeschränkte Konzentrationsspanne der Kinder liefert die Diagnostik nur unvollständige Daten. Zudem gibt es für diese Zielgruppe keine normierten Testverfahren, da sprachliche Fähigkeiten bei Kindern mit globalen Entwicklungsstörungen häufig nicht mit dem Alter korrelieren (Aktas, 2012). Die Einschätzung der kommunikativ-sprachlichen Kompetenz des Kindes erfordert deshalb eine besondere Expertise der diagnostizierenden Person und kann aus der Anwendung standardisierter und informeller Verfahren erfolgen.

Aktas (2004, 2012) beschreibt detailliert, wie bei Kindern mit geistiger Behinderung aus verschiedenen diagnostischen Puzzleteilen ein differenziertes Gesamtbild zusammengesetzt werden kann. Auch eine normorientierte Einschätzung der sprachlichen Fähigkeiten sei möglich, wenn nicht die Altersgruppe sondern der Testwert des Kindes als Ausgangspunkt der Auswertung genutzt werde. Der Testwert könne Auskunft über den Altersbereich geben, indem er im Fall einer ungestörten Entwicklung erreicht worden wäre. So lasse sich das sprachliche Entwicklungsalter des Kindes bestimmen. Ausgehend von den Ergebnissen des SETK-2 (Grimm, 2016) fächert Aktas (2004) ein differenziertes diagnostisches Vorgehen auf, das von der Auswertung von Elternfragebögen bis zur Durchführung von Sprachtests reicht und eine detaillierte Einschätzung der rezeptiven und expressiven Sprache ermöglicht.

Standardisierte Verfahren zur Sprachdiagnostik bieten den Vorteil der Vergleichbarkeit der Ergebnisse, auch vor und nach der Teilnahme an KUGEL. Bei jungen Kindern mit Entwicklungsstörungen kommen meist Elternfragebögen, Objekt- oder Bildauswahlverfahren zum Einsatz.

Die Beurteilung des Wortschatzes durch die Eltern ist laut Suchodoletz (2015) besonders zu

Beginn der Wortschatzentwicklung sehr treffsicher, zumindest solange der Wortschatz weniger als 100 Wörter umfasst. Somit ist der Einsatz dieser Verfahren besonders bei der Zielgruppe von KUGEL gut geeignet.

➤ Tab. 2.4 zählt Verfahren auf, die sich in der Praxis der Autor*innen als besonders geeignet erwiesen haben.

**Tab. 2.4** Überprüfung der kommunikativen und sprachlichen Fähigkeiten

| Diagnostikverfahren | Sprachliche Bereiche |
|---|---|
| **Anamnesebögen** | |
| u. a. Aktas, 2012 | • allgemeine Angaben zu Kind und Familie<br>• medizinische und psychologische Diagnostik<br>• allgemeine und sprachliche Entwicklung<br>• Fördermaßnahmen |
| **Elterninterview** | |
| Pragmatisches Profil (Dohmen, Dewart & Summers, 2009) | kommunikative und pragmatische Fähigkeiten |
| **Elternfragebögen** | |
| • ELFRA (Grimm et al, 2019)<br>• ELAN-R (Bockmann & Kiese-Himmel, 2012)<br>• SBE-2-KT (Suchodoletz &Sachse, 2009), SBE-3-KT (Suchodoletz,Kademann & Tippelt, 2011), fremdsprachige Versionen verfügbar | • vorsprachliche Fähigkeiten (nur ELFRA-1)<br>• rezeptiver und expressiver Wortschatz<br>• Gebärdeneinsatz zusätzlich erfragen |
| **Standardisierte Testverfahren** | |
| SETK-2 (Grimm, 2016) | rezeptive und expressive Sprachfähigkeiten |
| SETK 3-5 (Grimm, 2015) | • rezeptive und expressive Sprachfähigkeiten<br>• auditive Gedächtnisleistungen |
| PDSS (Kauschke & Siegmüller, 2009) | • rezeptive und expressive Sprachfähigkeiten<br>• Sprachanalysen aus den Bereichen Lexikon/ Semantik, Grammatik, Phonetik |

### Überprüfung des Sprachverstehens mithilfe von Realobjekten

Hachul & Schönauer-Schneider (2019) beschreiben ein Verfahren, das bei 1- und 2-jährigen entwicklungsverzögerten Kindern Anwendung finden kann. Bei diesen Kindern sind aufgrund eingeschränkter Aufmerksamkeit oder Motivation und begrenzter Fähigkeit, zweidimensionales Material zu interpretieren, Bildauswahlverfahren oft schwer durchführbar. Die Autorinnen überprüfen das Sprachverstehen in der Einwortphase mithilfe von „Gebe-Spielen". Alltagsgegenstände und Spielzeuge (mindestens vier, um die Ratewahrscheinlichkeit zu verringern) aus unterschiedlichen semantischen Feldern werden dem Kind gegeben, damit es sie im ersten Schritt explorieren kann. Im nächsten Schritt wird das Kind wie folgt angesprochen: „XY (Name des Kindes), gib mir bitte …!". Hachul & Schönauer-Schneider (2019) weisen darauf hin, dass bei Kindern mit kognitiven Beeinträchtigungen „Gib mir …!" auch durch eine unterstützende Geste begleitet werden kann. Als „verstanden" werden jene Gegenstände gewertet, die das Kind korrekt gibt oder auf die das Kind zumindest schaut. Als gesichert verstanden werten sie die Gegenstände, auf die das Kind dreimal in unterschiedlichen Kontexten (z. B. einige Minuten später) weist.

Auch kindliche Reaktionen auf spontan gestellte Fragen und Aufforderungen der Eltern oder der Diagnostiker*in sollten protokolliert werden. Zeigt oder schaut das Kind in die Richtung seines Vaters, wenn man es danach fragt, kann es nach Aufforderung schon Körperteile oder Gegenstände im Raum zeigen, ergeben sich daraus Hinweise auf das Verstehen erster Wörter. Werden bereits Funktionsfragen durch Zeigen oder Hinschauen beantwortet oder einfache Aufträge mit Gegenständen korrekt ausagiert, können Rückschlüsse auf das Verstehen von Verben oder einfachen Sätzen gezogen werden.

### Interaktionsdiagnostik

Aktas (2012) beschreibt, dass das Kind in die Sprache hineinwächst, wenn die Umwelt ihm ein optimales Angebot gibt und es das Angebot positiv nutzen kann. Dieses Lehr-Lern-System (Grimm 2012) könne jedoch aus dem Gleichgewicht geraten, wenn beim

Kind die Lernvoraussetzungen (z. B. durch eine geistige Behinderung) beeinträchtigt sind. Die Eltern werden in ihrem intuitiven Verhalten ihrem Kind gegenüber verunsichert.

Die Beobachtung einer kurzen Spielsituation liefert zusätzlich zur Überprüfung des kindlichen Sprachstands wichtige Informationen sowohl über das nonverbale und verbale Kommunikationsverhalten des Kindes als auch über das elterliche Verhalten.

### Verhalten des Kindes

Der Einschätzung des kindlichen Erwerbs von kommunikativen Basisfähigkeiten kommt eine besondere Bedeutung zu (Möller & Spreen-Rauscher, 2009).

Im Folgenden werden im Überblick einige wichtige Beobachtungsparameter genannt, die von Aktas (2012) detailliert beschrieben werden:

- **selektive Aufmerksamkeit:**
  Das Kind unterscheidet zwischen relevanten Informationen und irrelevanten Umgebungsreizen. Es kann z. B. beim Spiel seine Aufmerksamkeit auf die Situation mit seiner Mutter bündeln und lässt sich nicht von Geräuschen aus dem Nebenraum ablenken.
- **Blicksteuerung:**
  Schon bei Neugeborenen lässt sich die Präferenz für Gesichter beobachten. Das Baby sucht gezielt nach dem Augenkontakt zu Vater oder Mutter. Kann das Kind seinen Blick steuern, der Blickrichtung bzw. der Zeigegeste des Gesprächspartners folgen oder den Blick zwischen Objekt und Person pendeln lassen, erleichtert dieses die Bedeutungszuordnung zwischen Wort und Objekt.
- **Imitationsfähigkeit:**
  Nachahmung ist eine grundsätzliche Fähigkeit, die schon bei Babys im Alter von 6 Wochen beobachtet werden kann (Meltzoff & Moore, 1994). Dazu sind sowohl eine selektive Aufmerksamkeit auf das Gegenüber, als auch kognitive Prozesse wie Repräsentation und Gedächtnis notwendig. Das Kind muss seine motorischen Fähigkeiten einsetzen und motiviert sein, die Bewegungen der Bezugsperson nachzuahmen. Gelingt das Imitieren einfacher Handlungen wie das Schlagen der Trommel, in die Hände klatschen oder die Seifenblasen mit dem Finger platzen lassen, wird auch die Imitation von Gebärden leichter möglich sein.
- **Aufbau mentaler Repräsentationen und Symbolverständnis:**
  Um sprachliche (Wörter) oder nicht-sprachliche (Gebärden-)Symbole einsetzen zu können, braucht das Kind eine mentale Repräsentation (inneres Vorstellungsbild) eines Gegenstandes, einer Person oder eines Ereignisses. Hat es diese Fähigkeit erworben, weiß es, dass ein Objekt noch existiert, auch wenn es nicht mehr in seinem Blickfeld ist. Schon bei sehr jungen Kindern im ersten Lebenshalbjahr lässt sich dieses Phänomen beobachten. Das Kind hat ein inneres Vorstellungsbild (mentale Repräsentation) des Gegenstandes, der z. B. hinter dem Rücken der Mutter verschwunden ist und sucht danach. Der Entwicklungspsychologe Piaget hat hierzu den Begriff Objektpermanenz definiert (➤ Kap. 1.3.4). Entwicklungsverzögerte Kinder erreichen die Stufe der Objektpermanenz verspätet (Aktas, 2012).
  Als weiterer Indikator der erworbenen mentalen Repräsentation einer Handlung oder eines Gegenstandes sowie eines vorhandenen Symbolverständnisses können „So-tun-als-ob-Spiele" gewertet werden. Das Kind tut so, als ob es eine Puppe mit dem Löffel füttert oder es nutzt einen Bauklotz als „Telefon".
- **joint attention:**
  Das wichtige Konzept der gemeinsamen bzw. geteilten Aufmerksamkeit wird von Zollinger (2015) auch Triangulierung genannt. Die Bezugsperson und das Kind fokussieren ihre Aufmerksamkeit auf das gleiche Objekt, auf das „Thema" ihres Spiels. Die gemeinsam geteilte Aufmerksamkeit zeigt das Kind oft über einen pendelnden Blick (referenzieller Blickkontakt) zwischen Objekt und Spielpartner an. Kinder, die Schwierigkeiten beim Herstellen und Halten einer gemeinsamen Aufmerksamkeit haben, zeigen nach Doil (2002) oft auch einen verspäteten Erwerb von Gestik und Sprache.
- **Intentionalität:**
  Beobachtet wird, ob das Kind in der Interaktion eine kommunikative Absicht (Intentionalität), d. h. eine klare Erwartung an das Verhalten des Gesprächspartners hat (➤ Kap. 1.3.4). Versucht es, das Verhalten des Gesprächspartners durch Laute, Blickkontakt, Bewegungen

zu beeinflussen, z. B. den Vater zum Spielen zu „verleiten", wird eine wichtige Antriebsfeder für den Spracherwerb sichtbar. Das Kind verfolgt durch seine Handlungen eine kommunikative Absicht.

- **turn-taking:**
  Schon wenige Monate alte Babys erlernen durch tägliche Interaktionsrituale wie „Guck-guck-Spiele" oder das Hin- und Herreichen von Gegenständen das Konzept des abwechselnden Handelns. Sie beobachten ihren Spielpartner, achten darauf, wann sie an der Reihe sind und werden dann selbst aktiv. Häufig kommt ein abwechselndes Lautieren dazu und die Grundregeln des Sprecherwechsels im Dialog werden erprobt und gefestigt.
- **Gesteneinsatz:**
  Setzt das Kind in der Interaktion oder auch beim Singen von Liedern bereits Gesten ein, ist die Prognose für einen erfolgreichen Aufbau von LUG besonders positiv. Die unterschiedlichen Typen von Gesten sind in ➤ Kap. 1.2.2 und ➤ Kap. 1.2.3 beschrieben. Zur Verabschiedung kann die Untersucher*in versuchen, die Winkegeste zu evozieren.
- **rezeptive Sprache:**
  Können eindeutige Beobachtungen zum Sprachverstehen des Kindes (z. B. bei Fragen oder Aufforderungen der Eltern ohne hinweisende Gestik) gemacht werden, sind dies wertvolle Informationen zur Ergänzung der (teil-)standardisierten Sprachdiagnostik.
- **expressive Sprache:**
  In der Interaktionssituation zwischen Kind und Eltern kann der spontane Gebrauch von Lauten, Lautmalereien, Wörtern und Mehrwortäußerungen beobachtet werden. Notiert werden sollte, ob Laute bereits kommunikativ eingesetzt werden und z. B. den Blickkontakt oder Gesteneinsatz begleiten. Außerdem wird festgehalten, ob das Kind versucht, Lautmalereien oder auch Wörter zu imitieren oder diese eigeninitiativ einsetzt. Mehrwortäußerungen werden wahrscheinlich bei der Zielgruppe von KUGEL selten auftreten.

Um Beobachtungen zu obigen Parametern machen zu können, liegen einige Spielzeuge wie Seifenblasen, Ball, Stifte, einfaches Bilderbuch, Puppenhaus, Bauklötze, Kochgeschirr, Puppen, Autos, Eisenbahn, Bürste, Behälter und Tiere bereit. Unter den Spielsachen befinden sich auch einige defekte Spielzeuge (Zollinger, 2015).

### Verhalten der Bezugsperson:

Das Kind lernt Sprache nur durch kommunikativen Austausch mit den wichtigsten Personen seiner Umwelt. Seine Eltern ermöglichen ihm sprachliches Lernen, indem sie sozial-kommunikative Situationen schaffen und in den Dialog gehen. Das Kind erfährt durch die Reaktion des Erwachsenen, dass es selbst kommunikativ etwas bewirken kann (Aktas, 2012).

Bei der Beobachtung des elterlichen Verhaltens muss berücksichtigt werden, dass die Eltern in der diagnostischen Situation oft angespannt sind und sich u. U. ihrem Kind gegenüber anders verhalten, als sie es in einer unbeobachteten Situation tun würden.

- **Responsivität:**
  Auf elterlicher Seite kommt der Responsivität (prompte und inhaltlich passende Reaktion der Bezugsperson auf ein Kommunikationssignal des Kindes; Papousek, 2008) eine besondere Bedeutung zu (➤ Kap. 1.1.1). Beobachtet wird, ob und wie die Eltern in der Lage sind, auf die wechselnden Bedürfnisse der vorsprachlichen Kommunikation zu reagieren und sich in ihrem Verhalten an die Entwicklung des Kindes anzupassen.
  Nehmen Eltern die Kommunikationssignale ihres Kindes wahr und versuchen sie die Hinweise des Kindes zu deuten, wird das Kind in seinem Kommunikationswunsch bestärkt.

Den Eltern global entwicklungsgestörter Kinder wird beim Wahrnehmen der kindlichen Signale viel abverlangt, weil die Kommunikationshinweise oft nur angedeutet und nicht eindeutig sind oder das Kind verzögert reagiert. Das Signal kann ein Blick, eine Geste oder eine unspezifische Lautäußerung sein (Aktas, 2012).

Kinder mit Down-Syndrom werden von Wilken (2019) als ruhige, eher passive Säuglinge beschrieben, die beobachten, aber selbst weniger Signale aussenden.

- **sprachförderliche Grundhaltung:**
  Im günstigsten Fall lässt sich in der kurzen diagnostischen Spielsituation beobachten, dass die Eltern ihr sprachliches Verhalten schon auf die Bedürfnisse und den Entwicklungsstand

ihres Kindes eingestellt haben. Wenden Eltern Elemente des *Babytalk* (verstärkende prosodische Merkmale, einfacher Wortschatz, kurze, einfache Sätze, viele Wiederholungen) an und setzen gleichzeitig viel Gestik und Mimik ein, können die Eltern im folgenden Auswertungsgespräch in ihrem Verhalten bestärkt werden. Besonderes Augenmerk sollte in der Diagnostik auf den Phasen der gemeinsam geteilten Aufmerksamkeit liegen.

### 2.5.3 Vorgespräch

Im Anschluss an die Differenzialdiagnostik oder bei einem gesonderten Termin findet ein Einzelgespräch mit den Eltern statt. Die Diagnostikergebnisse werden den Eltern ausführlich erläutert und mit den alltäglichen Erfahrungen der Eltern abgeglichen. Für die weitere Kooperation ist es wichtig, mit den Eltern zu einer gemeinsamen Einschätzung der nicht-sprachlichen und kommunikativen Fähigkeiten zu kommen. Wie empfinden die Eltern die Interaktion und Kommunikation mit ihrem Kind? Gibt es kommunikative Misserfolge? In welchen Situationen gelingt die Interaktion mit ihrem Kind bereits gut? Haben die Eltern den Wunsch, die Interaktion und Kommunikation mit ihrem Kind zu verändern?

Sollte sich aus den Ergebnissen der Diagnostik und dem Gespräch mit den Eltern die Empfehlung zur Teilnahme an KUGEL ergeben, wird den Eltern diese Option vorgeschlagen.

Oft äußern die Eltern Bedenken gegenüber dem Einsatz von Gebärden in der Kommunikation mit ihrem Kind. Sie befürchten, dass ein Gebärdenangebot die Entwicklung der expressiven Sprache behindern könnte. Es ist überaus wichtig, diese Bedenken ernst zu nehmen und die Sinnhaftigkeit eines Gebärdenangebots genau zu erläutern, um die Eltern zu einer kontinuierlichen Teilnahme an KUGEL zu motivieren.

Die Eltern werden anschließend über die Ziele, den zeitlichen Rahmen und die Bausteine des Eltern-Kind-Programms informiert. Im Vorgespräch muss deutlich werden, dass die Schwerpunkte von KUGEL auf der Anwendung von Gebärden im Alltag und der Verbesserung der Kommunikation liegen. Der Aufbau eines elterlichen Gebärdenwortschatzes ist ein weiterer wichtiger Teilaspekt von KUGEL. Die Eltern können Fragen zur Zusammensetzung der Elterngruppe und den zu erwartenden Kosten stellen.

Familien mit deutlich entwicklungsverzögerten Kindern sind oft durch viele Arztbesuche, regelmäßig stattfindende Therapien und v. a. die Ungewissheit bezüglich der weiteren Entwicklung ihrer Kinder stark belastet. Im Vorgespräch sollte deshalb feinfühlig über die häusliche Belastungssituation mit den Eltern gesprochen werden. Dabei ist zu klären, ob es den Eltern momentan tatsächlich möglich ist, an KUGEL regelmäßig teilzunehmen. Keinesfalls sollten sich die Eltern aus „schlechtem Gewissen“ zu einer Teilnahme entscheiden oder „überredet“ werden, denn das führt häufig zum Abbruch des Kurses. Vielleicht ist manchen Eltern die erfolgreiche Teilnahme an KUGEL zu einem späteren Zeitpunkt leichter möglich oder die Anleitung zum LUG-Einsatz im Einzelsetting besser realisierbar (➤ Kap. 1.3.6).

Folgende Punkte können im Vorgespräch angesprochen werden:

- formale Struktur des gesamten Eltern-Kind-Gruppenprogramms
- formale Struktur der einzelnen Sitzungen
- inhaltliche Struktur des Eltern-Kind-Gruppenprogramms
- methodisches Vorgehen (Gruppen- und Kleingruppenarbeit, Videopräsentation, Rollenspiele, Durchführung von Hausaufgaben, Übertragungsarbeit in der Eltern-Kind-Gruppensitzung, Videoaufnahme zu Hause, Individualberatung)
- Motivation und Ressourcen der Eltern (regelmäßige, aktive Teilnahme eines oder beider Elternteile)

### 2.5.4 Durchführung von KUGEL

Die sieben Sitzungen des KUGEL-Eltern-Kind-Programms (➤ Tab. 2.5) erstrecken sich über ca. 3 Monate. Die Elternsitzungen beanspruchen 145 Minuten inkl. einer Pause von 10 Minuten. Für die Einzelschulung und das Eltern-Kind-Gruppentreffen sollten 60 bis 70 Minuten veranschlagt werden. Eine detaillierte Übersicht über die Inhalte der einzelnen Sitzungen und die eingesetzten Methoden finden Sie in ➤ Kap. 4 und ➤ Tab. 4.1.

**Tab. 2.5** Übersicht über die Themen der einzelnen Sitzungen

| Sitzung | Inhaltliche Schwerpunkte |
|---|---|
| Sitzung 1<br>Elterngruppensitzung | • sprachförderliche Grundhaltung<br>• Voraussetzungen für den Dialog |
| Sitzung 2<br>Elterngruppensitzung | • Vorteile von LUG<br>• erste individuelle Gebärden<br>• Begriffsklärung Gesten, DGS, LBG, LUG |
| Sitzung 3<br>Elterngruppensitzung | • Dokumentation der Gebärden<br>• Grundprinzipien bei der Gebärdenanwendung<br>• Einsatz von Gebärden bei Bewegungsliedern |
| Sitzung 4<br>Eltern-Kind-Gruppentreffen | • gemeinsame Anwendung der Gebärden beim Singen, Essen und Spielen |
| Sitzung 5<br>Elterngruppensitzung | • das gemeinsame Anschauen von Bilderbüchern<br>• Einbeziehen des Umfelds |
| Sitzung 6<br>Einzelschulung mit Eltern und Kind | • videobasierte Einzelberatung |
| Sitzung 7<br>Elterngruppensitzung | • Gebärdeneinsatz im Spiel und im Alltag<br>• Bearbeitung eigener Videosequenzen |

## 2.6 Methodisch-didaktische Umsetzung

Die Trainingsinhalte werden unter aktiver Mitarbeit der Eltern multimedial und interaktiv vermittelt. Die elterlichen Kompetenzen und Erfahrungen fließen stets ein und Fragen, die sich in der Elterngruppe entwickeln, werden berücksichtigt. Der Austausch der Eltern untereinander wird gefördert und moderiert.

Folgende Methoden der Erwachsenenbildung kommen zum Einsatz:

- Präsentation von Inhalten durch die Trainingsleiter*in
- Videoillustration
- gemeinsames Erarbeiten in der Großgruppe
- Arbeit in Kleingruppen
- Veranschaulichung am Flipchart
- Lernen am Modell der Trainingsleiter*in
- Rollenspiele/Ausprobieren in Kleingruppen
- Bearbeiten von Arbeitsblättern
- Videosupervision
- Umsetzung der Lerninhalte in konkreten Situationen mit dem Kind
- häusliche Beobachtungs- und Umsetzungsaufgaben
- Gebärdenlernen mithilfe der „KUGEL-Gebärdengeschichte", verschiedener Anwendungsübungen und Liedern

### 2.6.1 Durchführung von Rollenspielen, Hausaufgaben

Die Bedeutung von Rollenspielen und häuslichen Aufgaben wird im HET Late Talkers (Buschmann, 2017) ausführlich beschrieben.

### 2.6.2 Videosupervision

Am Ende der dritten Sitzung werden die Eltern gebeten, in den folgenden Wochen eine kurze Videoaufnahme in der vertrauten häuslichen Umgebung zu erstellen. Sie sollen eine Interaktionssituation mit ihrem Kind (Alltags-, Spiel-, Bilderbuch- oder Singsituation) festhalten, in der es ihnen möglichst schon gelungen ist, auf die sprachförderliche Grundhaltung, ein passendes Sprachangebot und den Einsatz der Gebärden zu achten. Dieses Video wird in der Einzelsitzung (Sitzung 6) mit dem Fokus auf die positiven Aspekte analysiert, um die Eltern in ihrem Verhalten zu bestärken und möglicherweise Veränderungsideen zu erarbeiten. Die Eltern werden motiviert, die bereits analysierten Aufnahmen oder neu erstellte Videos den anderen Teilnehmenden in der letzten Gruppensitzung (Sitzung 7) zu zeigen.

**Die Durchführung der Videoanalyse in der Einzelschulung erfüllt folgende Funktion:**

- vertiefende Reflexion des eigenen Interaktionsverhaltens
- Beobachtung des kindlichen Kommunikationsverhaltens

- Rückmeldung der Trainingsleiter*in über die bereits passend umgesetzten sprach- und gebärdenförderlichen Strategien
- Rückmeldung der Trainingsleiter*in über die Auswahl, die Ausführung und Frequenz der eingesetzten Gebärden
- Bestärkung der Eltern in ihren Bemühungen zum Einsatz von Gebärden (positives Feedback, Empowerment)
- Lernen am Modell der Trainingsleiter*in
- weitere Optimierung des Gebärdeneinsatzes in der Interaktion mit dem Kind
- Abstimmung mit den Eltern über mögliche Erweiterung des Gebärdenangebots

**Bei der Verwendung der Videosequenzen in der letzten Gruppensitzung können folgende zusätzliche Ziele umgesetzt werden:**

- Lernen am Modell anderer Eltern
- Rückmeldung anderer Teilnehmender zu Aspekten der sprachförderlichen Grundhaltung
- Bestärkung und Ermutigung durch andere Teilnehmende bezüglich des bereits passend umgesetzten Sprachangebots und der eingesetzten Gebärden
- Weitergabe von Ideen zum adäquaten Spielangebot, zu interessanten Bilderbüchern und neuen Bewegungsliedern durch die Eltern

Sowohl bei der Videosupervision in der Einzelschulung als auch in der letzten Elterngruppensitzung ist es wichtig, die Reihenfolge der Rückmeldungen an die Eltern einzuhalten. Das Elternteil, welches das Video mitgebracht hat, gibt zuerst eine Einschätzung anhand festgelegter Kriterien. Danach erfolgt eine Einschätzung durch die anderen Eltern bzw. die Trainingsleiter*in. Der Fokus wird auf die positiven Aspekte und den schon gelungenen Einsatz von Gebärden gelenkt und dieser mit konkreten Beispielen aus dem Video belegt. Abschließend fasst die Trainingsleiter*in zusammen, beschreibt sprach- und gebärdenförderliche Verhaltensweisen der Eltern und formuliert ggf. ein bis zwei Punkte, die das Elternteil noch verändern könnte. Gemeinsam wird überlegt, ob die Erweiterung des Gebärdenwortschatzes zum aktuellen Zeitpunkt schon sinnvoll ist und welche weiteren Gebärden für das Kind interessant sind.

**HINWEIS**

Das Erstellen des Videos im **häuslichen Rahmen** vor der Einzelschulung hat sich aus folgenden Gründen als besonders hilfreich erwiesen:

- die aufgenommenen Situationen sind alltagsnah und aussagekräftig
- die Eltern werden zur Umsetzung der Kursinhalte im häuslichen Rahmen motiviert
- die Eigeninitiative der Eltern wird gestärkt
- die Eltern können mehrere Situationen aufnehmen und die passende aussuchen
- beide Elternteile können eine Sequenz aufnehmen und zur Einzelschulung oder zur letzten Sitzung mitbringen
- die Schwierigkeit einer möglicherweise ungenügenden Kooperation des Kindes in der Einzelschulung wird umgangen
- die Arbeit an den Inhalten kann in der Einzelsitzung effizienter erfolgen, da kein Video aufgezeichnet werden muss

### 2.6.3 Grundregeln für Kursleiter*innen

Die Leitung des KUGEL-Programms setzt die bereits abgeschlossene Ausbildung zur HET Trainer*in (Buschmann, 2017) voraus. Die Grundregeln für die Trainingsleiter*in sowie der Umgang mit schwierigen Teilnehmern sind bei Buschmann (Buschmann 2017, S. 35 ff.) nachzulesen und gelten bei KUGEL in gleichem Maße.

Eine wertschätzende Grundeinstellung gegenüber den Eltern bildet die Basis für eine vertrauensvolle Zusammenarbeit. Nehmen Sie deshalb die Kommentare der Eltern stets ernst, respektieren Sie ihre Meinung und Einschätzung und motivieren Sie die Eltern, Fragen zu stellen und Anmerkungen einzubringen. Berücksichtigen Sie, dass die Eltern die Experten für ihr eigenes Kind sind.

### 2.6.4 Eltern-Kind-Gruppensitzung

Schon bei der Vorstellungsrunde in der ersten Sitzung zeigt sich oft das hohe Interesse der Eltern am Kennenlernen der Kinder aller teilnehmenden Familien. Diesem Wunsch wird durch das Eltern-Kind-Gruppentreffen Rechnung getragen. Durch das gemeinsame Erleben in dieser Sitzung nehmen der Zusammenhalt der Gruppe und die Offenheit der Teilnehmenden untereinander zu. Die Eltern erleben sich und ihre Kinder als Teil der Gruppe, das Verständnis füreinander wächst. Die Teilnehmenden bestärken sich gegenseitig im Umgang mit ihren Kindern, und die Motivation zum Einsatz der Gebärden in der Kommunikation nimmt zu. Sie sehen die Verhaltensweisen der sprachförderlichen Grundhaltung und des passenden Sprachangebots am Modell der Kursleiter*in und anderer Eltern im Dialog mit ihren Kindern.

Es besteht die Möglichkeit, zu diesem Treffen auch Elternteile oder andere wichtige Bezugspersonen mitzubringen, die sonst nicht an den Sitzungen teilnehmen können. Dies kann für den Transfer der KUGEL-Inhalte in den Alltag von besonderer Bedeutung sein.

**HINWEIS**

**Vorteile der Eltern-Kind-Gruppensitzung**

- Einbindung des Elternteils, das an den anderen Elternsitzungen nicht teilnimmt
- Einbindung anderer wichtiger Bezugspersonen (Großeltern, Geschwister)
- Lernen am Modell anderer Eltern im Dialog mit ihrem Kind
- Lernen am Modell der Kursleiter*in im Dialog mit dem Kind
- Weitergabe von „Tipps" zur Einführung neuer Gebärden an andere Teilnehmende
- Motivation durch die Bestärkung von anderen Eltern
- Motivation durch das Erleben einer gelungenen Kommunikation mit LUG in einer Alltags- und Spielsituation
- Förderung der Transfermöglichkeiten durch eine gemeinsam praktizierte Alltagssituation (Picknick)
- Verbesserung des Verständnisses der Eltern untereinander
- niedrigschwellige Möglichkeit zur Festigung persönlicher Kontakte zu anderen betroffenen Eltern
- Möglichkeit zur Beobachtung des eigenen Kindes in Interaktion mit anderen Kindern, Eltern und der Kursleiter*in

Manchmal erleben die Eltern ihr Kind in dieser Gruppe global entwicklungsgestörter Kinder erstmalig als ganz unauffälliges Mitglied einer Spielgruppe und nicht als „besonderes" Kind. Das wird von Eltern oft als entlastend empfunden und ermöglicht ihnen einen anderen Blick auf ihr Kind.

## 2.6.5 Gebärdenlernen

### KUGEL-Gebärdengeschichte

Die Eltern nehmen an KUGEL einerseits mit der Erwartung teil, möglichst viele Gebärden erlernen zu wollen. Andererseits formulieren viele Eltern im Vorgespräch auch die Befürchtung, mit dem Erlernen „der Gebärdensprache" überfordert zu sein oder sich Gebärden nicht merken zu können. Der kleinschrittige Aufbau eines 36 Gebärden umfassenden Wortschatzes soll den Eltern die Berührungs- und Überforderungsängste gegenüber dem Gebärdeneinsatz nehmen. Gleichzeitig wird ein aktiver Gebärdenwortschatz aufgebaut, aus dem die Eltern oft erste, für ihr Kind wichtige Gebärden, auswählen können.

Am Ende jeder Sitzung werden sechs neue Gebärden im Rahmen einer kleinen Geschichte eingeführt. Beim Vorlesen der Geschichte benutzt die Kursleiter*in hochfrequent LUG für die von den Teilnehmenden zu erlernenden Begriffe. Die Eltern erhalten pro Sitzung jeweils ein „Gebärdenblatt" mit den sechs neuen Gebärden der Sitzung und werden aufgefordert, die Geschichte mit den neuen und den schon gelernten Gebärden zu begleiten. Jede*r Teilnehmende führt so in jeder Sitzung neu erlernte Gebärden mehrmals aus, wiederholt schon Erlerntes und erlangt auf diese Weise mehr Sicherheit bei der Ausführung der Gebärden. Das Modell der Kursleiter*in ermöglicht den Eltern eine Selbstkorrektur, falls sie die Gebärden ungenau oder zu schnell ausgeführt haben. Die motorischen Muster der Gebärden prägen sich durch wiederholtes Ausführen intensiv ein. Die kindgerechte Geschichte über „Bär Bruno" ermöglicht den Eltern das Erlernen der Gebärden mit Spaß in einem sinnvollen und motivierenden Kontext. Das abschnittsweise Vorlesen der Fortsetzungsgeschichte erhält die Spannung und weckt bei den Teilnehmenden das Interesse für neue Gebärden.

Das Vorlesen der Gebärdengeschichte ist ein methodisch-didaktisches Vorgehen für die Erwachsenen. Die Gebärden werden hochfrequent angeboten. Es kommen mehrere Gebärden im Satz vor oder es werden Komposita aus zwei Gebärden gebildet („Hasen-Bau"). Gegenüber den Eltern muss betont werden, dass ihre Kinder Gebärden anders lernen (z. B. im gemeinsamen Spiel oder im Alltag). Die Gebärden der Geschichte bilden einen begrenzten Gebärdenwortschatz ab, aus dem Eltern die für ihr Kind passenden Gebärden auswählen können.

### Auswahl der Gebärden für die Gebärdengeschichte

Die Gebärden der Geschichte wurden auf der Grundlage von Erkenntnissen über die physiologische Sprachentwicklung und die Wortschatzentwicklung bei Kindern mit Down-Syndrom ausgewählt (Sarimski, 2013). Es wurden Wörter aus dem Kern- und Randvokabular ausgesucht. Außerdem flossen Elternaussagen über Lieblingsspielzeuge, -beschäftigungen und -tiere ihrer Kinder in die Überlegungen zur Gebärdenauswahl ein.

#### Wortschatzentwicklung im ungestörten Spracherwerb

Bei altersentsprechend verlaufendem Spracherwerb wird das erste Wortverstehen mit etwa 8 bis 10 Monaten angenommen. Nach Kauschke (2000) umfasst der passive Wortschatz eines Kindes bereits etwa 200 Wörter im Alter von 16 Monaten und 400 Wörter im Alter von 18 Monaten. Die Entwicklung des produktiven Wortschatzes setzt gegen Ende des ersten Lebensjahres mit Vorläuferformen, sog. „Protowörtern" ein. Mit etwa 13 Monaten bildet das Kind erste „echte" Wörter und erweitert seinen Wortschatz wöchentlich um zwei bis drei Begriffe.

Das frühe Vokabular des Kindes bezieht sich inhaltlich auf seine direkte Umwelt und seine Erlebnisse. Es verwendet Wörter aus einigen typischen semantischen Feldern, z. B. Tiere, Personen, Spielzeug, Körperteile, Kleidung, Lebensmittel und Haushaltsgegenstände (Pomnitz & Rupp, 2013). Zu den frühen Wörtern gehören Wörter mit Silbendopplungen (Mama, Papa), Lautmalereien (brmmm, wau-wau), Interjektionen (o-o), personal-soziale Wörter (hallo, nein) und relationale Wörter (auf, da, ab, weg). Die Nomen bilden dabei i.d.R. den größten Anteil des Lexikons (Motsch, Marks & Ulrich, 2015; Lüke, Gremplewski & Ritterfeld, 2017).

Zwischen dem 14. und 22. Lebensmonat und bei einem aktiven Wortschatz von etwa 50 Wörtern setzt bei vielen Kindern der sog. „Wortschatzspurt" ein (Kauschke, 2015). Der Anteil der Nomen (aus den semantischen Kategorien „Menschen, Tiere, Spielzeug, Kleidungstücke, Nahrungsmittel, Körperteile") wächst deutlich (Szagun, 2013; Lüke, Gremplewski & Ritterfeld, 2017). Linear langsamer nimmt der Anteil der Verben zu, während pragmatisch-soziale Wörter und Lautmalereien abnehmen.

Nach einer Befragung von 91 Müttern 1-jähriger Kinder stellten Grimm & Wilde (1998) folgende Liste der am häufigsten produzierten 15 Wörter zusammen:

„Mama, Papa, nein, Hund, Ball, danke, Baby, Puppe, Auto, bitte, Bär, Kuh, Schaf, Ente, essen" (Grimm, 2012).

Das zweite Lebensjahr ist durch die Zunahme der relationalen und sozialen Wörter und durch die Ausdifferenzierung des Lexikons gekennzeichnet. Nach Pomnitz & Siegmüller (2013) steigt der Anteil der Nomen zwischen dem 12. und 24. Lebensmonat deutlich (von etwa 12 % auf knapp 45 % der verwendeten Wörter). Der Gebrauch von Verben nimmt im zweiten Lebensjahr kontinuierlich zu, bis er mit 24 Monaten etwa 13 % des Wortschatzes ausmacht.

Nachdem im frühen Stadium der Lexikonentwicklung v. a. die Nomen expandieren, erfolgt im dritten Lebensjahr ein linearer Anstieg von Verben. Mit dem dritten Geburtstag umfasst der Wortschatz des Kindes 300 bis 500 Wörter verschiedener Wortarten in einem ausgeglichenen Verhältnis (Kauschke, 2015).

#### Wortschatzentwicklung bei Kindern mit Down-Syndrom

Sarimski (2013) erfasste in der „Heidelberger Down-Syndrom-Studie" vorsprachliche Fähigkeiten, den Wortschatzumfang, die Zusammensetzung des Wortschatzes und den Übergang zu Wortkombinationen von 50 Kindern mit Trisomie 21. Mithilfe des Elternfragebogens FRAKIS-K (Szagun, Stumper & Schramm, 2009) wurden Daten im Alter von 15, 28 und 40 Monaten erhoben.

Im Alter von 15 Monaten konnten nur wenige der untersuchten Kinder einzelne Worte produzieren. Mit 28 Monaten bildeten 20 % der Kinder etwa 10 Begriffe, 10 % schon mindestens 50 Wörter. Im Alter von 40 Monaten waren ⅔ der Kinder in der Lage, mindestens 10 Begriffe zu verwenden, 30 % erreichten die 50-Wörter-Grenze. In der Studie zeigte sich neben einer gravierenden Verzögerung des Wortschatzerwerbs bei Kindern mit Down-Syndrom auch eine erhebliche individuelle Variabilität innerhalb dieser Gruppe (Wagner & Sarimski, 2012).

Wie aus ➤ Tab. 2.6 deutlich wird, wächst der Anteil der Nomen zu Beginn der Wortschatzentwicklung bei Kindern mit Trisomie 21 ähnlich wie in der regelhaften Sprachentwicklung besonders stark, während der Anteil der Verben, Adjektive und kleinen Wörter nur langsam zunimmt. Im Alter von etwa 40 Monaten verwendeten die untersuchten Kinder mit Down-Syndrom etwa 21 von 46 abgefragten Nomen, aber nur etwa acht von 27 abgefragten Verben und drei von zwölf abgefragten Adjektiven.

**Tab. 2.6** Wortschatzumfang (Sarimski, 2013, S. 251)

| | 15 Monate | 28 Monate | 40 Monate |
|---|---|---|---|
| Nomen | 1.72 | 9.42 | 21.60 |
| Verben | .72 | 3.26 | 8.32 |
| Adjektive | .14 | 1.36 | 2.90 |
| kleine Wörter | .22 | .94 | 1.54 |

Sarimski (2013) erstellte aus den Elternangaben eine Liste mit den am häufigsten verwendeten Wörtern im Alter von 15 bis 40 Monaten:

- Nomen: Mama, Papa, Ball, Hase, Oma, Vogel, Buch, Blume, Zahnbürste, Schaf
- Verben: singen, spielen, telefonieren
- Adjektive: müde, heiß
- personal-soziales Wort: nein

Die Anzahl der Nomen überwog zu jedem Testzeitpunkt deutlich.

Zudem wurde erfasst, welche Gebärden (aus Guk 1, Wilken 2005) die Kinder am häufigsten bis zum Alter von 40 Monaten erworben hatten und welche gesprochenen Wörter des gleichen Grundwortschatzes die Kinder am häufigsten aktiv produzierten (Wagner & Sarimski, 2012; ➤ Tab. 2.7).

**Tab. 2.7** Häufigste Gebärden und gesprochene Wörter aus dem Grundwortschatz (Wagner & Sarimski, 2012, S. 188)

| Gebärden | | Gesprochene Wörter | |
|---|---|---|---|
| Begriff | Häufigkeit (%) | Begriff | Häufigkeit (%) |
| trinken | 84 | Papa | 84 |
| schlafen | 83 | Mama | 81 |
| Musik | 81 | da | 81 |
| essen | 81 | Ball | 63 |
| fertig | 77 | aua | 60 |
| Vogel | 75 | Buch | 54 |
| Hase | 74 | Hund | 47 |
| Katze | 73 | heiß | 47 |
| Haus | 71 | Auto | 47 |
| Telefon | 71 | Ei | 47 |

In beiden Listen überwiegen wiederum die Nomen. Im Gegensatz zur Liste der gesprochenen Wörter enthält die Liste der Gebärden drei Verben. In der Studie zeigte sich zudem, dass die Kinder mit Down-Syndrom im Alter zwischen 15 und 40 Monaten deutlich mehr Wörter gebärdet als gesprochen haben.

### Kern- und Randvokabular

Boenisch (2014) unterscheidet in seinen Studien Kern- und Randvokabular. Als Kernvokabular werden die 200 bis 300 Wörter einer Sprache bezeichnet, die jede Sprecher*in, unabhängig vom Alter, dem Thema, der Bildung und unabhängig von einer Behinderung, am häufigsten gebraucht. Diese „kleinen" Wörter machen 80 % des Gesprochenen aus. Zum Kernvokabular zählen Artikel (der, die, ein …), Modalverben (haben, können, wollen …), Pronomen (ich, er, mir …), Konjunktionen (aber, weil, und …), Adverbien (auch, fertig, allein …), Fragepronomen (warum, wer, was …). Das Randvokabular enthält v. a. Substantive, Verben und Adjektive und macht oft das Dialogthema deutlich. Die Unterscheidung zwischen Rand- und Kernvokabular findet zunehmend im Bereich UK Beachtung und wird z. B. auf den Kölner Kommunikationstafeln (Boenisch & Sachse, 2015) übersichtlich umgesetzt.

### Gebärden der KUGEL-Gebärdengeschichte

Vor dem theoretischen Hintergrund des physiologischen Spracherwerbs, der Spracherwerbsforschung bei Kindern mit Down-Syndrom und den Erkenntnissen über das Rand- und Kernvokabular wurde die KUGEL-Gebärdengeschichte entwickelt, mit der die Teilnehmenden LUG für die folgenden Begriffe erlernen (➤ Tab. 2.8).

**Tab. 2.8** Auswahl der Gebärden der Gebärdengeschichte

| Wortarten | Wörter in der Gebärdengeschichte |
|---|---|
| Nomen | Bär, Auto, Haus, Ball, Hund, Pferd, Katze, Keks, Hase, Buch, Bagger, Banane, Schlüssel, Vogel |
| Verben | kommen, spielen, haben, essen, trinken, singen, malen, schaukeln, bauen, warten, schlafen, baden, anziehen |
| Adjektive | fertig, kaputt, groß, laut |
| Pronomen | wo/was |
| relationale/pragmatisch-soziale Wörter | nochmal, weg, halt, mehr |

Der Anteil der Gebärden für Nomen überwiegt in der Geschichte, v. a. wenn man nach dem Konzept von Wilken (2019) die Gebärden für die Verben *singen, schaukeln, bauen, schlafen und anziehen* auch für die Nomen des betreffenden Wortfeldes nutzt. Nach Wilken kann das Nomen *Bett* mit derselben Gebärde wie das Verb *schlafen* begleitet werden. Genauso wird die Gebärde für *singen* von Wilken auch für die Nomen *Musik* oder *Lied* verwendet. Somit enthält die KUGEL-Geschichte je nach zugrunde gelegter Gebärdensammlung etwa 19 Nomen, 13 Verben, vier Adjektive, zwei Fragepronomen und vier pragmatisch-soziale Wörter. Die Dominanz der Nomen sowohl im frühen ungestörten Wortschatzerwerb im Deutschen als auch im Spracherwerb von Kindern mit Down-Syndrom (➤ Tab. 2.6) wird in der Geschichte berücksichtigt.

Unter den Nomen sind sechs Gebärden für Tiere, die junge Kinder erfahrungsgemäß besonders interessieren. Tiergebärden bieten den Eltern zudem die Möglichkeit, ergänzend zu Gebärde und Wort auch die für die Sprachentwicklung wichtigen Lautmalereien einzusetzen. So kann beim Kind die Aufmerksamkeit für Sprache noch besser geweckt und das Kind zum eigenen Lautieren animiert werden.

Die Gebärden für die Adjektive *laut* und *groß* greifen den intuitiven Gesteneinsatz auf und sind häufig Bestandteil der alltäglichen Kommunikation zwischen Eltern und Kind. Die Bezugspersonen werden damit nochmal darin bestärkt, im Alltag ihr Handeln mit Gestik zu begleiten.

Die Wörter *fertig, nochmal, weg, mehr, warten* und *halt* wurden für die Geschichte ausgewählt, weil sie dem Kernvokabular (Boenisch, 2014) angehören, d. h. häufig im Alltagsdialog zwischen Eltern und Kind benutzt und mit Gebärden begleitet werden können.

Alle zu erlernenden Gebärden kommen im jeweiligen Einführungskapitel vier- bis sechsmal vor und werden in späteren Kapiteln der Geschichte rezidivierend aufgegriffen. Motorisch ähnliche Gebärden wie z. B. die für *Auto* und *Ball* werden bewusst in unterschiedlichen Sitzungen eingeführt.

## Gebärden in Anwendungsübungen

Zur Festigung werden die erlernten Gebärden in verschiedenen Anwendungsübungen in jeder Sitzung wiederholt. Die Eltern erwerben so Sicherheit in der Ausführung der Gebärden und ihr Kompetenzgefühl wird gestärkt. Eine zu schnelle oder ungenaue Ausführung der Gebärden wird durch das Modell der anderen Teilnehmenden oder der Kursleiter*in korrigiert. Die Eltern erleben, dass sich ihr eigener Gebärdenwortschatz schnell durch Wiederholung und aktives Ausführen der Gebärden festigt. Etwaige Hemmschwellen gegenüber der Anwendung bzw. dem Erlernen von Gebärden werden abgebaut.

## Verschiedene Gebärdensammlungen

In Deutschland werden verschiedene Gebärdensammlungen regional unterschiedlich verwendet (➤ Kap. 1.2.6). Das Konzept des Eltern-Kind-Gruppenprogramms KUGEL ist unabhängig von den jeweilig präferierten Gebärdensammlungen durchführbar. In KUGEL wird mit den Gebärdensammlungen gearbeitet, die in den Einrichtungen (Kindergärten, Frühförderstellen, Schulen) der betroffenen Kinder bzw. in der jeweiligen Region gebräuchlich sind. Es kann also in einem Kurs durchaus einige Eltern geben, die LUG mithilfe der Sammlung der DGS (Kestner, 2017) erlernen, während andere Eltern die Sammlungen GuK (Wilken, 2005) oder SdmHa (Bundesverband evangelische Behindertenhilfe e. V., 2017a) nutzen, weil diese in der Krippe ihres Kindes bereits etabliert sind.

Die Prinzipien beim Aufbau eines Gebärdenwortschatzes und bei der alltagsbegleitenden Anwendung der Gebärden sind von der Gebärdensammlung unabhängig anwendbar.

Die Gebärdenfotos, die das Elternbegleitmaterial illustrieren, orientieren sich an den Gebärden der DGS (Kestner, 2017). Bei Unterschieden zu den Gebärden aus der Sammlung GuK (Wilken, 2005, 2006) wurden zwei Gebärdenfotos zu einem Begriff erstellt. Die Gebärdenblätter, die parallel zum Vorlesen der KUGEL-Gebärdengeschichte ausgeteilt werden, sind in zwei Varianten – DGS (Kestner, 2017) und GuK (Wilken, 2005) – vorhanden und somit deutschlandweit einsetzbar.

Alle KUGEL-Gebärdenfotos wurden in der Interaktion zwischen Erwachsenen und Kindern aufgenommen. Die Fotos zeigen, wie die Bezugspersonen den Kindern LUG in einer sprachförderlichen Grundhaltung auf Augenhöhe anbieten. Die interaktive Darstellung des Gebärdeneinsatzes soll die Eltern zum eigenen Gebärden animieren und den Einsatz der Gebärde im Alltag exemplarisch demonstrieren. Dies erleichtert den Transfer der erlernten Gebärden in die alltägliche Kommunikation zwischen Eltern und Kind.

## 2.7 Ergebniskontrolle

### 2.7.1 Zufriedenheitsfragebogen

Mittels Fragebogen werden die Teilnehmenden am Ende der siebten Sitzung um eine Beurteilung des KUGEL-Programms gebeten. Die Auswertung der Fragebögen kann sowohl Hinweise zur Verbesserung der individuellen Durchführung des Trainings (z. B. Raumausstattung) geben, als auch Elternwünsche zur Veränderung der Trainingsbausteine enthalten. Der Fragebogen steht im Anhang bzw. im Download-Bereich zur Verfügung.

### 2.7.2 Nachsorge

Je nach Bedarf sollte 4 bis 6 Monate nach Abschluss von KUGEL ein Nachsorgetermin erfolgen. Familien, die noch Unsicherheiten beim Einsatz von LUG haben oder deren Kinder nur wenige Fortschritte beim Gebärdeneinsatz oder in der expressiven Sprachentwicklung aufweisen, melden sich erfahrungsgemäß zuverlässig und eigeninitiativ zur Vereinbarung eines Nachsorgetermins. Auch die Planung der weiteren therapeutischen Förderung ihres Kindes ist für viele Eltern eine Motivation für eine erneute Vorstellung. Die Verantwortung zur Vereinbarung eines Nachsorgetermins kann somit an die Eltern abgegeben werden.

Im Rahmen der Nachuntersuchung wird der aktuelle Sprachentwicklungsstand mithilfe standardisierter und informeller Verfahren, einer Elternbefragung und einer Interaktionsbeobachtung erhoben. Besonderes Augenmerk liegt bei den Eltern auf der Gebärdenanwendung, dem Einnehmen einer sprach- und gebärdenförderlichen Grundhaltung und eines passenden Sprachangebots. Beim Kind werden v. a. der Gebärdenwortschatz sowie evtl. Fortschritte im Dialogverhalten, im Bereich des Sprachverstehens und der expressiven Sprache beobachtet, erfragt und festgehalten. Weitere Themen könnten die Auswahl der Gebärden, der Transfer des Gebärdenangebots in die Kita sowie die zukünftige Förder- und Therapieplanung sein.

## 2.8 KUGEL-Tageskurs

Im Rahmen der Evaluationsstudie zur Wirksamkeit (➤ Kap. 3) wurde KUGEL auch als Tageskurs in Form eines 8-stündigen Kompaktangebots (➤ Kap. 5) konzipiert und evaluiert. Das methodische Vorgehen, die inhaltlichen Schwerpunkte sowie die Übungen sind überwiegend identisch zum Vorgehen bei KUGEL. Der Einbezug der Kinder und die individuelle Videosupervision waren bei einer Durchführung an einem Tag nicht möglich.

KAPITEL

# 3 Evaluation von KUGEL

Falko Dittmann

## 3.1 Einleitung

Aktuelle Entwicklungen im Handlungs- und Forschungsfeld der Sprachtherapie und Frühförderung zeigen den zunehmenden Einfluss der evidenzbasierten Medizin (Beushausen, 2014a, 2014b). Steigende Qualitätsanforderungen im Gesundheitssektor und der Ruf nach Wirksamkeitsnachweisen werden u. a. vom Gesetzgeber unterstützt. Dieser fordert „durch zielgerichtete und systematische Verfahren und Maßnahmen die Qualität der Versorgung [zu gewährleisten] und kontinuierlich [zu verbessern]" (Sozialgesetzbuch IX, 2019, §20 Abs. 1 & 2). Mit der vorliegenden Evaluationsstudie wird ein empirischer Beleg für eine evidenzbasierte elternzentrierte Frühintervention bei Kindern mit einer globalen Entwicklungsstörung geleistet. Sie folgt damit der Forderung nach qualitativ hochwertiger Evidenz in der Sprachtherapie und Frühförderung und löst ein Behandeln basierend auf Erfahrungen und Meinungen ab (Beushausen & Grötzbach, 2018). Notwendig wird diese Evidenz einerseits in der Argumentation gegenüber Kostenträgern und andererseits gegenüber Eltern und Angehörigen, die eine bestmögliche und wirksame Behandlung für ihre Kinder erwarten dürfen (Grötzbach & Beushausen, 2017). Letztlich erfordern aber auch ethische und berufspolitische Aspekte Wirksamkeitsnachweise, die das (sprach-)therapeutische Handeln wissenschaftlich fundieren.

## 3.2 Studiendesign und ethische Implikationen

Das Programm KUGEL wurde im Rahmen einer randomisiert-kontrollierten Studie im Prä-Post-Design evaluiert. Hierfür fand die Rekrutierung einer Stichprobe von Kindern mit globaler Entwicklungsstörung in einem Verbundprojekt zwischen dem ZEL (Zentrum für Entwicklung und Lernen, Heidelberg) und dem WOI (Werner-Otto-Institut, Hamburg) statt. Die Zuweisung der Familien zu einer Interventions- bzw. Kontrollgruppe erfolgte nach der Eingangsdiagnostik per Losverfahren. Die Probanden der Interventionsgruppe nahmen am ca. 3-monatigen KUGEL-Programm (➤ Kap. 4) teil. Die Kontrollgruppe erhielt einen KUGEL-Tageskurs (➤ Kap. 5). Der Tageskurs bestand aus einer Schulung mit gleichem Inhalt, jedoch in kompakter Form ohne Begleitung über einen längeren Zeitraum, Eltern-Kind-Gruppentreffen und videobasierter Einzelschulung. Die Nachuntersuchung erfolgte verblindet durch unabhängige Untersucher*innen.

Bei dem vorliegenden Studiendesign fiel die Entscheidung bewusst gegen eine nicht-therapierte Kontrollgruppe. Wie Ringmann (2012) zu bedenken gibt, ist eine frühe Intervention bei Entwicklungsstörungen mittlerweile Konsens, da diese aufgrund sensibler Entwicklungszeitfenster bessere Behandlungsergebnisse erwarten lässt. Bei KUGEL handelt es sich um ein Interaktionstraining, welches inhaltlich und methodisch auf dem Heidelberger Elterntraining zur frühen Sprachförderung (Buschmann, 2017) aufbaut, dessen Wirksamkeit in einer RCT-Studie nachgewiesen werden konnte (Buschmann et al., 2009). Daher kam eine nicht-therapierte Kontrollgruppe für das Studiendesign nicht infrage. Siegmüller & Höppe (2017, S. 18) fordern bei der Planung von Evaluationsstudien „neben dem generellen Nachweis der Wirksamkeit einer neuen Therapie [...] die Schaffung eines Vergleichs zwischen [...] der bisher wirksamsten Therapie auf dem Markt, und der neu entwickelten Therapie [...]". Gestützt wird dieser Vorschlag durch die Forderung von Voigt-Radloff et al. (2013), wonach die Kontrollintervention dem bisherigen und allgemeinen Behandlungsstandard der Routineversorgung möglichst ähnlich sein soll. Das bedeutet für die Anleitung von Eltern zum Einsatz von LUG ein eintägiger Kurs mit oder ohne Kind (Wilken, 2019). Aufgrund dieses geforderten Vergleiches unterscheiden sich in der vorliegenden Studie die Interventions- und Kontrollgruppe hinsichtlich Dauer und Frequenz. Beier & Siegmüller (2017) verwenden hierfür den Begriff der geplanten Interventionsdauer und bezeichnen damit die Verweildauer der Probanden in den jeweiligen Interventionsformen. Während die Teilnehmenden von KUGEL ca. 3 Monate an der Intervention teilnahmen, erhielt die Kontrollgruppe mit dem KUGEL-Tageskurs (➤ Kap. 5) eine in der Praxis übliche Interventionsdauer (*Treatment-as-usual*).



## 3.3 Ziel der Studie

Hauptziel der Studie war der Vergleich der Wirksamkeit des kompletten Programms zu einem eintägigen KUGEL-Tageskurs. Auf Kind- und Elternseite waren hierfür verschiedene Parameter von Interesse. Diese sind in ➤ Tab. 3.1 dargestellt.

## 3.4 Stichprobe

### 3.4.1 Selektionskriterien

Die Rekrutierung der Stichprobe erfolgte im ZEL und WOI, in Selbsthilfevereinen, Frühförderstellen sowie kinderärztlichen Praxen. In die Studie eingeschlossen wurden Kinder mit einer globalen Entwicklungsstörung, d. h. sie zeigten Auffälligkeiten in zwei oder mehr Entwicklungsbereichen (Kognition, Sprache, Motorik, soziale und Persönlichkeitsentwicklung oder Aktivitäten des täglichen Lebens). Sie mussten zudem folgende Kriterien erfüllen:

- Alter zwischen 20. und 48. Lebensmonat
- Bayley Developmental Skalenwert (BSID, Bayley-III-Skalen, Bayley, 2006) Kognition und Sprache jeweils ≤ 85
- expressiver Wortschatz ≤ 50 Wörter (ELFRA-1, Grimm & Doil, 2019)

Als Ausschlusskriterien galten:

- Blindheit
- Autismus-Spektrum-Störung
- v. a. schwerste Körperbehinderung wie infantile Zerebralparese mit Tetraparese

**Tab. 3.1** Parameter der Evaluationsstudie auf Kind- und Elternseite

| | |
|---|---|
| Kindseite | • rezeptive Sprachfähigkeiten<br>• expressive Sprachfähigkeiten<br>• kommunikative Fähigkeiten<br>• Gebärdenanwendung in der Interaktion mit den Eltern<br>• Auffälligkeiten im Verhalten und in der Selbstregulation |
| Elternseite | • Gebärdenanwendung in der Interaktion mit dem Kind<br>• Belastungserleben<br>• Zufriedenheit mit der jeweiligen Intervention<br>• Erwartungen an das eigene Kommunikationsverhalten und Benefit nach der Intervention |
| Eltern- und Kindseite | • Veränderungen in der Eltern-Kind-Interaktion |

Einziges Inklusionskriterium für die Teilnahme der Eltern waren ausreichende Deutschkenntnisse, um den verbal vermittelten Inhalten der Kurse folgen zu können.

### 3.4.2 Zusammensetzung der Stichprobe

➢ Abb. 3.1 stellt die Zusammensetzung der endgültigen Stichprobe dar. In den Vorher-Nachher-Vergleich konnten die Daten von 53 Kindern eingeschlossen werden. Das Prä-Post-Intervall betrug für beide Gruppen 6 Monate.

### 3.4.3 Charakteristika der Ausgangsstichprobe

#### Kinder

In die Analyse der Ausgangsstichprobe konnten die Datensätze von 53 Kindern (30 Jungen, 23 Mädchen) im Alter zwischen 20 und 44 Lebensmonaten eingeschlossen werden (M = 31,25; SD = 6,11).



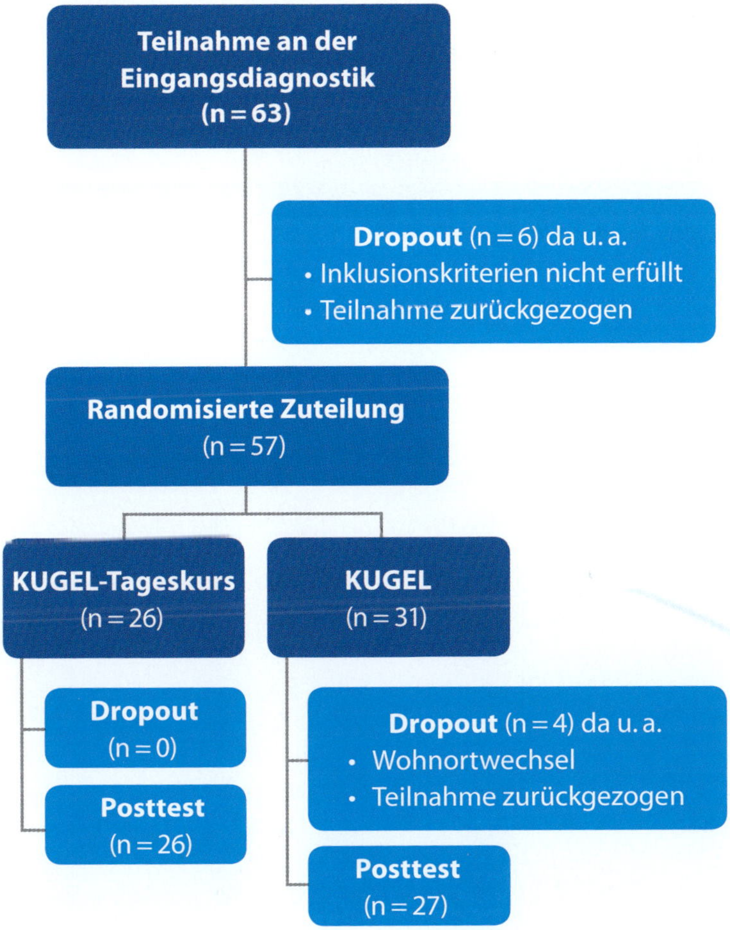


**Abb. 3.1** Zusammensetzung der Stichprobe [P616]

Die Hauptdiagnosen waren:

- Down-Syndrom (n = 23)
- globale Entwicklungsstörung unklarer Genese (n = 21)
- Z. n. Frühgeburt mit Komplikation (n = 4)
- anderes genetisches Syndrom (n = 3)
- Lissenzephalie (n = 1)
- Perisylvisches Syndrom (n = 1)

Die Diagnosen waren anhand von Vorbefunden und aktuellen medizinischen Untersuchungen aus einem SPZ gesichert.

Die kognitiven und sprachlichen Fähigkeiten, erfasst mit den *Bayley Scales of Infant and Toddler Development* (BSID; Bayley-III; Bayley, 2006), lagen im Mittel sowie bei jedem Kind deutlich unter dem Normbereich (Skalenwert 85–115): Kognition M = 57,92 (SD = 7,87), Sprache M = 48,58 (SD = 6,08). Die Mehrzahl der Kinder wuchs einsprachig deutsch auf (n = 37; 73,6 %). Die übrigen Kinder (n = 14; 26,4 %) lernten zwei oder mehr Sprachen.

## Eltern

In die Studie wurden die Daten von 50 Müttern und drei Vätern eingeschlossen. Die sozio-demografischen Daten sind ➤ Tab. 3.2 zu entnehmen. Die Hauptbezugsperson war in 44 Fällen (83 %) die Mutter. Deshalb wurden diese primär in die Analyse einbezogen, auch wenn Daten der Väter vorlagen. Wenn nicht die Mutter an der Untersuchung teilnahm, erfolgte der Einbezug der väterlichen Daten.

**Tab. 3.2** Sozio-demografische Daten der teilnehmenden Eltern

| Sozio-demografische Daten der Eltern | n = 53 |
|---|---|
| **Durchschnittliches Alter in Jahren (Range; SD)** | 35,90 (19–49; 5,43) |
| **Schulabschluss, %** | |
| kein Schulabschluss | 0 |
| Hauptschulabschluss | 7,8 |
| Realschule/Mittlere Reife | 25,5 |
| Abitur/Fachabitur | 66,7 |
| **Beschäftigungssituation, %** | |
| in Ausbildung/im Studium | 2,0 |
| berufstätig | 52,0 |
| arbeitssuchend | 4,0 |
| Elternzeit | 26,0 |
| sonstiges | 16,0 |
| **Erziehung, %** | |
| alleinerziehend | 9,6 |
| nicht alleinerziehend | 90,4 |
| **Partnerschaft, %** | |
| feste Partnerschaft | 86,8 |
| keine feste Partnerschaft | 11,3 |
| **Anzahl der Kinder, %** | |
| 1 | 34,6 |
| 2 | 40,4 |
| 3 | 17,3 |
| mehr als 3 | 7,7 |

## 3.5 Untersuchungsmethoden

Die Erfassung des Entwicklungsstandes der Kinder zur Erfüllung des Einschlusskriteriums erfolgte anhand der kognitiven Skala und der Sprachskala der **BSID** (Bayley-III, Bayley, 2006). Für die Untersuchung der rezeptiven und expressiven Sprachfähigkeiten sowie der kommunikativen Fähigkeiten wurden drei verschiedene Verfahren in teilweise erweiterter oder adaptierter Form eingesetzt: **Elternfragebogen für die Früherkennung von Risikokindern** (ELFRA-1, Grimm & Doil, 2006), **Sprachentwicklungstest für zweijährige Kinder** (SETK-2, Grimm, 2016) und **Pragmatisches Profil** (Dohmen, Dewart & Summers, 2009). Ergänzt wurden die gängigen Verfahren durch die **informelle Analyse einer standardisierten Interaktionssequenz** zwischen dem Kind und einem Elternteil. Hierbei wurden neben der Anzahl der Wörter und Lautmalereien, die die Kinder verwenden, auch die Anzahl der Gebärden, die das Kind bzw. die Eltern nutzen, betrachtet. Zusätzlich kamen ein **Fragebogenverfahren zur Erfassung von Verhaltensauffälligkeiten und der Selbstregulation** (TABS, Neisworth et al., 1999) sowie zur **Erhebung der elterlichen Belastung** (EBI; Tröster, 2010) zum Einsatz. In > Tab. 3.3 findet sich eine Übersicht über die eingesetzten Untersuchungsverfahren zum Prä- bzw. Posttest. Anschließend werden die Adaptionen der eingesetzten Verfahren vorgestellt.



### 3.5.1 Adaption der Untersuchungsmethoden

#### Sprachentwicklungstest für zweijährige Kinder, SETK-2 (Grimm, 2016)

Aufgrund der deutlich eingeschränkten expressiven Fähigkeiten der Kinder wurde folgende Adaption des SETK-2 vorgenommen: Im Subtest Produktion von Wörtern wurde auf die letzten beiden Items (Tankstelle, Kühlschrank) verzichtet.

**Tab. 3.3** Übersicht über die eingesetzten Untersuchungsverfahren

| Prätest | Posttest |
|---|---|
| **Allgemeine Entwicklung und Verhalten** | |
| • Erhebung anamnestischer Daten<br>• Bayley Scales of Infant and Toddler Development (BSID, Bayley-III, Bayley, 2006)<br>• Temperament and Atypical Behavior Scale (TABS, Neisworth et al., 1999) | • Temperament and Atypical Behavior Scale (TABS; Neisworth et al., 1999) |
| **Sprachfähigkeiten und kommunikative Fähigkeiten** | |
| • Elternfragebogen für die Früherkennung von Risikokindern (ELFRA-1, Grimm & Doil, 2006)<br>• Das Pragmatische Profil – Analyse kommunikativer Fähigkeiten von Kindern (Dohmen, Dewart & Summers, 2009)<br>• Sprachentwicklungstest für zweijährige Kinder (SETK-2, Grimm, 2016)<br>• Analyse der Eltern-Kind-Interaktion | • Elternfragebogen für die Früherkennung von Risikokindern (ELFRA-1, Grimm & Doil, 2006)<br>• Das Pragmatische Profil – Analyse kommunikativer Fähigkeiten von Kindern (Dohmen, Dewart & Summers, 2009)<br>• Sprachentwicklungstest für zweijährige Kinder (SETK-2, Grimm, 2016)<br>• Analyse der Eltern-Kind-Interaktion |
| **Elternseite** | |
| • Eltern-Belastungs-Inventar (EBI, Tröster, 2010) | • Eltern-Belastungs-Inventar (EBI, Tröster, 2010)<br>• Evaluationsbogen zur Erfassung von Zufriedenheit und Erwartungen nach der Teilnahme an der jeweiligen Intervention |

Aus dem Subtest Produktion von Sätzen wurden „Das Baby schläft.“, „Der Vogel fliegt.“, „Der Junge fängt den Ball.“ und „Das Schaf springt.“ verwendet, ergänzt um zwei selbst konstruierte Items: „Der Hund frisst.“ und „Die Katze trinkt.“. Aufgrund der extrem begrenzten grammatikalischen Fähigkeiten der untersuchten Kinder musste auf deren Bewertung verzichtet werden, es konnte also keine Analyse einzelner Satzbestandteile (Subjekt, Prädikat, Objekte, Präposition) sowie keine Index-Berechnung des DAWA-Wertes (durchschnittliche Anzahl der Wörter pro Antwort) erfolgen. Stattdessen wurde für jedes korrekte Inhaltswort ein Punkt vergeben. Zudem wurden in Anlehnung an Aktas (2004, 2012) neben den korrekten sprachlichen Äußerungen auch Reaktionen des Kindes erfasst, die auf ein intentionales kommunikatives Verhalten schließen lassen. Als „Lautmalereien“ wurden Laute oder Silben bzw. deren Kombination bewertet, die keine kodifizierten Wörter oder Morpheme des Deutschen sind, jedoch für einen Referenten stehen (z. B. „Wauwau“ für Hund). Da es sich bei dem Vorgehen zur Durchführung und Auswertung nicht um das standardisierte Vorgehen handelt, wurden die Videoaufzeichnungen für einen Teil der Stichprobe ($n = 12$) von zwei unabhängigen Untersucher*innen kodiert und ausgewertet. Die Interrater-Reliabilitätsanalyse für die Subtests Sprachverständnis und Sprachproduktion ergab nahezu exzellente Zusammenhänge (Kappa .81 bis .93; $p < .001$).

Der SETK-2 ist für die Altersspanne von 24 bis 35 Monaten normiert. Das chronologische Alter einiger Kinder der Stichprobe lag außerhalb dieser Normdaten und eine Mehrzahl wies ein mentales Alter auf, das unterhalb der normierten Altersspanne lag. Daher erfolgte anstatt der Verwendung von Normdaten die Verwendung von Rohwerten: Bei korrekter Reaktion des Kindes (Zeigen in den Untertests zum Sprachverständnis und lautliche und/oder sprachliche intentionale Äußerung in den Untertests zur Sprachproduktion) wurde ein Punkt vergeben, bei nicht korrekter Reaktion keiner. In den Untertests konnten folgende Maximalwerte erreicht werden: neun Punkte Verstehen von Wörtern, acht Punkte Verstehen von Sätzen, 28 Punkte Produktion von Wörtern, 13 Punkte Produktion von Sätzen.

### Kommunikative Fähigkeiten

Das Erfassen der kommunikativen Fähigkeiten erfolgte mittels einer adaptierten Form des „Pragmatischen Profils zur Analyse kommunikativer Fähigkeiten von Kindern“ (Dohmen, Dewart & Summers, 2009). Dieser Multiple-Choice-Fragebogen ermöglicht eine ausführliche qualitativ-deskriptive Erfassung der kommunikativ-pragmatischen Fähigkeiten von Kindern bis 4 Jahren. In der vorliegenden Studie wurde dieses Verfahren mit dem Ziel adaptiert, die Fähigkeiten quantitativ zu erfassen. Hierzu wurden von den 38 Fragen des ersten Interviews 13 nach inhaltlichen Aspekten, die für die Stichprobe relevant erschienen, ausgewählt. In Anlehnung an die von Dohmen, Dewart & Summers (2009) zu jeder Frage bereitgestellten Beispiele wurden jeweils fünf Antwortmöglichkeiten erstellt, die ein unterschiedliches kommunikatives Niveau widerspiegeln. Die Auswertung erfolgte über eine fünfstufige Skala, bei der die Reihenfolge der Antwortmöglichkeiten einer aufsteigenden Punktvergabe folgt (➤ Abb. 3.2). Die erste Antwort entspricht einem Punkt, die letzte fünf Punkten. Haben die Eltern mehrere Antworten angekreuzt, wurde die mit der höchsten Wertigkeit einbezogen und ein entsprechender Punktwert vergeben. Für jeden Bereich wurde die Summe der Punktwerte in das Verhältnis zur maximal möglichen Punktzahl gesetzt und ergab einen Ratio-Wert. Der Fragebogen gliedert sich in die Bereiche:

- kommunikative Intentionen ausdrücken (sieben Fragen u. a. zur Aufmerksamkeitslenkung, Umgang mit Aufforderungen, Ausdrücken von Wünschen, Bedürfnissen und Widerspruch)
- Reaktionen auf Kommunikation (drei Fragen zur Erfassung, wie das Kind auf die Initiierung einer Interaktion reagiert)
- Kommunikationsorganisation (zwei Fragen zum Initiieren einer Interaktion durch das Kind und Umgang mit Missverständnissen)
- Kommunikationskontext (eine Frage zum Einsatz von Kommunikation und Sprache während des Spiels)

| Wie erlangt ________________ normalerweise Ihre Aufmerksamkeit? |
|---|
| □ weint |
| □ macht Laute und Geräusche |
| □ sieht Sie an |
| □ zieht an Ihrer Kleidung |
| □ ruft, z. B. „Mama!", „Papa!" |

**Abb. 3.2** Ausschnitt aus dem modifizierten Pragmatischen Profil. [P616]



### Eltern-Kind-Interaktion

Zur „Analyse der Eltern-Kind-Interaktion" erfolgte eine Videografie in einer standardisierten Spielsituation. Eltern und Kind hatten die Wahl zwischen zwei thematischen Spielkisten („Zu Hause" bzw. „Bauernhof") mit festgelegten Materialien wie Spielfiguren, einem Buch sowie Realgegenständen. Grundlage der Auswahl der Spielmaterialien war die langjährige Berufserfahrung in Diagnostik und Therapie bei Kindern mit globaler Entwicklungsstörung. In die Analyse wurden jeweils 5 Minuten (beginnend mit Minute 00:30) einbezogen. Die Auswertung erfolgte anhand definierter Kriterien, die die sprachlichen Kompetenzen der Kinder erfassen. In der Kategorie „Anzahl Wörter" wurden Einzelwörter, die das Kind produziert, einschließlich Eigennamen und nicht zielsprachliche ausgesprochene Wortformen, deren Bedeutung aufgrund des Kontextes noch erkennbar war (z. B. „asse" für Flasche) erfasst. Die Kategorie „Lautmalereien" spiegelt kindersprachliche Äußerungen wider (z. B. „Wauwau" für Hund). Die Definition dieser war analog der zur Erfassung im SETK-2. Weiterhin wurden sowohl auf Kind- als auch auf Elternseite die Anzahl der verwendeten Gebärden erfasst.

## 3.6 Ergebnisse der Eingangsuntersuchung

### 3.6.1 Rezeptive Sprachfähigkeiten

Nach Angaben der Eltern im ELFRA-1 verfügten die Kinder im Mittel über einen rezeptiven Wortschatz von M = 60,24 Wörtern (SD = 38,86). In der Kategorie Reaktion auf Sprache erreichten die Kinder einen Rohwert von M = 6,21 (SD = 3,30).

In der standardisierten Erfassung des Sprachverständnisses mit dem SETK-2 betrug der Rohwert für das Verstehen von Wörtern im Mittel M = 1,35 (SD = 1,80) und für das Verstehen von Sätzen M = 0,27 (SD = 0,59).

### 3.6.2 Expressive Sprachfähigkeiten

Die Eltern gaben im ELFRA-1 an, dass die Kinder im Mittel über einen expressiven Wortschatz von M = 4,21 (SD = 3,86) Wörter verfügten. Der Rohwert in der Kategorie Lautproduktion betrug M = 6,32 (SD = 2,92).

Im SETK-2 benannten die Kinder im Untertest Wortproduktion im Mittel M = 0,23 Wörter korrekt (SD = 0,58) und produzierten M = 1,0 Lautmalereien (SD = 2,76). Der Untertest zur Satzproduktion ergab einen Rohwert von M = 0,23 (SD = 0,54) Wörter und die Kinder verwendeten im Mittel M = 0,13 Lautmalereien (SD = 0,44).

### 3.6.3 Kommunikative Fähigkeiten

Im Pragmatischen Profil erreichten die Kinder den höchsten Ratio-Wert (Verhältnis vom erreichten arithmetischen Mittel zur maximal möglichen Gesamtpunktzahl) in der Kategorie „Reaktion auf Kommunikation" mit 83 %, gefolgt von der „Kommunikationsorganisation" mit 72,5 %. In der Kategorie „Kommunikative Intentionen ausdrücken" betrug der Ratio-Wert 64 %. Der niedrigste Wert wurde mit 58,8 % in der Kategorie „Kommunikationskontext“ erreicht.

### 3.6.4 Auffälligkeiten im Verhalten und in der Selbstregulation



Die Auswertung der „Temperament and Atypical Behavior Scale“ (TABS) und des daraus resultierenden Temperaments- und Regulationsindex (TRI) ergab für die Gesamtstichprobe einen mittleren TRI von M = 8,66 (SD = 6,96). Damit lag das Ergebnis im Risikobereich (Cut-off: 5). Eine Betrachtung der Teilskalen zeigte, dass der höchste Wert im Bereich „Hypersensitiv/-aktiv“ (M = 3,70; SD = 3,73) lag, jedoch nicht den Risikobereich erreichte (Cut-off: 5). In der Subskala „Sozial zurückgezogen“ erreichten die Kinder einen Wert von M = 3,13 (SD = 3,41). Dieser Wert ist als atypisch einzustufen (Cut-off: 3). In der Subskala „Unterreguliert“ (M = 0,70; SD = 0,89) lag der Wert im Normbereich. Hingegen kann der Wert für die Subskala „Dysreguliert“ (M = 1,13; SD = 1,46) als atypisch eingestuft werden (Cut-off: 1).

### 3.6.5 Elterliches Belastungserleben

Die Eltern erreichten einen EBI-Gesamt-T-Wert von M = 60,98 (SD = 8,0). Der Gesamt-T-Wert repräsentiert die Belastung im Eltern- und Kindbereich. Ein T-Wert über 60 spricht für eine starke Belastung, ein T-Wert über 70 für eine sehr starke Belastung der Eltern. Im Elternbereich lag der mittlere T-Wert bei M = 58,66 (SD = 7,79) und damit im oberen Normbereich. Der Elternbereich erfasst Beeinträchtigungen in den Funktionsbereichen, die im Zusammenhang mit der Bewältigung erzieherischer Anforderungen stehen, wie soziale Isolation oder Zweifel an der elterlichen Kompetenz. Für den Kindbereich wurde ein mittlerer T-Wert von M = 61,21 (SD = 8,17) erreicht, was einer erhöhten Belastung entspricht. Der Kindbereich erfasst Belastungsquellen, die von Verhaltensdispositionen seitens des Kindes ausgehen, wie Hyperaktivität, Stimmung oder Anpassungsfähigkeit.

### 3.6.6 Sprachlich-kommunikative Fähigkeiten im Zusammenhang mit der elterlichen Belastung

Die Analyse der Ergebnisse der Eingangsuntersuchung hat ergeben, dass die rezeptiven Sprachfähigkeiten (r = –0,29) sowie die kommunikativen Fähigkeiten (r = –0,24) der Kinder in einem engen negativen Zusammenhang mit der elterlichen Belastung standen. Je geringer diese Fähigkeiten waren, desto stärker fühlten sich die Eltern belastet. Die expressiven Sprachfähigkeiten standen in keinem Zusammenhang zur elterlichen Belastung.

Für die kommunikativen Fähigkeiten konnte zusätzlich ein Mediationseffekt nachgewiesen werden (b = –0,18; 95 % CI [–0,36, –0,03]). Unzureichende kommunikative Fähigkeiten allein führten nicht zu einer hohen elterlichen Belastung. Empfanden die Eltern jedoch zusätzlich das Verhalten ihrer Kinder als atypisch, stieg die elterliche Belastung.

Die Auffälligkeiten im Verhalten und in der Selbstregulation standen ebenfalls in engem Zusammenhang mit der elterlichen Belastung (r = 0,62). Je ausgeprägter die Auffälligkeiten im Verhalten und in der Selbstregulation waren, desto stärker fühlten sich die Eltern belastet. Diese Auffälligkeiten erwiesen sich in einer Regressionsanalyse als bedeutsamer Prädiktor für die Belastung der Eltern ($\beta = 0,62$; $p < 0,01$). Die Belastung der Eltern ließ sich zuverlässig durch die Verhaltensauffälligkeiten der Kinder vorhersagen (Dittmann et al., 2019).

### 3.6.7 Schlussfolgerungen

Die Ergebnisse der Eingangsuntersuchung in Verbindung mit der Analyse des Zusammenhangs zwischen kommunikativen Kompetenzen der Kinder, Auffälligkeiten im Verhalten und in der Selbstregulation und der elterlichen Belastung unterstreichen in der Summe die Notwendigkeit einer elternbasierten Frühintervention bei Kindern mit einer globalen Entwicklungsstörung. Zum einen ist es wichtig, dass die Eltern verstehen, wie es zu den Verhaltensauffälligkeiten bei ihren Kindern kommt und wie sie damit umgehen können. Zum anderen sollten die Eltern lernen, wie sie ihr Kind bestmöglich in seiner Kommunikations- und

Sprachentwicklung unterstützen können und ihm trotz erschwerter rezeptiver Sprachfähigkeiten das Verstehen im Alltag erleichtern. Gleichzeitig sollte den Kindern die Möglichkeit gegeben werden, sich auszudrücken und mit ihren Eltern in Kontakt zu treten. Um diese Ziele zu erreichen, eignet sich der Einsatz von LUG. Mit KUGEL liegt ein mehrteiliges Konzept zur systematischen Elternanleitung für die Verwendung von LUG im Rahmen natürlicher Interaktionen vor. Nach der Teilnahme ist zudem eine Reduzierung der elterlichen Belastung zu erwarten.

Weitere Auswertungen werden zeigen, zu welchen Effekten es auf Kind- bzw. Elternseite hinsichtlich der untersuchten Parameter (➤ Tab. 3.1) kommt. Erste Ergebnisse der Zufriedenheitsevaluation und der Erwartungen der Teilnehmenden liegen bereits vor und werden im Folgenden vorgestellt.

## 3.7 Zufriedenheitsevaluation und Erwartungen

### 3.7.1 Stichprobe

In die Zufriedenheitsevaluation und die Analyse der Erwartungen konnten die Datensätze von 60 Teilnehmenden einbezogen werden. Davon hatten 28 Teilnehmende KUGEL und 32 den KUGEL-Tageskurs besucht. Die demografischen Daten dieser Personen sind ➤ Tab. 3.4 zu entnehmen.

**Tab. 3.4** Demografische Charakteristika der Teilnehmenden

| | KUGEL (n = 28) | KUGEL-Tageskurs (n = 32) |
|---|---|---|
| Geschlecht | • männlich: 8<br>• weiblich: 19<br>• keine Angabe: 1 | • männlich: 8<br>• weiblich: 24<br>• keine Angabe: 0 |
| Durchschnittliches Alter in Jahren (Range; SD) | 37.15 (26–49; 5.49) | 39.72 (31–61; 7.56) |

### 3.7.2 Untersuchungsinstrument

Zur Evaluation der Zufriedenheit und der Erwartungen der Teilnehmenden kam ein Paper-Pencil-Fragebogen zum Einsatz, wie er dem Anhang bzw. dem Download-Bereich dieses Buches zu entnehmen ist (Anhang Evaluationsbögen, S. 131ff.). Die Teilnehmenden wurden gebeten, den Fragebogen anonym jeweils zum Abschluss (letzte Sitzung in KUGEL bzw. letzte Einheit im KUGEL-Tageskurs) auszufüllen.

### 3.7.3 Ergebnisse und Schlussfolgerung

Sowohl die Teilnehmenden aus KUGEL (➤ Kap. 4) als auch die Teilnehmenden aus dem KUGEL-Tageskurs (➤ Kap. 5) äußerten sich insgesamt als (hoch) zufrieden. In der Summe sowie in den Einzelfragen zu Rahmenbedingungen, Methoden und Inhalt fanden sich keine bedeutsamen Unterschiede in den Bewertungen zwischen den beiden Interventionsformen. Somit zeigen die Ergebnisse, dass die Dauer der Anleitungen keinen Einfluss auf die Zufriedenheit der Teilnehmenden hat. Beide Gruppen erwarteten in gleichem Ausmaß, dass sie von der Anleitung profitieren und in Zukunft mehr LUG anwenden, diese gezielter einsetzen und ihr Kind somit in seiner kommunikativen und sprachlichen Entwicklung besser unterstützen können. Es kann geschlussfolgert werden, dass die Teilnehmenden durch eine gezielte Anleitung grundsätzlich eine subjektive Kompetenzsteigerung erleben, unabhängig von Dauer und Intensität der Anleitung (Dittmann et al., 2020).

## 3.8 Fazit und Ausblick

Mit der vorliegenden Evaluationsstudie wird den Forderungen nach Wirksamkeitsnachweisen, wie sie zu Beginn dieses Kapitels beschrieben wurden, Rechnung getragen. Aufgrund des randomisierten Prä-Post-Kontrollgruppendesigns liegt eine qualitativ hochwertige Studie vor, die das Evidenzlevel Ib erreicht und somit dem höchsten Empfehlungsgrad A entspricht (Beushausen & Grötzbach, 2018). Damit wird ein wichtiger Beitrag zur Evidenzbasierung einer elternzentrierten Frühintervention bei Kindern mit globaler Entwicklungsstörung geleistet.

Die Auswertungen zur Wirkung dieser Interaktionsschulung mit systematischer Anleitung der Eltern in der Nutzung von LUG im Hinblick auf die in ➤ Tab. 3.1 aufgeführten Parameter fanden zur Zeit des Druckes gerade statt und werden an anderer Stelle publiziert.

*Danksagung: Die Autor*innen danken den teilnehmenden Familien und der Werner-Otto-Stiftung für die finanzielle Unterstützung der Studie.*

KAPITEL

# 4 Ablauf von KUGEL

Dorothee von Maydell, Heike Burmeister, Anke Buschmann

Dieses Kapitel ist das Trainermanual des KUGEL-Programms. Im Folgenden wird jede Sitzung übersichtlich und detailliert beschrieben. Einleitend zu jeder Sitzung werden der Ablauf, die Inhalte und die Ziele genannt. Die Auflistung der für die jeweilige Sitzung benötigten Materialien und die zu treffenden Vorbereitungen erleichtern die konkrete Planung der Sitzungen.

Das KUGEL-Programm wird in der hier beschriebenen Form seit 2014 mit Gruppen von Eltern mehrfachbehinderter Kinder im Alter von 1½ bis 5 Jahren erfolgreich durchgeführt. Es wurde in einer wissenschaftlichen Evaluationsstudie auf seine Wirksamkeit hin überprüft (➤ Kap. 3).

Das Trainermanual zu KUGEL lehnt sich an die Struktur des HET Late Talkers (Buschmann, 2017) an, um der Kursleiter*in die Arbeit mit KUGEL zu erleichtern. Es zeichnet sich ebenso durch eine klare Struktur und Gliederung sowie systematisch aufeinander aufbauende und sich ergänzende Trainingsbausteine aus.

Die Ziele und Inhalte jeder Sitzung sind festgelegt. Je nach Gruppengröße und Zusammensetzung der Elterngruppe können der Sitzungsverlauf und die zeitliche Gestaltung der Sitzung etwas variieren, um die Fragen und Diskussionswünsche der jeweils Teilnehmenden zu berücksichtigen. Auch jede Kursleiter*in prägt natürlich den Ablauf der Sitzungen und die Präsentation der Programminhalte durch ihren persönlichen Stil und ihre individuelle Berufserfahrung. Um die Wirksamkeit von KUGEL sicherzustellen, ist die inhaltliche Struktur jedoch beizubehalten, da die Sitzungen aufeinander aufbauen.

Die im Manual angegebenen Zeitangaben der einzelnen Übungen sind Richtwerte, die sich in der Praxis bewährt haben, um den zeitlichen Gesamtrahmen der etwa 2½-stündigen Sitzungen nicht zu überschreiten.

Die 10-minütige Pause nach etwa 1½ Stunden einzuplanen hat sich als hilfreich erwiesen. Je nach Verlauf der Sitzung kann die Pause aber auch zu einem anderen Zeitpunkt sinnvoll sein. Nach einer kurzen Unterbrechung können die Eltern meist in der zweiten Hälfte der Sitzung konzentrierter mitarbeiten. Außerdem ermöglicht eine Pause den Teilnehmenden die so wichtigen Gespräche „von Eltern zu Eltern".

Um die Durchführung von KUGEL zu erleichtern, wurde für viele Übungen ein möglicher Wortlaut für die Moderation formuliert. Selbstverständlich soll dieser nicht Wort für Wort übernommen werden, sondern nur eine Formulierungshilfe für die Kursleiter*in darstellen.

Die Durchführung der KUGEL-Sitzungen ist sowohl mit nur einer oder auch mit zwei zertifizierten Kursleiter*innen möglich.

Wie das HET-Late Talkers (Buschmann, 2017) haben alle Sitzungen eine ähnliche Struktur. Die Kursleiter*in stellt nach der Begrüßung den Ablauf der Sitzung vor. Anschließend werden die häuslichen Beobachtungs- und Umsetzungsaufgaben der Eltern besprochen und die Gebärden der letzten Sitzung wiederholt. Häufig erfolgt eine kurze Einführung in die einzelnen Themen durch die Kursleiter*in. Videoillustrationen, Arbeit in der Kleingruppe und Diskussionen in der Gesamtgruppe schließen sich an. Die Teilnehmenden erhalten die Möglichkeit, erarbeitete Strategien im Rollenspiel zu erproben.

Am Ende einer jeden Sitzung fasst die Kursleiter*in die Inhalte zusammen und weist die Eltern auf die Begleitmaterialien hin. Die Aufgaben für zu Hause werden besprochen und ein Ausblick auf die nächste Sitzung gegeben. Den Abschluss bildet stets das Vorlesen der KUGEL-Gebärdengeschichte, die von der Kursleiter*in und den Teilnehmenden mit sechs neuen und den bereits eingeführten Gebärden begleitet wird.

Die Gestaltung der Sitzungen mit Eltern und Kindern (Sitzung 4 und 6) richtet sich nach den Bedürfnissen und Möglichkeiten sowie nach der Motivation aller Beteiligten. Der zeitliche Rahmen von etwa 60 Minuten sollte dabei eingehalten werden.

In ➢ Tab. 4.1 sind die Trainingsbausteine und deren methodisch-didaktische Umsetzung im Überblick dargestellt.

In der Kontrollgruppe zur Evaluationsstudie (➢ Kap. 3) wurden Eltern in einem Kompaktangebot an nur einem Tag zum Gebärden angeleitet (➢ Kap. 5). Der Ablauf des KUGEL-Tageskurses und auch einleitende kritische Anmerkungen der Autor*innen zur Interventionsform „Tageskurs" sind in ➢ Kap. 5 nachzulesen.

**Tab. 4.1** Übersicht über die Inhalte und Methodik von KUGEL

| | Bausteine der Sitzungen | Methodik |
|---|---|---|
| Sitzung 1 | Sprachförderliche Grundhaltung und Voraussetzungen für den Dialog | |
| | • Klärung des Ablaufs, Kennenlernen, Erwartungen<br>• Gruppenregeln<br>• allgemeine Prinzipien der sprachförderlichen Grundhaltung und eines passenden Sprachangebots<br>• Sensibilisierung für die Dialogvoraussetzungen<br>• Aufbau eines Gebärdenwortschatzes | • Vorstellen in der Klein- und Großgruppe<br>• Präsentation<br>• gemeinsames Erarbeiten, Kleingruppenarbeit, Videoillustration und Gruppendiskussion<br>• Präsentation, Videoillustration<br>• Gebärdengeschichte ➢ Kap. 1 |
| Sitzung 2 | Einsatz lautsprachunterstützender Gebärden und Einführung erster individueller Gebärden | |
| | • Feedbackrunde<br>• Kommunikation ohne Lautsprache<br>• lautsprachunterstützende Gesten im Alltag<br>• Vorteile von LUG<br>• Erarbeitung erster individueller Gebärden für jedes Kind<br>• Begriffsklärung: Geste, Gebärde, DGS, LBG, LUG<br>• Aufbau eines Gebärdenwortschatzes | • Erfahrungsaustausch<br>• Pantomimenspiel in der Kleingruppe<br>• gemeinsames Erarbeiten in der Großgruppe<br>• gemeinsames Besprechen<br>• Kleingruppenarbeit mit Unterstützung durch die Kursleiter*in<br>• Präsentation, Vorstellung der Gebärdensammlungen<br>• Gebärdengeschichte ➢ Kap. 2 |
| Sitzung 3 | Grundprinzipien bei der Anwendung lautsprachunterstützender Gebärden<br>Bewegungslieder mit Gesten und Gebärden | |
| | • Wiederholung der ersten zwölf Gebärden<br>• Feedbackrunde<br>• Einführung von Gebärdenringbüchern und Postern<br>• Grundprinzipien bei der Gebärdenanwendung<br>• Bedeutung und Möglichkeit des Gebärdeneinsatz bei Bewegungsliedern<br>• Aufbau eines Gebärdenwortschatzes | • „Gebärdenmemory" in der Großgruppe<br>• Erfahrungsaustausch<br>• Präsentation auch mit unterschiedlichen Gebärdensammlungen<br>• Klein- und Großgruppenarbeit, Videoillustration<br>• Präsentation, Klein- und Großgruppenarbeit, Videoillustration<br>• Gebärdengeschichte, ➢ Kap. 3 |
| Sitzung 4 | Eltern-Kind-Gruppentreffen | |
| | • Gebärdenlieder und Fingerspiele<br>• Feedbackrunde<br>• Gebärde für „essen/trinken" im situativen Kontext<br>• sprachförderliche Grundhaltung im Spiel<br>• gemeinsames Abschlussritual | • gemeinsames Singen der Lieblingslieder der Kinder<br>• Erfahrungsaustausch<br>• gemeinsames Picknick, Modellierung<br>• positives Feedback an die Eltern, Modellierung<br>• Singen eines Abschlussliedes |
| Sitzung 5 | Dialogische Bilderbuchbetrachtung | |
| | • Erweiterung und Festigung des Gebärdenwortschatzes<br>• Feedbackrunde<br>• das gemeinsame Anschauen von Bilderbüchern<br>• Einbezug des Umfeldes<br>• das geeignete Buch, Lieblingsbücher<br>• Aufbau eines Gebärdenwortschatzes | • Gebärdengeschichte ➢ Kap. 4, Anwendungsübung<br>• Erfahrungsaustausch<br>• Videoillustration, gemeinsames Erarbeiten, Kleingruppenarbeit<br>• Präsentation, Gruppendiskussion<br>• gemeinsames Erarbeiten, Erfahrungsaustausch<br>• Gebärdengeschichte ➢ Kap. 5 |

**Tab. 4.1** Übersicht über die Inhalte und Methodik von KUGEL *(Fortsetzung)*

| | Bausteine der Sitzungen | Methodik |
|---|---|---|
| Sitzung 6 | Einzelsitzung mit Eltern und Kind | |
| | • sprachförderliche Grundhaltung, passendes Sprachangebot, Gebärdeneinsatz<br>• Umsetzung der zuvor besprochenen Beratungsinhalte<br>• Dokumentation der Gebärden<br>• Abschlussritual | • gemeinsame Analyse des im häuslichen Umfeld erstellten Videos<br>• Eltern-Kind-Interaktion unter Berücksichtigung konkreter Teilaspekte oder Modellierung<br>• Gebärdenbuch, Gebärdenposter, mögliche nächste Gebärden<br>• Singen des Abschlussliedes |
| Sitzung 7 | Gebärdeneinsatz im Alltag und im Spiel | |
| | • Feedbackrunde, Festigung des Gebärdenwortschatzes<br>• Gebärden im Alltag und Spiel<br>• sprachförderliche Grundhaltung, passendes Sprachangebot, Gebärdeneinsatz<br>• Fragen, Austausch<br>• Rückmeldung<br>• Erweiterung des Gebärdenwortschatzes und Abschluss | • Erfahrungsaustausch, Wiederholung der Gebärden<br>• Klein- und Großgruppenarbeit, Videoillustration<br>• Videosupervision in der Großgruppe<br>• Gruppendiskussion<br>• Rückmeldebögen<br>• Gebärdengeschichte ➤ Kap. 6 |

# 4.1 Sitzung 1: Einführung, sprachförderliche Grundhaltung und Voraussetzung für den Dialog

## Ablauf

- Begrüßung und Vorstellung (5 Min.)
- Klärung organisatorischer Fragen und Ablauf von KUGEL (10 Min.)
- Vorstellung des Ablaufs der ersten Sitzung (5 Min.)
- gegenseitiges Kennenlernen (30 Min.)
- sprachförderliche Grundhaltung (45 Min.)
- Pause (10 Min.)
- Voraussetzungen für den Dialog (30 Min.)
- Zusammenfassung, Hausaufgaben, ➤ Kap. 1 der KUGEL-Gebärdengeschichte, Ausblick auf die zweite Sitzung (10 Min.)

## Überblick

Die Schwerpunkte der ersten Sitzung liegen im gegenseitigen Kennenlernen und dem Aufbau einer vertrauensvollen Atmosphäre in der Gruppe. Inhaltlich werden zum einen die sprachförderliche Grundhaltung und zum anderen die wesentlichen Voraussetzungen für die Entwicklung eines Dialogs mit dem Kind erarbeitet.

## Ziele der ersten Sitzung

Am Ende der ersten Sitzung sollen die Teilnehmenden

- motiviert sein, weiterhin an diesem Training teilzunehmen. Dazu trägt eine positive Gruppenatmosphäre auf der Basis gegenseitiger Wertschätzung maßgeblich bei.
- die Grundprinzipien sprachförderlicher Kommunikation kennen und bereit sein, diese verstärkt gegenüber ihrem Kind umzusetzen.
- wissen, welche Voraussetzungen für die Sprach- und Dialogentwicklung von Bedeutung sind.
- ihre Bedeutung als primäre Bezugsperson und Kommunikationspartner erkannt haben und wissen, dass sie durch ihren interaktiven und sprachlichen Umgang mit dem Kind seine Kommunikations- und Sprachentwicklung maßgeblich beeinflussen.
- motiviert sein, ihr tägliches Kommunikations- und Sprachverhalten ihrem Kind gegenüber selbstkritisch zu reflektieren und positiv zu verändern.

**Organisation**

**Materialien und Ausrüstung**

- Übersicht über die Inhalte und Termine der Sitzungen (Folie oder Kopie, ➤ S. 106)
- Namensschilder oder Namenskärtchen
- Telefonliste der Teilnehmenden (➤ S. 107)
- Stellwand und Nadeln/Magnete
- Moderationskarten
- Stifte für das Flipchart, Kugelschreiber, Klebstoff
- Foto „Hotelrezeption" (➤ S. 154)
- Laptop, Beamer, Videos 1, 2, 3
- Flipchartbogen mit großer Blume (ein Blütenblatt pro Kind, „Vorbereitungen")
- Schnellhefter für jede teilnehmende Familie
- Themenfoto: Sprachförderliche Grundhaltung (➤ S. 155)
- Flipchartpapier für Poster „Sprachförderliche Grundhaltung"
- Pappe (Größe: 70 × 50 cm) für Poster „Voraussetzungen für den Dialog" und Klebstoff
- Arbeitsmaterial Sitzung 1: Voraussetzungen für den Dialog (➤ S. 109f.)
- Arbeitsblatt 1: Sprachförderliche Grundhaltung (➤ S. 108)
- Arbeitsblatt 2: Voraussetzungen für den Dialog (➤ S. 111)
- Hausaufgabenblatt Sitzung 1 (➤ S. 112)
- KUGEL-Gebärdengeschichte, Kap. 1 (➤ S. 150)
- Gebärdenblatt 1 mit den ersten sechs Gebärden (1–6, ➤ S. 136f.)
- Begleitmaterial Sitzung 1: Allgemeine Unterstützung beim Sprechen lernen[1]

**Vorbereitungen**

- Übersicht über Inhalte und Termine (als Folie oder Kopie) erstellen
- große Blume auf einen Flipchartbogen malen, in der Blütenmitte genügend Platz für die Namen und die Fotos der Kinder lassen, ein Blütenblatt pro Kind mit ausreichendem Platz für eine Stärke und eine Lieblingsbeschäftigung des jeweiligen Kindes

**Dauer der Sitzung**

145 Min.

[1] Begleitmaterialien für Eltern (von zertifizierten Kursleiter*innen) bestellbar im Werner Otto Institut Hamburg unter Kugel@werner-otto-institut.de und im ZEL-Heidelberg unter info@zel-heidelberg.de)

### 4.1.1 Begrüßung und Vorstellung

Dauer
5 Min.

Material
Folie oder Kopie mit Übersicht über Inhalte und Termine

Die Kursleiter*in stellt sich vor, indem sie etwas zu ihrer Person, Ausbildung und Tätigkeit sagt. Häufig ist es für die Eltern wichtig, dass die Kursleiter*in Erfahrung im Umgang mit kleinen Kindern hat. Wenn Sie selbst Kinder haben, bietet es sich an, dies an dieser Stelle zu erwähnen. Vermitteln Sie den Eltern, dass Sie sich über deren zahlreiche Teilnahme freuen und danken Sie ihnen dafür, dass sie sich die Zeit für das Training genommen haben.

**SPRECHERTEXT**

Bevor wir mit der heutigen Sitzung beginnen, möchte ich mich bei Ihnen dafür bedanken, dass Sie sich die Zeit genommen haben, um an diesem Training teilzunehmen. Gerade mit kleinen Kindern ist dies ja immer mit einem gewissen organisatorischen Aufwand verbunden.

### 4.1.2 Klärung organisatorischer Fragen und Überblick über die einzelnen Termine von KUGEL

Dauer
5 Min.

Zeigen Sie eine Übersicht mit Datum und Uhrzeit der sieben Sitzungen und den dazugehörigen Themenbereichen. Erläutern Sie die Inhalte jeder Sitzung nur kurz. Betonen Sie, dass die einzelnen Sitzungen aufeinander aufbauen und pünktlich beginnen und enden. Erläutern Sie den Eltern, dass das Hauptthema von KUGEL, die Erarbeitung von LUG, erst in der zweiten Sitzung beginnt.

Erklären Sie die Inhalte der ersten Sitzung: die Grundvoraussetzungen für eine gelungene, das Kind fördernde Kommunikation. Diese bilden das Fundament dafür, die Gebärden erfolgreich in der Interaktion mit den Kindern einsetzen zu können.

Beschreiben Sie den typischen Aufbau einer Sitzung. Dies macht den Ablauf vorhersehbar und reduziert bestehende Unsicherheiten bei den Teilnehmenden.

**SPRECHERTEXT**

Zu Beginn möchte ich mit Ihnen einige organisatorische Fragen besprechen und Ihnen einen Überblick über KUGEL geben. Außerdem möchte ich klären, ob sich die Inhalte von KUGEL mit Ihren Erwartungen decken.

Alle Sitzungen haben einen ähnlichen Ablauf. Häufig werden wir nach einer kurzen Einführung ein Beispielvideo ansehen, z. B. zur Einführung einer neuen Gebärde. Diese besprechen wir dann ausführlich miteinander. Im Anschluss daran haben Sie die Gelegenheit, in der Kleingruppe das Thema zu vertiefen, das Gelernte auf Ihr eigenes Kind zu übertragen und im Kurs zu erproben. Da die Sitzungen aufeinander aufbauen, ist es wichtig, dass Sie möglichst an allen Sitzungen teilnehmen.

Ihre aktive Teilnahme ist für den Erfolg des Trainings besonders wichtig. Deshalb werde ich Sie jedes Mal bitten, eine Hausaufgabe zu bearbeiten. Sie sollen versuchen, die hier gelernten Möglichkeiten zum Gebärdeneinsatz zu Hause mit Ihrem Kind umzusetzen. Gemeinsam besprechen wir dann zu Beginn der nächsten Sitzung, wie es Ihnen gelungen ist, bzw. wobei es Probleme gab. Sie werden sehen, dass Sie dabei auch von den Erfahrungen der anderen Teilnehmenden profitieren können.

Zu jeder Sitzung erhalten Sie schriftliche Begleitmaterialien mit vertiefenden Informationen. Es bietet sich an, die in der Sitzung besprochenen Themen zu Hause noch einmal nachzulesen. Nicht immer werden alle darin enthaltenen Punkte in aller Ausführlichkeit hier besprochen. Diese Materialien sind auch dazu gedacht, dass Sie diese Ihrem Mann oder Ihrer Frau, den Großeltern oder anderen Bezugspersonen Ihres Kindes zum Lesen zu geben. Denn der Erfolg ist umso größer, je mehr Bezugspersonen dem Kind ein günstiges Sprachumfeld bieten und Gebärden in der Kommunikation mit dem Kind verwenden.

Haben Sie noch Fragen oder gibt es Themenwünsche Ihrerseits, die sich nicht in meiner bisherigen Planung wiederfinden? Gibt es etwas, was Sie unbedingt lernen möchten oder ein Thema, das Sie besonders interessiert?

Ich möchte Sie besonders darauf hinweisen, dass persönliche Informationen, die jeder Teilnehmende hier einbringt, vertraulich sind und keinesfalls mit Außenstehenden besprochen werden.

## 4.1.3 Vorstellung des Ablaufs der ersten Sitzung

Dauer
5 Min.
Geben Sie den Teilnehmenden einen Überblick über den Verlauf und die Inhalte der heutigen Sitzung.

**SPRECHERTEXT**

Ich möchte Ihnen nun den Ablauf und die Inhalte der heutigen Sitzung vorstellen. Da wir in den nächsten Wochen in dieser Gruppe eng zusammenarbeiten werden, nehmen wir uns heute zunächst etwas Zeit, um uns gegenseitig kennenzulernen. Inhaltlich werden wir uns heute ausführlich mit den Voraussetzungen für einen gelungenen Dialog beschäftigen und wichtige Grundregeln für die alltägliche Kommunikation mit Ihrem Kind erarbeiten, damit Sie bereits heute Abend konkrete Anregungen für die sprachliche Förderung Ihrer Kinder mitnehmen können. Zum Abschluss lernen Sie die ersten sechs Gebärden.

## 4.1.4 Gegenseitiges Kennenlernen

### Übung: Gegenseitiges Kennenlernen

Partnerübung mit anschließendem Austausch in der Gruppe

Ziel
Diese Übung erleichtert den Teilnehmenden das gegenseitige Kennenlernen. Durch den ersten Austausch mit anderen Eltern können evtl. bestehende Berührungsängste abgebaut werden. Durch die mitgebrachten Fotos fällt es den Eltern leichter, von ihren Kindern zu erzählen. Die Kinder sind durch die Fotos während des gesamten Trainings präsent. Die Aufmerksamkeit der Eltern soll in der ersten Sitzung besonders auf die Fähigkeiten und Vorlieben ihrer Kinder gelenkt werden. Die individuellen Interessen werden die Eltern über das gesamte Training begleiten und können im späteren Verlauf hilfreich sein, um wichtige Gebärden auszuwählen.

Dauer
30 Min.

Material
Flipchartbogen mit großer Blume, Fotos der Kinder (haben die Eltern mitgebracht), Moderationskarten, Stellwand, Nadeln/Magnete, Klebstoff

Aufgabe
Die Teilnehmenden sollen sich zunächst paarweise näher kennenlernen. Danach stellt jedes Elternteil die eigene Familie der Gruppe vor und klebt dazu das

4

Foto des Kindes in die Blütenmitte. Eine Stärke und eine Lieblingsbeschäftigung des Kindes werden auf dem Blütenblatt festgehalten.

**SPRECHERTEXT**

Wir werden in den nächsten Wochen in dieser Gruppe eng zusammenarbeiten. Deshalb nehmen wir uns heute Zeit, um uns etwas besser kennenzulernen. Ich möchte Sie daher bitten, sich zu zweit zusammenzutun, am besten mit Ihrem Sitzpartner. Die Elternpaare sollten sich für diese Übung trennen. Erzählen Sie etwas von Ihrer Familie, von Ihren Kindern und vielleicht, welche Interessen Sie haben. Dann halten Sie kurz auf den Kärtchen eine Stärke und eine Lieblingsbeschäftigung Ihres Kindes fest. Danach wird sich jeder noch einmal kurz in der Gruppe vorstellen.

Vorgehen

Im ersten Teil dieser Übung sollten die Elternpaare nicht zusammenarbeiten. Die Teilnehmenden tauschen sich oft gerne ausführlich über ihre Kinder aus. Achten Sie auf die Zeit und bitten Sie die Eltern nach 5 bis 8 Minuten, sich und ihr Kind in der Gruppe vorzustellen, das Foto in die Blütenmitte zu kleben und eine Stärke und eine Lieblingsbeschäftigung auf einem Blütenblatt festzuhalten. Elternpaare können ihre Familie und ihr Kind gemeinsam vorstellen.

## 4.1.5 Sprachförderliche Grundhaltung

### Übung: Sprachförderliches Verhalten und passendes Sprachangebot

Gemeinsames Erarbeiten mit anschließender Kleingruppenarbeit

Ziel

Den Teilnehmenden soll verdeutlicht werden, welche Verhaltensweisen eines Gesprächspartners sich auf das eigene Gesprächsverhalten förderlich oder hemmend auswirken können. Hier wird zunächst auf der Ebene von Erwachsenen gearbeitet und dann der Transfer zu den Kindern vollzogen.

Dauer

15 Min.

Material

Moderationskarten, Stift, Stellwand u. Nadeln/Magnete, Flipchartbogen mit dem Foto „Hotelrezeption"

Aufgabe

**SPRECHERTEXT**

Ich möchte mit Ihnen jetzt erste wichtige Strategien erarbeiten, mit denen Sie – als wichtigste Bezugsperson für Ihr Kind – seine Kommunikations- und Sprachentwicklung gezielt fördern können.

Stellen Sie sich vor, Sie kommen im Urlaub nach Portugal, verstehen ein paar Worte Portugiesisch und sprechen einige Alltagsfloskeln. Sie möchten mit der netten Frau an der Rezeption Ihres Hotels ins Gespräch kommen, die allerdings nur Portugiesisch spricht. Wie muss sich die Frau verhalten und sprechen, damit Sie sich trauen, sie anzusprechen und sie nach dem schnellsten Weg in die Stadt zu fragen? Wie muss sie sprechen, damit Sie wenigstens einiges von dem verstehen können, was sie Ihnen erklärt?

Vorgehen

Notieren Sie die von den Eltern genannten sprachförderlichen Verhaltensweisen auf Moderationskarten und heften Sie sie auf den Flipchartbogen um das Foto der Hotelrezeption herum. Sortieren Sie dabei die Moderationskarten mit allgemein sprachförderlichen Verhaltensweisen auf die linke Seite und die Karten mit spezifisch sprachlichem Angebot auf die rechte Seite. Ergänzen Sie die von den Eltern nicht genannten Verhaltensweisen. Übertiteln Sie am Ende der Sammlung die linke Seite mit „Allgemein sprachförderliche Verhaltensweisen" und die rechte Seite mit „Sprachangebot".

Folgende Verhaltensweisen sollten auf jeden Fall festgehalten sein:

**Allgemein sprachförderliche Verhaltensweisen:**

- Blickkontakt
- zugewandt sein
- Interesse am Kontakt zeigen
- Zuhören
- Mimik und Gestik einsetzen
- Pausen machen, damit ich etwas fragen/sagen kann

**Sprachangebot:**

- langsam und deutlich
- besondere Hervorhebung der wichtigen Wörter

- einfache Wörter und Sätze verwenden und diese mit Gesten begleiten
- auf meine Fragen eingehen (mein Thema aufgreifen)

## Übung: Transfer des sprachförderlichen Verhaltens auf den Umgang mit kleinen Kindern

### Kleingruppenarbeit mit anschließender Gruppendiskussion

#### Ziel

Dieses sprachförderliche Gesprächsverhalten einem Erwachsenen gegenüber wird nun auf Dialoge mit dem Kind übertragen. Es sollen sprachförderliche Verhaltensweisen ergänzt werden, die sich im Umgang mit einem Kind gut einsetzen lassen.

#### Dauer

15 Min.

#### Material

Themenfoto: Sprachförderliche Grundhaltung, Arbeitsblatt 1: Sprachförderliche Grundhaltung, Moderationskarten (fünf Karten pro Gruppe), Stifte

#### Aufgabe

Die Teilnehmenden sollen gemeinsam überlegen, ob sich diese Verhaltensweisen auf den Umgang mit Kindern übertragen lassen und welche noch ergänzt werden müssen.

**SPRECHERTEXT**

Nun möchte ich Sie bitten, sich in Kleingruppen aus drei bis vier Personen zusammenzufinden. Überlegen Sie gemeinsam, inwiefern sich das soeben besprochene sprachförderliche Gesprächsverhalten auf den Umgang mit einem Kind übertragen lässt, bzw. welche Verhaltensweisen zu einer optimalen sprachförderlichen Gesprächshaltung noch hinzukommen müssen. Stellen Sie sich vor, Ihr Kind hält einen Ball in der Hand, um Ihnen diesen zu zeigen. Wie könnten Sie reagieren?

Schreiben Sie die fünf wichtigsten Verhaltensweisen auf die Karten. Schreiben Sie bitte pro Karte jeweils eine Verhaltensweise.

#### Vorgehen

Von der vorangegangenen Übung stehen noch die sprachförderlichen Verhaltensweisen am Flipchart. Tauschen Sie das Foto von der Hotelrezeption durch das Foto „Sprachförderliche Grundhaltung".

Bilden Sie Kleingruppen von drei bis vier Teilnehmenden, geben Sie den Gruppen jeweils fünf Metaplankarten und 5 bis 10 Minuten Zeit. Sammeln Sie die Karten der Teilnehmenden ein, sobald die Gruppen fertig sind und heften Sie diese um das Bild der „Sprachförderlichen Grundhaltung" herum. Alle Karten sollten angeheftet werden, auch wenn sich Inhalte wiederholen. Achten Sie weiterhin darauf, die allgemein sprachförderlichen Verhaltensweisen von den Karten mit spezifisch sprachlichem Angebot zu trennen. Folgende Verhaltensweisen sollten auf jeden Fall auf der Stellwand festgehalten sein und werden bei Bedarf von der Kursleiter*in ergänzt:

**Allgemein sprachförderliche Verhaltensweisen:**

- sich auf die Höhe des Kindes begeben
- das Kind erwartungsvoll ansehen
- abwarten und auf Initiative des Kindes warten
- auf Initiative des Kindes eingehen
- Spaß am Dialog vermitteln

**Sprachangebot:**

- Lautmalereien, Gesten und Gebärden des Kindes aufgreifen und wiederholen
- Äußerungen/Gesten/Gebärden des Kindes deuten und in Worte fassen
- selbst Lautmalereien einsetzen
- selbst Gebärden einsetzen
- eigene Sprache dem Entwicklungsstand des Kindes anpassen
- deutliche Betonung wichtiger Wörter

Kleben Sie nach dem Elternabend die wichtigsten gesammelten Verhaltensweisen mit dem Foto „Sprachförderliche Grundhaltung" auf den Flipchartbogen.

Dieses gemeinsam erarbeitete Poster zur sprachförderlichen Grundhaltung soll in allen weiteren Sitzungen als Erinnerung aufgehängt werden.

Teilen Sie nun das Arbeitsblatt 1 aus und bitten Sie die Eltern, alle sprachförderlichen Verhaltensweisen einzutragen. Fordern Sie die Teilnehmenden auf, aus beiden Bereichen (allgemein sprachförderliche Verhaltensweisen und Sprachangebot) vier Aspekte zu markieren, auf die sie im Kontakt mit ihrem Kind in den nächsten Wochen besonders achten wollen.

4

### Übung: Videobeobachtung

Gruppendiskussion

Ziel
Die Teilnehmenden sollen ein positives Beispiel für einen gelungenen Dialog zwischen einem Elternteil und dem Kind beobachten. Sie sollen erfahren, wie zufriedenstellend ein Dialog mit einem noch nicht sprechenden Kind für beide Kommunikationspartner verlaufen kann.

Dauer
15 Min.

Material
Laptop, Video 1

Vorgehen
Die Teilnehmenden sehen sich das Video an und werden aufgefordert, auf die von der Mutter eingesetzten sprachförderlichen Strategien, d. h. auf die gelungenen Momente in der Interaktion zwischen Mutter und Tochter zu achten. Anschließend wird die Gruppe zu ihren Beobachtungen befragt und die Teilnehmenden können ihre Eindrücke schildern.

10 Minuten Pause

## 4.1.6 Voraussetzungen für den Dialog

### Übung: Erarbeitung der Grundvoraussetzungen für den Dialog

Gemeinsames Erarbeiten in der Gruppe mit Videoanalyse

Ziel
Die Teilnehmenden beobachten das Dialogverhalten des Kindes auf den Videos und reflektieren ihr Verhalten gegenüber dem eigenen Kind. Sie sollen so für die notwendigen Voraussetzungen eines gelungenen Dialogs sensibilisiert werden.

Dauer
25 bis 30 Min.

Material
Laptop, Video 2 und 3, Arbeitsblatt 2: Voraussetzungen für den Dialog, Stifte, Pappe (Größe: 50 × 70 cm), Arbeitsmaterial: Voraussetzungen für den Dialog (Gemeinsame Aufmerksamkeit/Blickkontakt – Abwechselndes Handeln – Eigene Ideen/Mitteilungswunsch – Fähigkeit, auf Mitteilungen des Gesprächspartners zu reagieren), Klebstoff

Vorgehen
Zettel mit den Begriffen „Gemeinsame Aufmerksamkeit/Blickkontakt“ und „Abwechselndes Handeln“ auf die Pappe kleben.

Kurze Einführung durch die Kursleiter*in in die Themen:

**Gemeinsame Aufmerksamkeit – Blickkontakt (Kap. 1.1.2):**
Mit gemeinsamer Aufmerksamkeit ist gemeint, dass Kind und Erwachsener ihre Aufmerksamkeit parallelisieren und ein Handlungsergebnis oder ein Gegenstand in den Mittelpunkt des gemeinsamen Interesses rückt (Ritterfeld, 2003). Das Herstellen gemeinsamer Aufmerksamkeit ist eine elementare Voraussetzung für einen kommunikativen Austausch, denn ein Dialog braucht ein gemeinsames Thema. Das gemeinsame Thema kann ein Spielzeug, eine Handlung, eine Beobachtung sein. Anfänglich muss oft der Erwachsene versuchen, gemeinsame Aufmerksamkeit herzustellen, indem er z. B. das Spielzeug in die Blickachse zwischen sich und das Kind hält. Etwas später zeigen dann die Kinder ihrem Spielpartner oft durch einen rückversichernden Blick, dass ein gemeinsamer Aufmerksamkeitsfokus besteht. Sie suchen über den Blickkontakt eine Bestätigung beim Erwachsenen, dass er z. B. den Ball auch gesehen hat oder über etwas erstaunt ist (Möller & Spreen-Rauscher, 2009).

Junge Kinder bleiben meist nur für kurze Zeit bei einem Spiel und ihre Aufmerksamkeit wandert schnell zu anderen Dingen. Es ist wichtig, dass die Bezugsperson genau beobachtet, wofür sich das Kind interessiert, wohin es schaut und ihm dann in seinem Interesse folgt.

**Abwechselndes Handeln:**
In jedem Gespräch sollte es zu einem Wechsel zwischen den Gesprächspartnern kommen (*turn-taking*). Nur wenn beide Kommunikationspartner Gesprächsimpulse (verbal oder nonverbal) setzen

und auch auf Signale des Anderen eingehen, kommt es zu einem echten Dialog.

Den Einstieg in das dialogische Abwechseln bilden häufig „Gespräche" mit den Kindern im ersten Lebensjahr. Der Erwachsene passt seine „Gesprächsbeiträge" in die Lallpausen des Säuglings ein. Mit den typischen „Gib-Nimm-Spielen", oft zu Beginn des zweiten Lebensjahres, zeigt das Kind, dass es am Austausch mit und über die Dinge interessiert ist (Möller & Spreen-Rauscher, 2009). Erst später, mit etwa 2 Jahren, kann das Kind z. B. über den Blickkontakt mitteilen, dass es auf den Gesprächsbeitrag seines Gegenübers wartet bzw. kann selbst erkennen, wann und dass es an der Reihe ist.

Im „Gespräch" mit einem entwicklungsverzögerten Kind dominiert oft der Erwachsene, auch weil das Kind nur verzögert reagieren kann. Am „Gespräch" und gemeinsamen Spiel kann sich das Kind nur beteiligen, wenn ihm genügend Zeit gegeben wird, selbst aktiv zu werden. Deshalb sind Pausen und eine längere Zeit des Abwartens im Gespräch und Spiel mit den Kindern sehr wichtig.

Abwechselndes Handeln ist auf der nonverbalen und verbalen Ebene eine wichtige Kompetenz in der Kommunikationsentwicklung.

**SPRECHERTEXT**

Wir werden jetzt erneut ein kurzes Video von einer Mutter mit ihrem kleinen Sohn beim Ballspiel sehen. Beobachten Sie, was die Mutter tut, wie sie spielt und wie ihr Sohn darauf reagiert. Achten Sie bitte auf die gelungenen Momente im Dialog und besonders auf die eben genannten Aspekte „Gemeinsame Aufmerksamkeit/Blickkontakt" und „Abwechselndes Handeln".

Halten Sie Ihre Beobachtungen auf diesem Arbeitsblatt kurz fest!

Teilen Sie das Arbeitsblatt 2 aus, zeigen Sie das Video 2 und sprechen Sie im Anschluss mit der Gruppe über die Eindrücke der Teilnehmenden.

Kleben Sie die Zettel mit den Begriffen „Eigene Ideen – Mitteilungswunsch – Eigeninitiative" und „Fähigkeit auf Mitteilungen/Ideen des Gesprächspartners zu reagieren" auf die Pappe.

Kurze Einführung durch die Kursleiter*in in die Themen:

**Eigene Ideen – Mitteilungswunsch – Eigeninitiative:**
Am Verhalten des Kindes kann abgelesen werden, ob es intentional kommuniziert, d. h. ob sein Verhalten (nonverbal oder verbal) Mitteilungscharakter hat oder ob der Erwachsene die Bedeutung der Handlung interpretieren muss. Ist das Kind aktiv an der Interaktion beteiligt und wendet es sich aus eigenem Antrieb an seinen Spielpartner um etwas mitzuteilen oder sich vielleicht sogar Hilfe zu holen, ist dieses Verhalten äußerst positiv für die weitere Dialogentwicklung zu werten. Ein Kind, das sich aufgrund von körperlichen Einschränkungen wenig oder nur langsam bewegt und von sich aus weniger aktiv ist, benötigt in besonderem Maße die Sensibilität des Gesprächspartners. Dieser muss ihm genügend Zeit einräumen, damit es eigene Ideen entwickeln und sich dem anderen mitteilen kann.

**Fähigkeit auf Ideen/Mitteilungen des Gesprächspartners zu reagieren:**
Für einen gelungenen Dialog sollte diese Fähigkeit sowohl bei den Eltern, als auch beim Kind vorhanden sein. Die Eltern müssen auf die Kommunikationsversuche ihrer Kinder reagieren, aber auch die Kinder brauchen diese dialogische Fähigkeit. Ohne das Aufgreifen und Weiterführen von Kommunikationsakten kann kein Gespräch entstehen. Beim Kind wird dabei unterschieden, ob es ausschließlich auf Fragen bzw. Anweisungen antwortet oder auch auf Bemerkungen oder Feststellungen des Erwachsenen reagiert, diese aufgreift, imitiert, in sein weiteres Handeln einbezieht (Möller & Spreen-Rauscher, 2009).

**SPRECHERTEXT**

Ich werde Ihnen jetzt wieder eine kurze Videosequenz zeigen. Achten Sie bitte darauf, ob Sie einen Mitteilungswunsch des Kindes erkennen. Beobachtet es nur? Geht das Kind auf die Spielideen der Mutter ein oder handelt es ausschließlich nach dem eigenen Plan? Machen Sie sich wieder kurze Notizen auf dem Arbeitsblatt 2.

Zeigen Sie Video 3, anschließend kurzer Austausch in der Gruppe darüber.

Das Poster mit den „Voraussetzungen für den Dialog" wird auch in allen weiteren Sitzungen zur Erinnerung aufgehängt.

### 4.1.7 Zusammenfassung, Hausaufgaben

Dauer
10 Min.

Material
Hausaufgabenblatt Sitzung 1

**SPRECHERTEXT**

Damit sind wir am Ende der ersten Sitzung angelangt. Wir haben bereits eine Menge wichtiger Dinge besprochen, und ich möchte Ihnen sehr für Ihr Interesse und Ihre aktive Mitarbeit danken.

Sie kennen nun schon die sprachförderliche Grundhaltung, welche Ihrem Kind hilft zu erkennen, dass miteinander kommunizieren Spaß macht. Sie wissen, dass ein gemeinsames Thema ganz wichtig ist und dass Sie auf die gemeinsame Aufmerksamkeit achten müssen. Dabei hilft es, wenn Sie auf die Initiativen Ihres Kindes warten und diese aufgreifen. Weiterhin unterstützen Sie Ihr Kind in diesem Prozess der Aufmerksamkeitslenkung, wenn Sie gut darauf achten, wie Sie mit Ihrem Kind sprechen.



Hausaufgaben

**SPRECHERTEXT**

Wenn ich Sie jetzt ganz konkret frage: „Wie verhalten Sie sich Ihrem Kind gegenüber, wenn dieses zu Ihnen kommt und Ihnen etwas zeigen möchte?", dann fällt Ihnen die Antwort vermutlich schwer, da wir gerade Kindern gegenüber meistens ganz spontan und nicht bewusst reagieren. Somit können wir uns oft schon kurz darauf nicht mehr genau erinnern, ob wir uns zum Kind hingehockt oder es auf den Arm genommen haben. Benutze ich oft Gesten begleitend zum Sprechen oder eher seltener?

Deshalb möchte ich Sie bitten, in den kommenden Tagen zunächst einmal genau zu beobachten, wie Sie sich Ihrem Kind gegenüber normalerweise verhalten? Gehen Sie in die Hocke, wenn es zu Ihnen kommt? Schauen Sie es an, wenn Sie zu ihm sprechen? Hängt es von bestimmten Situationen ab, wie Sie auf Ihr Kind reagieren? Schreiben Sie Ihre Beobachtungen bitte auf dieses Hausaufgabenblatt. Gibt es vielleicht eine Körperhaltung, in der Sie die gemeinsame Aufmerksamkeit mit Ihrem Kind besonders gut herstellen können, z. B. auf dem Arm oder Schoß oder lieber frei im Raum gegenüber auf dem Boden? Probieren Sie verschiedene Situationen aus und beobachten Sie, worauf Ihr Kind besonders positiv reagiert.

Ich möchte Sie bitten, in der nächsten Woche einmal ganz bewusst so oft wie möglich Ihrem Kind gegenüber eine sprachförderliche Grundhaltung einzunehmen und besonders auf die Verhaltensweisen zu achten, die Sie selbst auf Ihrem Arbeitsblatt markiert haben.

Haben Sie noch Fragen?

### 4.1.8 Vorschau auf die nächste Sitzung, KUGEL-Gebärdengeschichte, Begleitmaterial und Abschluss

#### Großgruppe

Übung : KUGEL-Gebärdengeschichte

**SPRECHERTEXT**

In der nächsten Sitzung werden wir uns zu Beginn darüber austauschen, wie Ihnen das Beachten eines allgemein sprachförderlichen Verhaltens und die Umsetzung eines passenden Sprachangebotes gelungen sind. Wie hat Ihr Kind auf Veränderungen reagiert und wobei gab es evtl. Probleme? Wir werden dann intensiv in das Thema „Gesten- und Gebärdeneinsatz" einsteigen – theoretisch und praktisch. Es wird um Alltagsgesten gehen, um die Vorteile von Gebärden und die spielerische Einführung erster Gebärden. Wir werden in der Großgruppe und auch wieder in Kleingruppen arbeiten.

Zum Abschluss jeder Sitzung werde ich Ihnen fortlaufend jeweils ein Kapitel der „KUGEL-Gebärdengeschichte" vorlesen. Sie erlernen durch diese Geschichte in jeder Sitzung je sechs Gebärden, die Sie auf einem Gebärdenblatt mit nach Hause nehmen. Diese Geschichte ist eine „Lerngeschichte" für Sie, damit ich Ihnen die Gebärden demonstrieren und Sie sich die Gebärden besser merken können. Es sind nicht unbedingt die Gebärden, die Ihr Kind ab jetzt lernen soll. Die erste Gebärde für jedes Ihrer Kinder wählen wir in der nächsten Sitzung aus.

Am Ende des Trainings verfügen Sie dann über einen Gebärdenwortschatz von mindestens 36 Gebärden, aus dem Sie voraussichtlich auch individuell erste Gebärden für Ihr Kind ausgewählt haben.

**Achtung:** An dieser Stelle ist es sehr wichtig, die Eltern deutlich darauf hinzuweisen, dass sie die in der KUGEL-Gebärdengeschichte erlernten Gebärden noch nicht in der Kommunikation mit ihren Kindern anwenden sollen. Die KUGEL-Gebärdengeschichte dient ausschließlich dem Ziel, einen Gebärdengrundwortschatz für die Eltern aufzubauen. Erklären Sie den Eltern, dass Erwachsene anders lernen als Kinder. In der KUGEL-Gebärdengeschichte werden sehr viele

Gebärden – auch mehrere Gebärden in einem Satz – angeboten, teilweise sogar zusammengesetzte Nomen bestehend aus zwei Gebärden. Dieses Niveau wäre in der Interaktion mit den Kindern viel zu überfordernd. Weisen Sie die Eltern darauf hin, nicht mit ihren Kindern Gebärden zu üben. Schlagen Sie an dieser Stelle nochmal den Bogen zur nächsten Sitzung, in der v. a. die methodisch für die Kinder passende Art und Weise der Gebärdeneinführung das Thema sein wird.

Material

➤ Kap. 1 der KUGEL-Gebärdengeschichte, Gebärdenblatt 1, Begleitmaterialien Sitzung 1: Allgemeine Unterstützung beim Sprechen lernen

Aufgabe

Teilen Sie das Gebärdenblatt 1 aus und fordern Sie die Teilnehmenden auf, die von Ihnen beim Vorlesen der Geschichte demonstrierten Gebärden mitzumachen. Lesen Sie die Geschichte mit entsprechendem Gebärdeneinsatz vor.

Teilen Sie am Ende die Begleitmaterialien dieser Sitzung aus.

**SPRECHERTEXT**

In den Begleitmaterialien zur heutigen Sitzung werden Sie schon eine Reihe von Gebärdenbildern sehen. Mit der Einführung erster Gebärden mit Ihren Kindern beginnen wir erst **nach** der nächsten Sitzung gemeinsam.

Ich hoffe, die erste Sitzung hat Ihnen gefallen und Sie sind motiviert, in 2 Wochen am (genauen Tag und Uhrzeit angeben) wiederzukommen. Ich bedanke mich für Ihre Aufmerksamkeit und Mitarbeit.

## 4.2 Sitzung 2: Einsatz lautsprachunterstützender Gebärden, Einführung erster individueller Gebärden

### Ablauf

- Begrüßung, Vorstellung des Ablaufs der zweiten Sitzung, Wiederholung der ersten sechs Gebärden (5 Min.)
- Besprechen der Hausaufgaben mit Wiederholung der sprachförderlichen Grundhaltung und des passenden Sprachangebots (20 Min.)
- Anwendungsübung „Pantomimenspiel“ (15 Min.)
- Einsatz lautsprachunterstützender Gesten/Gebärden im Alltag (10 Min.)
- Vorteile lautsprachunterstützender Gebärden (15 Min.)
- Pause (10 Min.)
- gezieltes Anwenden lautsprachunterstützender Gebärden, erste Gebärden (40 Min.)
- Begriffsklärung: Gesten/Gebärden/DGS/LBG/LUG (20 Min.)
- Zusammenfassung, Hausaufgaben, ➤ Kap. 2 der KUGEL-Gebärdengeschichte, Ausblick auf die dritte Sitzung (15 Min.)

### Überblick

In dieser Sitzung werden im Rahmen der Hausaufgabenbesprechung die Merkmale der sprachförderlichen Grundhaltung und des passenden Sprachangebots wiederholt. Anschließend erfahren die Eltern in einem Spiel, wie sie sich über Gestik und Mimik verständlich machen können. Gemeinsam überlegen die Eltern, welche Gesten oder Gebärden sie im Alltag schon einsetzen. Die Vorteile des Gebärdeneinsatzes werden erarbeitet. Anschließend wählt jedes Elternpaar erste Gebärden für sein Kind aus und entwickelt konkrete Ideen zur Einführung der jeweiligen Gebärden. Bei Bedarf folgt eine kurze theoretische Einführung in die Begriffe „Gesten, Gebärden und DGS/LBG/LUG“.

### Ziele der zweiten Sitzung

Am Ende der zweiten Sitzung sollen die Teilnehmenden

- etwaige Berührungsängste beim Einsatz von Gesten und Gebärden abgebaut haben.
- die Bedeutung lautsprachunterstützender Gebärden für die Kommunikations- und Sprachentwicklung kennen.
- erfassen, welche Vorteile der Einsatz lautsprachunterstützender Gebärden hat.

- sich für ein bis drei erste Gebärden entscheiden und wissen, wie sie diese Gebärden in der Kommunikation mit ihrem Kind einführen können.

## Organisation

**Materialien und Ausrüstung**

- „Fotoblume" aus Sitzung 1
- Poster „Voraussetzungen für den Dialog" aus Sitzung 1
- Poster „Sprachförderliche Grundhaltung" aus Sitzung 1
- Gebärdenposter (Leber & Spiegelhalter, 2019)
- Flipchart/Magnete oder Stellwand/Nadeln
- Kopie (DIN A3) des Themenfotos „Sprachförderliche Grundhaltung"
- Moderationskarten und Stifte
- Kugelschreiber für die Teilnehmenden
- verschiedene Gebärdensammlungen, z. B. DGS (Kestner, 2017), GuK (Wilken, 2005), SdmHa (Bundesverband evangelische Behindertenhilfe e.V., 2017a), Makaton (Makaton, 2011), Jacobsen (Jacobsen, 2007, 2012), Baby Signing (König, 2007; Gericke, 2019; Butz, Mohos & Kindel, 2017; Grewing, 2008)
- Pantomime-Spielkarten (➤ S, 113ff.)
- Arbeitsblatt 3: Spielerische Einführung der Gebärde/n (➤ S. 117)
- Beispielblatt zu „Arbeitsblatt 3" (➤ S. 116)
- Laptop, Videos 4, 5, 6, 7
- Ball
- Hausaufgabenblatt Sitzung 2 (➤ S. 118)
- KUGEL-Gebärdengeschichte, Kap. 2 (➤ S. 150)
- Gebärdenblatt 2 mit sechs neuen Gebärden (7–12, ➤ S. 138)
- Begleitmaterialien Sitzung 2: Vorteile lautsprachunterstützender Gebärden und Einstieg in den Gebrauch lautsprachunterstützender Gebärden

**Vorbereitung für die Sitzung**

- Poster aus Sitzung 1 („Sprachförderliche Grundhaltung" und „Voraussetzungen für den Dialog") aufhängen
- „Fotoblume" aufhängen
- Gebärdenposter (Leber & Spiegelhalter, 2019) aufhängen
- Gebärdensammlungen auf einem Tisch zum Anschauen bereitlegen
- Herstellen der Karten für das Pantomimenspiel (Arbeitsmaterialien, ➤ S. 113ff.)

**Dauer der Sitzung**

145 Min.

### 4.2.1 Begrüßung, Vorstellung der zweiten Sitzung und Wiederholung der ersten sechs Gebärden

Dauer

5 Min.

Begrüßen Sie die Teilnehmenden und stellen Sie kurz die Inhalte der zweiten Sitzung vor. Wiederholen Sie die sechs Gebärden aus ➤ Kap. 1 der „KUGEL-Gebärdengeschichte".

### 4.2.2 Besprechung der Hausaufgabe und Wiederholung der allgemeinen sprachförderlichen Verhaltensweisen und des passenden Sprachangebots

#### Gruppendiskussion

Das Besprechen der Hausaufgaben erfolgt anhand einer Übung. Sie hilft den Teilnehmenden, die sich z. B. keine Notizen auf dem Hausaufgabenblatt gemacht oder die Hausaufgabe nicht durchgeführt haben, ihr Verhalten bezüglich der sprachförderlichen Grundhaltung zu reflektieren. Sie dient gleichzeitig der inhaltlichen Wiederholung der ersten Sitzung.

Übung

Diskussion über die Umsetzung der sprachförderlichen Grundhaltung zu Hause

Ziel

Jeder soll sich noch einmal bewusst machen, worauf er im Umgang mit seinem Kind seit der letzten Sitzung besonders geachtet bzw. was er verändert hat.

Dauer

20 Min.

Material

Flipchart/Magnete oder Stellwand/Nadeln, Stifte, Moderationskarten, Kopie des Themenfotos „Sprachförderliche Grundhaltung"

Aufgabe

Jeder Teilnehmende notiert die kommunikationsförderlichen Verhaltensweisen (allgemein sprachfördernde Verhaltensweisen und passendes Sprachangebot), auf die er seit der letzten Sitzung im Dialog mit seinem Kind besonders geachtet hat.

**SPRECHERTEXT**

In unserer ersten Sitzung haben Sie die sprachförderliche Grundhaltung kennengelernt. Sie haben erfahren, wie wichtig es ist, sich auf die Höhe des Kindes zu begeben, abzuwarten und auf den Blickkontakt zu achten. Zu Hause sollten Sie versuchen, diese allgemeinen sprachförderlichen Verhaltensweisen ganz bewusst und verstärkt zu nutzen. Zudem haben wir über die eigene Sprache gesprochen. Sie erinnern sich daran was passiert, wenn die Frau an der Rezeption beispielsweise zu schnell spricht.

Ich gebe nun jedem von Ihnen einige Zettel. Darauf notieren Sie die Aspekte, auf die Sie in den vergangenen Wochen im Gespräch mit Ihrem Kind besonders geachtet haben. Schreiben Sie auf jeden Zettel bitte nur einen Punkt in möglichst großer Schrift. Ich werde sie dann an die Stellwand heften und wir tauschen uns darüber aus.

Vorgehen

Geben Sie nun jedem Teilnehmenden einige Moderationskarten und bitten Sie die Eltern, die sprachförderlichen Verhaltensweisen gut leserlich aufzuschreiben. Warten Sie, bis alle Teilnehmenden mit der Aufgabe fertig sind. Sammeln Sie die Zettel ein und heften Sie diese sortiert nach gleichen Inhalten zum Themenbild „Sprachförderliche Grundhaltung".

Fassen Sie kurz zusammen, welche Punkte am häufigsten genannt wurden und ergänzen Sie die fehlenden Punkte, indem Sie diese auf dem Poster „Sprachförderliche Grundhaltung" aus Sitzung 1 zeigen und kommentieren.

Bitten Sie nun die Teilnehmenden, über ihre Erfahrungen mit der sprachförderlichen Grundhaltung zu berichten. Es sollten möglichst alle Teilnehmenden zu Wort kommen. Fragen Sie genauer nach, was sie ausprobiert haben und wie es funktioniert hat.

Beenden Sie das Besprechen der Hausaufgabe, indem Sie die wichtigsten Punkte des Erfahrungsaustauschs zusammenfassen und danken Sie den Eltern für das aktive Ausprobieren der Strategien.

### 4.2.3 Anwendungsübung: Pantomimisches Darstellen von Wörtern und Sätzen

Kleingruppenarbeit, Zusammentragen der Ergebnisse in der Großgruppe

Ziel

Diese Übung stellt eine Art „Warm-up" dar, um etwaige Hemmungen beim Gesten- und Gebärdeneinsatz abzubauen. Außerdem sollen die Teilnehmenden erfahren, dass sich auch komplexere Wörter und sogar Sätze ohne verbale Sprache darstellen lassen. Gleichzeitig erleben die Eltern die Schwierigkeiten und Missverständnisse, die auch unter Erwachsenen in einer Kommunikation ohne Worte entstehen können. Die Übung dient der Sensibilisierung der Eltern für die Nöte ihrer noch nicht sprechenden Kinder.

Dauer

15 Min.

Material

Pantomimenspiel-Karten mit jeweils fünf Begriffen für jeden Teilnehmenden, Karten mit einem Satz für jedes Elternteil

Aufgabe

Die Teilnehmenden bilden Dreiergruppen, jeder bekommt ein Kärtchen mit fünf Begriffen und ein Satzkärtchen. Reihum versucht jeder Teilnehmende, den anderen zwei Gruppenmitgliedern einen Begriff pantomimisch mitzuteilen. Zum Schluss sollen die Teilnehmenden versuchen, einen Satz mimisch und gestisch darzustellen, so dass andere Gruppenmitglieder ihn erraten können.

**SPRECHERTEXT**

In der heutigen Sitzung sollen Sie selbst Gesten und Gebärden einsetzen. Sie bekommen jetzt jeder eine Karte mit jeweils fünf Begriffen. Ich möchte Sie bitten, Dreiergruppen zu bilden und sich in der Kleingruppe

*Fortsetzung*

gegenseitig die Begriffe auf diesen Kärtchen pantomimisch darzustellen, also ohne dabei zu sprechen. Sie dürfen zur Verständigung Ihren ganzen Körper verwenden, Ihre Hände, Füße und Ihre Gesichtsmimik, aber keine gesprochene Sprache. Wechseln Sie sich ab, d.h. wenn eine Person den ersten Begriff dargestellt hat, ist der Nächste mit seinem ersten Begriff dran. Am Schluss bekommt jede*r von Ihnen noch einen einfachen Satz, den er/sie vorspielen soll (auch Ihre Kinder wollen oft eher einen Satz ausdrücken und nicht nur ein Wort!).

Vorgehen

Geben Sie nun jedem Elternteil ein Kärtchen und bitten Sie die Teilnehmenden, sich in Dreiergruppen zusammenzufinden. Ehepaare sollten sich auf verschiedene Gruppen verteilen. Wenn die Einzelbegriffe der Kärtchen erraten sind, verteilen Sie die Satzkärtchen.



Tragen Sie anschließend in der Großgruppe die Erfahrungen der Teilnehmenden zusammen. Welche Schwierigkeiten traten auf? Gab es Missverständnisse? Was war hilfreich für den Gebärdenden? Wie konnten die Sätze dargestellt werden?

### 4.2.4 Einsatz lautsprachunterstützender Gesten und Gebärden im Alltag

Gruppendiskussion

Ziel

Die Teilnehmenden sollen sich bewusstmachen, inwiefern sie in der alltäglichen Kommunikation bereits spontan Gesten und LUG einsetzen.

Dauer

10 Min.

Material

Flipchart

Aufgabe

**SPRECHERTEXT**

Sicherlich setzen Sie in der Kommunikation mit Ihrem Kind schon jetzt Alltagsgebärden ein, ohne besonders darauf zu achten. Welche Gesten oder Gebärden fallen Ihnen dazu ein?

Vorgehen

Sammeln Sie die Erfahrungen der Teilnehmenden und halten Sie die benannten Wörter auf dem Flipchart fest. Bestärken Sie die Eltern in der Anwendung unterstützender Gestik und Mimik.

### 4.2.5 Vorteile lautsprachunterstützender Gebärden

Gruppendiskussion

Ziel

Die Eltern sollen die Vorteile lautsprachunterstützender Gebärden erkennen.

Dauer

15 Min.

Material

Flipchart, Stifte

Aufgabe

Die Eltern sollen gemeinsam überlegen, welche Vorteile der Einsatz lautsprachunterstützender Gebärden hat.

Vorgehen

Sammeln Sie die Vorschläge der Eltern am Flipchart. Hierzu zählen z.B.:

- erweitert die Kommunikationsmöglichkeiten des Kindes
- integriert mehrere Sinneskanäle/-ebenen
- erleichtert dem Kind das Sprachverstehen
- erleichtert den Eltern, das Kind zu verstehen
- fokussiert die Aufmerksamkeit des Kindes
- lenkt die Aufmerksamkeit auf Gesicht und Mundbewegungen
- bietet die Möglichkeit, Sprache für Dinge anzubieten, für die sich das Kind interessiert
- reduziert das Sprechtempo
- ermöglicht eine Hilfestellung beim „Sprechen mit den Händen" (z.B. Hand führen)
- reduziert kommunikative Misserfolge
- weckt und verstärkt das Interesse an der Kommunikation und erleichtert so das soziale Miteinander
- fördert die Freude und den Spaß am Dialog

Verweisen Sie abschließend auf die Begleitmaterialien der heutigen Sitzung, in denen die Vorteile nochmal ausführlich beschrieben sind.

Es bietet sich evtl. an, wissenschaftliche Studien zu nennen: Acredolo, Goodwyn & Brown (2000) wiesen in einer Gruppe nicht behinderter Kinder, denen bereits im Alter von 6 Monaten Gebärden (*Baby Signing*) angeboten wurden, eine beschleunigte Entwicklung in den Bereichen Wortschatz, Aussprache, Sprachverständnis und geistige Entwicklung nach. Wagner und Sarimski (2012) führten mit Eltern von Kindern mit Down-Syndrom eine Online-Befragung durch. Diese Studie zeigte, dass durch den Einsatz unterstützender Gebärden ein großer Gebärden-Wortschatz aufgebaut werden kann, der mit dem Alter des Kindes zunächst wächst und der Entwicklung des expressiven Wortschatzes nicht entgegensteht. Im Alter von ca. 5 Jahren verringert sich der Gebärden-Wortschatz zugunsten eines wachsenden expressiven Wortschatzes. Die Kinder setzen dann zunehmend gesprochene Wörter ein und reduzieren den Einsatz von Gebärden (➤ Kap. 2.6.5).

**WICHTIG**

Gebärden sind keine Bremse, sondern eine Hilfe für den Erwerb der Lautsprache.

**SPRECHERTEXT**

Wir machen jetzt eine Pause von 10 Minuten und ich lege Ihnen zur Ansicht verschiedene Gebärdensammlungen aus, in die Sie hineinschauen können. Ich bringe die Gebärdensammlungen und die Gebärdenposter aber auch zu den nächsten Sitzungen wieder mit, so dass Sie auch später dazu noch genügend Zeit haben werden.

10 Minuten Pause

### 4.2.6 Gezieltes Anwenden lautsprachunterstützender Gebärden, Auswahl erster Gebärden

Großgruppe, Kleingruppe, Videodemonstration

#### Ziel

Die Teilnehmenden lernen, den Blickwinkel ihres Kindes einzunehmen, um die Entscheidung über die Auswahl der ersten Gebärden treffen zu können. Außerdem erarbeiten sie konkrete Umsetzungsmöglichkeiten für die spielerische Einführung erster Gebärden.

Die Videos sollen die Eltern zum Einsatz erster Gebärden im Alltag mit ihren Kindern motivieren.

#### Dauer

40 Min.

#### Material

Verschiedene Gebärdensammlungen, Flipchart/Stifte, Ball, Beispielarbeitsblatt 3, Arbeitsblatt 3: Spielerische Einführung der Gebärden, Laptop, Videos 4, 5, 6, 7

#### Aufgabe

Wichtige erste Wörter werden an dem Flipchart gesammelt und in Gebärden übersetzt. Die Liste wird ggf. durch die Kursleiter*in um wichtige, hochfrequente Wörter ergänzt. Danach entscheidet sich jeder, welche Gebärde für sein Kind besonders wichtig ist und welche Einführungssituation für diese geeignet wäre. Die Videos dienen im Anschluss der Demonstration möglicher spielerischer Einführungen von Gebärden.

#### Vorgehen

Die Eltern nennen Wörter, die sie aus dem Blickwinkel ihrer Kinder für wichtig halten. Die Kursleiter*in ordnet die Begriffe den Spalten einer Tabelle auf dem Flipchart zu (Spalten für Nomen, Verben, Adjektive und soziale Wörter). Bei Bedarf werden die Listen durch Wörter, die für junge Kinder wichtig sein könnten, ergänzt (z. B. Ball, Auto, essen, nochmal, kaputt, Baby, rutschen, Nudeln, heiß, Katze).

Teilen Sie das Beispielarbeitsblatt 3 mit den Gebärden „Ball“ und „schlafen“ aus.

**SPRECHERTEXT**

Wir haben jetzt einige Wörter gesammelt, die zum frühen Wortschatz junger Kinder gehören und die Sie für Ihre Kinder wichtig finden. Ich möchte Sie jetzt bitten, sich zu zweit zusammenzutun und sich nun Gedanken darüber zu machen, mit welchen ein bis drei Gebärden Sie mit Ihrem Kind beginnen möchten. Welche Wörter sind, aus Sicht Ihres Kindes, die absolut wichtigsten Wörter? Was will Ihr Kind Ihnen unbedingt sagen? Wonach möchte es fragen? Womit spielt es am liebsten? Tauschen Sie sich mit Ihrem Gesprächspartner über die Vorlieben Ihrer

Fortsetzung

Kinder aus und überlegen Sie gemeinsam, welche Wörter für Ihre Kinder wichtig sein könnten.

Wenn Sie ein bis drei wichtige Wörter pro Kind gefunden haben, überlegen Sie sich im zweiten Schritt, in welcher Spiel- oder Alltagssituation Sie Ihrem Kind die erste Gebärde zeigen könnten. In welchem Zusammenhang kommt das Wort häufig vor? In welcher Situation im Alltag könnten Sie die neue Gebärde wiederholt anbieten? Gibt es ein Spiel, ein Lied oder ein Bilderbuch, bei dem das Wort/die neue Gebärde oft vorkommt?

Ich habe ein Beispielarbeitsblatt vorbereitet, an dem Sie sich orientieren können.

Beim Einführen einer Gebärde ist es oft eine große Hilfe für Ihr Kind, den Bezug zu einem realen Objekt herzustellen. Wenn Sie z.B. die Gebärde für das Wort „Ball" einführen wollen, nehmen Sie – wie ich jetzt – einen Ball Ihres Kindes und streichen mit Ihren Händen über den Ball. Sagen Sie: „**Ball,** da ist ja der **Ball**!". Wenn Ihr Kind es zulässt, können Sie auch die Hände Ihres Kindes über den Ball führen und parallel sagen „Oh ja, lass uns mit dem **Ball** spielen".

Ich möchte Sie nun bitten, sich zu zweit zusammenzufinden. Schreiben Sie ein bis drei Einstiegsgebärden und die dazu passende Einführungssituation oder das Einführungsspiel, evtl. auch das dazu passende Bilderbuch auf das Arbeitsblatt 3. Im Anschluss freue ich mich, wenn Sie Ihre Ideen im Plenum kurz vorstellen, damit auch alle anderen Eltern von Ihren Ideen profitieren können.

Teilen Sie anschließend das Arbeitsblatt 3 aus!

Geben Sie – wenn nötig – den einzelnen Kleingruppen Hilfestellungen und fordern Sie die Teilnehmenden anschließend auf, ihre Gebärdeneinführungsideen der Großgruppe vorzustellen.

Zeigen Sie nun die Videos 4, 5, 6, 7 und weisen Sie die Teilnehmenden darauf hin, auch auf die sprachförderliche Grundhaltung und das passende Sprachangebot zu achten. Eine kurze Gruppendiskussion kann sich anschließen.

### 4.2.7 Begriffsklärung „Gesten/DGS/LBG/LUG"

Kurzer Vortrag, Gruppendiskussion

#### Ziel

Die Begriffe „Gesten", „Deutsche Gebärdensprache" (DGS), „Lautsprachbegleitende Gebärden" (LBG) und „Lautsprachunterstützende Gebärden" (LUG) sollen kurz geklärt und nur bei Nachfragen der Teilnehmenden variabel etwas ausführlicher behandelt werden. (Bei Bedarf sind für die Kursleiter*innen weitere Informationen zu den jeweiligen Begrifflichkeiten in ➤ Kap. 1.2 nachzulesen.)

Verschiedene Gebärdensysteme werden vorgestellt, da die Eltern evtl. in den verschiedenen Einrichtungen mit unterschiedlichen Gebärdensystemen in Kontakt kommen. Der Schwerpunkt sollte jedoch auf der Erklärung der LUG liegen.

#### Dauer

20 Min.

#### Material

Flipchart/Magnete oder Stellwand/Nadeln, Stifte, verschiedene Gebärdensammlungen

#### Vorgehen

Schreiben Sie den jeweiligen Begriff, den Sie erklären möchten, an das Flipchart. Erklären Sie kurz folgende Begriffe:

- **Gesten:** Gesten werden in der Kommunikation spontan verwendet und verstanden. Sie unterliegen keinen linguistischen Regeln. Es gibt unterschiedliche Gestenkulturen (z. B. zeigen Italiener tendenziell einen hohen Gesteneinsatz). Menschen nutzen Gesten individuell unterschiedlich und begleiten damit ihre verbale Sprache. Kinder kommunizieren im Spracherwerb vor ihren ersten Wörtern viel über Gesten, z. B. Kopfschütteln, Winken, Zeigen mit dem Zeigefinger.
- **Deutsche Gebärdensprache (DGS):** Die DGS ist eine visuell-manuelle Sprache, die sich über Jahrhunderte hinweg in der Sprachgemeinschaft der schwerhörigen und gehörlosen Menschen entwickelt hat. Die DGS ist eine vollständig eigene Sprache mit einer eigenen Grammatik und einem eigenen Satzbau (z. B. Fragewörter werden an das Satzende gestellt) und dient als Ersatz für die Lautsprache. Neben der Bewegung der Hände spielen auch das Mundbild, die Körperhaltung und die Mimik eine wichtige Rolle. Das Fingeralphabet wird zusätzlich z. B. für Eigennamen genutzt. Die DGS kann man z. B. bei Nachrichten im Fernsehsender Phönix anschauen.
- **Lautsprachbegleitende Gebärden (LBG):** LBG wurden für schwerhörige Menschen entwickelt; LBG folgen der Grammatik der Lautsprache, d. h. jeder Satz wird gleichzeitig Wort für Wort

gebärdet. Unterstützend wird auch hier, z. B. bei Namen, das Fingeralphabet eingesetzt.

- **Lautsprachunterstützende Gebärden (LUG):** Die LUG orientieren sich an den Gebärden der DGS. Die gesprochenen Äußerungen werden synchron von Gebärden begleitet, aber im Unterschied zur LBG werden nur die Schlüsselwörter gebärdet, d. h. die bedeutungstragenden Wörter einer Aussage. LUG unterstützen die Entwicklung des Sprachverstehens beim Kind, da die Bedeutung simultan in einer weiteren Wahrnehmungsmodalität (visuell) hervorgehoben wird. Expressiv erweitert sich durch LUG die Mitteilungsmöglichkeit des Kindes. Die Interaktion zwischen Eltern und Kind verbessert sich. Die Kinder trainieren ihr Dialogverhalten und bekommen eine Möglichkeit an die Hand, sich auszudrücken. Sie machen so eine wichtige Erfahrung: Es lohnt sich, wenn ich mich mitteile und ich werde verstanden, wenn ich Gebärden einsetze.

Es existieren unterschiedliche Gebärdensammlungen, die im Elterntraining kurz vorgestellt werden. Die Eltern sollten mit der Sammlung arbeiten, die auch in der Kita ihres Kindes verwendet wird oder bereits im Rahmen der Frühförderung oder Sprachtherapie eingeführt wurde.

**SPRECHERTEXT**

Um Ihre Kinder nicht durch den Gebrauch unterschiedlicher Gebärdensysteme zu verwirren möchte ich Sie bitten, in der Kita Ihres Kindes zu erfragen, ob und welches Gebärdensystem die Kita benutzt, z. B. DGS (Kestner, 2017), GuK (Wilken, 2005), SdmHa (Bundesverband evangelische Behindertenhilfe e.V., 2017a). Mit dieser Sammlung werden Sie dann auch hier im Elterntraining arbeiten und Material für Ihr Kind erstellen. Für Ihr Kind ist es wichtig, dass möglichst alle Bezugspersonen – Sie als Eltern, aber auch die Erzieher*innen in der Kita – die gleiche Gebärde für das gleiche Wort verwenden!

Ich stelle Ihnen nun einige der gängigen Gebärdensammlungen kurz vor.

### Das große Wörterbuch der Deutschen Gebärdensprache (DGS, Kestner, 2017)

Dieses digitale Wörterbuch ist die umfassendste deutsche Gebärdensammlung und erscheint seit 2009 im Kestner Verlag. Es gilt inzwischen als Standardwerk und wird zunehmend auch als Grundlagenwerk in der Unterstützten Kommunikation eingesetzt. Das Wörterbuch enthält 19.000 Begriffe, die mithilfe von Gebärdenvideos demonstriert werden. Die DVD ermöglicht – neben der Beobachtung der genauen Ausführung der Gebärden – auch ein Ausdrucken von Gebärdenstandbildern und Ergänzen von Bewegungspfeilen.

Die Sammlung ist benutzerfreundlich und deckt alle Themen des täglichen Lebens ab. Wird ein gesuchtes Wort eingegeben, erscheinen alle Begriffe, in denen das Wort enthalten ist, z. B. „laufen": entlaufen, Schlittschuh laufen, auslaufen.

*Kestner, K. (2017). Das große Wörterbuch der Deutschen Gebärdensprache, Version 3, ISBN 978-3-945761-01-4, Medium DVD-ROM. Schauenburg: Kestner.*

Das Wörterbuch ist auch als App für iOS und Android erhältlich.

Kostengünstiger und ebenfalls benutzerfreundlich ist „Der Gebärdenbaukasten" aus dem Kestner Verlag, der 8000 Gebärdenbilder umfasst. Da diese CD-ROM aber speziell für Menschen gedacht ist, die Gebärdenkurse geben oder Eltern Arbeitsunterlagen für zu Hause mitgeben wollen, sind die Gebärdendarstellungen nicht kindgerecht.

*Kestner (2007). Gebärdenbaukasten. Medium: CD-ROM. ISBN: 978-3-9810709-6-5 Schauenburg: Kestner*

### Schau doch meine Hände an (SdmHa, Bundesverband evangelische Behindertenhilfe e.V., 2017a)

Die Sammlung dieser Gebärden lehnt sich an die DGS an. Die Gebärden sind jedoch z. T. motorisch vereinfacht, damit sie auch von Menschen mit geistiger oder körperlicher Behinderung ausgeführt werden können. Der Gehörlosenlehrer Ernst Blickle begann mit der Entwicklung der Sammlung bei seiner praktischen Arbeit in einer kirchlichen Einrichtung für hörgeschädigte und geistigbehinderte Menschen. Die Sammlung enthält deshalb auch viele religiöse Gebärden.

2017 wurde SdmHa neu aufgelegt und zu einer Buch- und DVD-Version mit ca. 1000 Gebärden erweitert. Die Gebärden werden fotografisch dargestellt. Die neue Auflage ist auch als mobile Version auf Smartphones einsetzbar.

*Schau doch meine Hände an (SdmHa). Erweiterte Neuauflage. Bundesverband evangelische Behindertenhilfe.*

*Ringbuch: Schau doch meine Hände an (2017a). Bundesverband evangelische Behindertenhilfe (BeB e. V.). Reutlingen: Diakonie Verlag. ISBN 978-3-938306-11-6*

*DVD: Schau doch meine Hände an (2007). Bundesverband evangelische Behindertenhilfe (BeB. e. V.). Reutlingen: Diakonie Verlag. ISBN 978-3-938306-12-3*

*Buch und DVD (2017b): Bundesverband evangelische Behindertenhilfe (BeB. e. V.). Reutlingen: Diakonie Verlag. ISBN 978-3-938306-13-0*

4

### Gebärdenunterstützte Kommunikation (GuK, Wilken, 2005)

Diese Sammlung wurde von Etta Wilken in der Arbeit mit Kindern mit Down-Syndrom entwickelt und wird oft in der Frühförderung eingesetzt. Sie besteht aus zwei Teilen. GuK 1 lehnt sich an das Programm SdmHa an, GuK 2 orientiert sich an der DGS. Die DGS Gebärden werden z. T. motorisch vereinfacht. Oft bezeichnet eine Gebärde ein ganzes Wortfeld (z. B. eine Gebärde für die Begriffe „schlafen, Bett, müde“). Dadurch kann der Gebärdenwortschatz, den die Eltern und Kinder erlernen müssen, um sich im Alltag zu verständigen, reduziert werden. GuK kombiniert Gebärden, Bildsymbole und Schriftkarten und umfasst einen für Kinder relevanten, aber begrenzten Wortschatz von 200 Begriffen. Die Gebärden werden durch gemalte Bilder eines Jungen oder Mädchens sehr kindgerecht dargestellt.

Die Gebärdensammlung ist kartoniert und als DVD erhältlich.

*Wilken (2005): Sprechen lernen mit GuK 1-Grundwortschatz und GuK 2-Aufbauwortschatz. Deutsches Down-Syndrom Info-Center, Hammerhöhe 3, 91207 Lauf. Tel. 09123/982121, E-Mail: ds.infocenter@t-online.de*

*Wilken (2006): Sprechen lernen mit GuK 1 und GuK 2. CD-ROM. Deutsches Down-Syndrom Info-Center, Hammerhöhe 3, 91207 Lauf. Tel. 09123/982121, E-Mail: ds.infocenter@t-online.de*

Die GuK Sammlungen wurden zwischenzeitlich immer wieder aktualisiert und angepasst. Die letzte, größere Aktualisierung erfolgte im April 2016.

### Makaton (deutsche Übersetzung nach Siegel, Hrsg. Makaton-Deutschland e. V., 2011)

Makaton kombiniert Gebärden und Bildsymbole. Das Grundvokabular besteht aus 350 Begriffen und entspricht dem frühen Wortschatz eines Kindes. Es handelt sich um eine vereinfachte Sammlung der englischen Gebärdensprache und wurde durch Gudrun Siegel der DGS angepasst. Die Systematik von Kern- und Randvokabular wird berücksichtigt.

*Makaton-Deutschland e. V. (2011). Kernvokabular/Grundvokabular. MAKATON-Deutschland. Sertoriusring 18, 55126 Mainz, E-Mail: info@makaton-deutschland.de*

### Jacobsen (Jacobsen, Band 1, 5. überarbeitete Auflage 2012)

Das Gebärdenbuch von Birgit Jacobsen besteht aus zwei Bänden (450 Gebärden pro Band). Band 2 soll 2020 als Neuauflage erscheinen. Band 3 und 4 sind in Planung, ebenso ein Gebärdenlexikon (3000 Gebärden).

Band 1 und 2 greifen die Lebensbereiche von jungen Kindern auf. Gebärden werden unter bestimmten Überschriften zusammengefasst (z. B. Süßes und Getränke/Wo und was ich draußen spiele/Diese Tiere kenne ich), um das Erlernen der Gebärden zu erleichtern. Die Ausführung der Gebärden wird fotografisch dargestellt und durch eine schwarz-weiß-Zeichnung ergänzt. Das Gebärdenbuch orientiert sich an der DGS.

*Das Gebärdenbuch Band 1, ISBN: 978-3-9809004-3-0, 5. überarbeitete Auflage 2012, Hamburg: Verlag Birgit Jacobson*

*Das Gebärdenbuch Band 2, ISBN: 978-3-9809004-6-1, 2007. Hamburg: Verlag Birgit Jacobsen*

### Baby Signing (z. B. König, 2007; Gericke, 2019; Butz, Mohos & Kindel, 2017; Grewing, 2008)

Das Konzept der „Baby Signs“ geht davon aus, dass der frühe Einsatz von Gebärden die Sprach- und Intelligenzentwicklung von Kindern positiv beeinflusst. Hörende Eltern werden in Kursen, über Bücher, Video-Clips, Online-Kursen etc. angeleitet, Gebärden in der Kommunikation mit ihren hörenden Kindern einzusetzen. Meist fußen die Materialien auf den Gebärden der DGS, z. B.

*König, V. (2007). Das große Buch der Babyzeichen. Schauenburg: Kestner, ISBN: 978-3-9810709-7-2*

*Gericke, W. (2019). BabySignal – Mit den Händen sprechen. München: Kösel. (Das Buch enthält über 90 Gebärden für den Alltag von Babies und Kleinkindern von 3 bis 24 Monaten). ISBN: 978-3-466-31124-8*

*Butz, B., Mohos, A.-K., Kindel, U. M. (2017). Singen, spielen, erzählen mit Kindergebärden*

*Die Lieder und Fingerspiele des Buches werden durch 116 unterschiedliche kindgerechte Gebärden-Abbildungen (DGS) begleitet; eine CD-ROM ist enthalten. Münster: Ökotopia Verlag. ISBN 978-3-86702-180-7*

*Grewing, S. (2008). Let's talk Wonneproppen, Hamburg: Birgit Jacobsen. ISBN 978-3-9809004-7-8*

**SPRECHERTEXT**

Gebärden werden von unterschiedlichen Menschen mit unterschiedlichen Schwierigkeiten zur Kommunikation genutzt. Wir werden uns in diesem Elterntraining ausschließlich mit lautsprachunterstützenden Gebärden (LUG) beschäftigen, d. h. wir nutzen die Gebärden lediglich **sprachunterstützend.** Zu jeder Gebärde **sprechen** Sie gleichzeitig das passende Wort. LUG stellen somit eine zusätzliche Hilfe zum Erwerb der Lautsprache dar.

Ihre Kinder durchlaufen aufgrund unterschiedlicher Grunderkrankungen eine verlängerte vorsprachliche Phase. Ihnen fällt es zunächst oft leichter Gebärden zu lernen, als Wörter zu sprechen. Durch den Einsatz von Gebärden können Ihre Kinder früher ihre Wünsche äußern und Fragen stellen. Ihre Kinder erleben somit früher, dass Kommunikation Spaß macht. Gebärden dienen in dieser Zeit als **Brücke zum Wort** vor dem später einsetzenden Sprechbeginn.

Verschiedene Studien und meine Erfahrungen zeigen, dass die Kinder durch den Einsatz der Gebärden **schneller beginnen,** auch lautsprachlich zu kommunizieren. Da es keine bessere und effektivere Kommunikationsmöglichkeit gibt als zu sprechen, werden die gesprochenen Wörter nach und nach die Gebärden ergänzen oder ersetzen, sobald das Kind über die lautsprachlichen Möglichkeiten verfügt.

Demonstrieren Sie an einigen Beispielsätzen den LUG-Einsatz:

„Oh, du hast einen **Ball!** Das ist ein schöner **Ball.** Der **Ball** kann rollen."

„Bist du **fertig?** Ganz **fertig** mit dem Essen? Ich bin auch **fertig,** dann können wir aufstehen."

### 4.2.8 Zusammenfassung, Hausaufgabe, Vorschau auf die nächste Sitzung, KUGEL-Gebärdengeschichte, Begleitmaterial

Großgruppe

Dauer

15 Min.

Material

Hausaufgabenblatt Sitzung 2, Begleitmaterial Sitzung 2: Einstieg in den Gebrauch lautsprachunterstützender Gebärden, Vorteile lautsprachunterstützender Gebärden, ➤ Kapitel 2 der KUGEL-Gebärdengeschichte, Gebärdenblatt 2

**SPRECHERTEXT**

Damit sind wir am Ende der heutigen Sitzung angelangt. Ich habe mich sehr gefreut, dass Sie sich in den letzten 2 Wochen intensiv bemüht haben, eine sprachförderliche Grundhaltung Ihrem Kind gegenüber einzunehmen und auf die Grundvoraussetzungen für einen gelungenen Dialog zu achten. Interessant ist es immer wieder, ob und wie Ihre Kinder auf die veränderte Grundhaltung reagieren, evtl. anfänglich irritiert sind.

Wir haben heute intensiv das Thema „lautsprachunterstützende Gebärden" behandelt und über die Vorteile der Gebärdenanwendung gesprochen. Die Gebärden erweitern die Kommunikationsmöglichkeiten Ihres Kindes und erleichtern ihm das Sprachverstehen. Sie helfen Ihnen zudem, Ihr Kind besser zu verstehen.

Sie haben sich Gedanken über erste wichtige Wörter/Gebärden für Ihr Kind gemacht. Es ist deutlich geworden, dass wir **das** Einstiegswort brauchen, das dem Kind besonders wichtig ist. Versuchen Sie nun mit Ihrem Kind ein bis drei Gebärden einzuführen. Versuchen Sie, diese Gebärden möglichst häufig im Kontakt mit Ihrem Kind selbst zu gebrauchen. Nehmen Sie sich dafür bewusst Zeit. Später werden Sie die Gebärden automatisch einsetzen. Am Anfang ist das noch ein geplanter Vorgang, der seine feste Zeit am Tag braucht. **Erwarten Sie bitte nicht, dass Ihr Kind die von Ihnen angebotenen Gebärden sofort imitiert.** Einige Kinder brauchen Ihr Gebärdenmodell über Monate, bevor sie selbst diese Gebärden aktiv benutzen. Vielleicht gewinnen Sie aber als ersten Erfolg den Blickkontakt Ihres Kindes. Beobachten Sie die Reaktion auf Ihren Gebärdeneinsatz.

Notieren Sie sich bitte Ihre Erfahrungen bei der Einführung der Gebärden auf dem Hausaufgabenblatt, damit wir uns bei der nächsten Sitzung darüber austauschen können.

*Fortsetzung*

In der nächsten Sitzung werden wir gemeinsam überlegen, welche Grundprinzipien beim Gebärdeneinsatz zu berücksichtigen sind. Wir werden uns mit Bewegungsliedern beschäftigen und eine Reihe von Videos sehen.

Deshalb habe ich zum Schluss noch eine Bitte: Bringen Sie zum nächsten Termin bitte ein Bewegungslied/Fingerspiel mit. Schön wäre es, wenn Sie den Liedtext für alle Teilnehmenden aufschreiben könnten. Vielleicht singen Sie schon zu Hause ein Lied mit Ihrem Kind besonders gern oder Sie kennen eines aus Ihrer Kindheit.

Zum Abschluss der Sitzung lese ich Ihnen nun das zweite Kapitel der KUGEL-Gebärdengeschichte vor, in dem Sie wieder sechs neue Gebärden erlernen. Vielleicht taucht in der Geschichte ja auch eine Gebärde auf, die Ihr Kind spannend finden könnte. Das Hauptziel dieser Geschichte ist es aber, dass **Sie** sich zunächst selbst einen kleinen Gebärdenwortschatz aneignen.

Verteilen Sie das Gebärdenblatt 2 und fordern Sie die Teilnehmenden auf, die von Ihnen demonstrierten Gebärden selbst aktiv mit auszuführen.

Teilen Sie am Ende der Sitzung die Begleitmaterialien zu Sitzung 2 aus.

## 4.3 Sitzung 3:Grundprinzipien bei der Anwendung von LUG, Einsatz von Bewegungsliedern mit Gesten und Gebärden

### Ablauf

- Begrüßung, Vorstellung des Ablaufs der dritten Sitzung, Wiederholung der ersten zwölf Gebärden (10 Min.)
- Besprechen der Hausaufgaben (25 Min.)
- Einführung von Gebärdenringbüchern, Gebärdenpostern und Gebärdensammlungen (25 Min.)
- Grundprinzipien bei der Anwendung von LUG (20 Min.)
- Pause (10 Min.)
- Gebärdeneinsatz bei Bewegungsliedern (40 Min.)
- Zusammenfassung, Hinweise zum Erstellen einer Videoaufnahme, Hausaufgaben (10 Min.)
- Ausblick auf die vierte Sitzung (Eltern-Kind-Gruppentreffen) und ➤ Kap. 3 der KUGEL-Gebärdengeschichte (5 Min.)

### Überblick

Die dritte Sitzung beginnt mit einem Erfahrungsaustausch über den ersten Einsatz der LUG in der Interaktion mit dem Kind. Danach erhält jede Familie zur Dokumentation ihres jeweils individuellen Gebärdenwortschatzes ein Gebärdenringbuch und Poster.

Hinweis: Es kann hilfreich sein, wenn die Kursleiter*in in der Region gebräuchliche Gebärdensammlungen (➤ Kap. 4.2.7) zum Verkauf an die teilnehmenden Familien bereithält.

Die Grundprinzipien, die bei der Anwendung von Gebärden Beachtung finden sollten, werden gemeinsam erarbeitet. Nach der Pause geht es um die Möglichkeit des Einsatzes von Gesten und Gebärden im Rahmen von Bewegungsliedern, Finger- und Singspielen.

### Ziele der dritten Sitzung

Am Ende der dritten Sitzung sollen die Teilnehmenden

- sich kompetent und motiviert fühlen, den in den vergangenen Wochen begonnenen Gebärdeneinsatz in der Interaktion mit ihrem Kind fortzuführen und – je nach individuellen Möglichkeiten – zu erweitern.
- Materialien zum Gebärdeneinsatz und zur Dokumentation eingeführter LUG nutzen: Gebärdenringbuch, Poster, Gebärdensammlung; Materialien werden im Kurs zur Verfügung gestellt und können dort erworben werden.
- die Grundprinzipien bei deren Anwendung verstanden haben.
- sich motiviert fühlen, Bewegungslieder/Sprachspiele mit Gebärden mit ihren Kindern zu erproben.

4

## Organisation

**Materialien und Ausrüstung**

- Poster der sprachförderlichen Grundhaltung aus Sitzung 1
- Poster der Voraussetzungen für den Dialog aus Sitzung 1
- „Fotoblume" der Kinder aus Sitzung 1
- Flipchart/Magnete oder Stellwand/Nadeln, Stifte
- Gebärden-Memorykarten
- für jede Familie: 1 Ringbuch (DIN A5) mit Prospekthülle, 1 Pappe (z. B. 50 × 70 cm) als Gebärdenposter
- Demonstrationsringbuch mit Gebärdenbildern und entsprechenden Gegenstands-oder Situationsbildern
- Gebärdenposter (Leber & Spiegelhalter, 2019)
- Gebärdensammlungen
- Laptop
- Moderationskarten
- Themenfoto: Grundprinzipien bei der Gebärdenanwendung (➤ S. 156)
- Video 8 für Grundprinzipien bei der Gebärdenanwendung
- Themenfoto: Musik (➤ S. 157)
- Videos 9, 10, 11 mit Bewegungsliedern
- Merkblatt: Erstellen einer Videoaufnahme (➤ S. 119)
- verschiedene Gebärdensammlungen zum Verkauf für die Familien
- Bücher mit Bewegungsliedern, Reimen, Fingerspielen und Liedern
- Hausaufgabenblatt Sitzung 3 (➤ S. 120)
- Begleitmaterialien Sitzung 3: Grundsätze bei der Anwendung lautsprachunterstützender Gebärden/Reime, Finger- und Bewegungsspiele – natürlich mit Gebärden
- KUGEL-Gebärdengeschichte, Kap. 3 (➤ S. 150)
- Gebärdenblatt 3 mit sechs neuen Gebärden (13–18, ➤ S. 140f.)

**Vorbereitung für die Sitzung**

- Poster aus Sitzung 1 „Sprachförderliche Grundhaltung" und „Voraussetzungen für den Dialog") aufhängen
- „Fotoblume" der Kinder aufhängen
- Gebärdenposter (Leber & Spiegelhalter, 2019) aufhängen
- Gebärdensammlungen auf einem Tisch zum Anschauen bereitlegen
- die zwölf Gebärdenbilder der beiden Gebärdenblätter aus Sitzung 1 und 2 kopieren und für das Memory auf Pappe kleben und ausschneiden

**Dauer der Sitzung**

145 Min.

### 4.3.1 Begrüßung, Vorstellung des Ablaufs der dritten Sitzung, Wiederholung der ersten zwölf Gebärden

Dauer

10 Min.

Begrüßen Sie die Eltern und stellen Sie den Ablauf der heutigen Sitzung vor. Wiederholen Sie anschließend kurz die zwölf bisher erlernten Gebärden mit allen Teilnehmenden in einem kurzen Anwendungsspiel.

#### Übung: Gebärdenmemory

Material

Gebärden-Memorykarten

Aufgabe

Alle Teilnehmenden stellen sich in einem großen Kreis zusammen, und jeder erhält eine Karte mit einer der zwölf bereits erlernten Gebärden, die er den anderen nicht zeigen darf.

**SPRECHERTEXT**

Zu Beginn der heutigen Sitzung möchte ich mit Ihnen die bisher erlernten Gebärden mit einem Gebärden-Memory wiederholen. Jeder von Ihnen hat eine Karte in der Hand, auf der eine der erlernten Gebärden abgebildet ist. Jede Gebärde gibt es zweimal. Es gilt nun also für Sie, wie beim Memory, Ihren Memorypartner mit der gleichen Gebärde zu finden. Einer beginnt und nimmt mit einem anderen Kreismitglied Blickkontakt auf, sagt den auf seiner Karte dargestellten Begriff und führt parallel die entsprechende Gebärde aus. Der so Angesprochene antwortet entsprechend mit seiner Gebärde. Haben die beiden nicht den gleichen Begriff, wendet sich der Angesprochene anschließend fragend mit seiner Gebärde einem anderen Teilnehmenden zu. Dieser antwortet mit seiner Gebärde usw. Wenn sich zwei von Ihnen mit der gleichen Gebärde gefunden haben, gehen Sie aus dem Kreis, der Kreis verkleinert sich, bis sich alle Paare gefunden haben.

4

Wenn niemand von sich aus beginnen möchte, starten Sie als Modell das Memoryspiel und wenden sich mit Ihrer Gebärde gezielt fragend an einen anderen Teilnehmenden. Je nach Gruppengröße können Sie dieses Spiel auch zweimal hintereinander durchführen.

Alternative bei wenigen Teilnehmenden: Memory auf dem Tisch spielen, Karte für den anderen nicht sichtbar aufdecken, Gebärde ausführen und zweite Karte aufdecken, wieder Gebärde ausführen.

## 4.3.2 Besprechen der Hausaufgaben

### Übung: Austausch über die ersten Erfahrungen mit Gebärden in der Interaktion mit dem Kind

Erfahrungsaustausch

Ziel
Die Eltern erhalten Gelegenheit zum Austausch über ihren ersten Gebärdeneinsatz in der Interaktion mit ihrem Kind.

Dauer
25 Min.

Aufgabe
Die Eltern berichten über ihre ersten Erfahrungen beim Gebärdeneinsatz in der Interaktion mit ihrem Kind.

Vorgehen
Geben Sie den Teilnehmenden die Möglichkeit, über ihre Erfahrungen mit Gebärden zu berichten. Fragen Sie ggf. nach, welche Gebärden genutzt wurden und ob es gelungen ist, sich hierfür eine Extrazeit zu nehmen. Bitten Sie die Eltern, die Reaktionen ihrer Kinder, z. B. Veränderung des Blickkontaktes, zu beschreiben. Lassen Sie Teilnehmende schildern, wie sie sich bei ihren ersten Einsatzversuchen von LUG gefühlt haben. Fragen Sie auch, ob es zu Problemen, Fragen oder Unsicherheiten kam und ob das Gebärden Spaß bereitet hat. Überlegen Sie gemeinsam, ob und falls ja, welche neue Gebärde individuell bei jeder Familie in den kommenden Wochen ergänzend eingeführt werden könnte.

**WICHTIG**
Betonen Sie erneut, dass eine Gebärdenanwendung seitens der Kinder noch nicht zu erwarten ist.

Ausnahmen gibt es natürlich in positiver Weise durchaus, d. h. Kinder, die sofort mit dem Imitieren der Gebärden beginnen.

Fassen Sie zum Abschluss des Erfahrungsaustausches die wichtigsten Punkte zusammen und erwähnen Sie die Bedeutung der sprachförderlichen Grundhaltung und des passenden Sprachangebots beim Einsatz von LUG. Beenden Sie das Besprechen der Hausaufgabe, indem Sie die Eltern für ihre ersten Gebärdeneinsätze positiv verstärken und sie ermuntern, auf dieser Basis in den kommenden Wochen und Monaten vermehrt LUG in der Interaktion mit ihrem Kind einzusetzen.

## 4.3.3 Einführung von Gebärdenringbüchern und Postern für jede Familie

Kurzvortrag

Ziel
Jede Familie soll kontinuierlich neu eingeführte Gebärden dokumentieren.

Dauer
25 Min.

Material
Für jede Familie jeweils ein Ringbuch DIN A5 mit einer Prospekthülle, eine Pappe (z. B. 50 × 70 cm), optional eine Gebärdensammlung

Aufgabe
Zur Dokumentation der benutzten Gebärden erhält jede Familie ein Ringbuch, ein Poster und eine Gebärdensammlung.

**SPRECHERTEXT**
Sie haben nun alle Ihre individuellen ersten Gebärden ausgewählt und wenden diese bereits in der Kommunikation mit Ihren Kindern an. Somit ist Ihnen der erste Schritt in die Kommunikation mit LUG gelungen.

In den kommenden Wochen und Monaten wird jede Familie ihren „Familiengebärdenwortschatz" regelmäßig erweitern und aktualisieren. Es ist nützlich, die individuelle Sammlung der Gebärden für Ihr Kind gut zu dokumentieren. Dafür eignet sich ein individuelles Gebärdenringbuch. Jede Familie erhält heute ein solches Gebärdenringbuch (und eine Gebärdensammlung). Bitte heften Sie ab jetzt jede neue von Ihnen benutzte Gebärde in dieses Ringbuch ein. Sie können die einzelnen Gebärden-Abbildungen jeweils in eine Klarsichthülle stecken und z.B. darüber das passende Bild oder ein Foto von dem Begriff kleben.

Dieses Gebärdenringbuch kann Ihr Kind auch mit in die Krippe, zu Oma und Opa oder Freunden nehmen. Die anderen Bezugspersonen können so die Gebärden mitlernen und auf diese Weise für Ihr Kind als Modell fungieren und sich besser mit ihm verständigen. Außerdem können alle Bezugspersonen nachschlagen, **welche** Gebärden schon eingeführt wurden und **wie** diese ausgeführt werden sollen. Sollte Ihr Kind schon versuchen, selbst Gebärden einzusetzen, wird es dem Erwachsenen leichter fallen, die Gebärde Ihres Kindes zu verstehen.

Eine weitere Dokumentationsform ist das Aufhängen eines Gebärdenposters. Jede Familie erhält eine Pappe, die Sie in der Wohnung an einem für alle gut sichtbaren Platz als Plakat aufhängen sollten. Auf dieses Poster kleben Sie bitte zukünftig alle in Ihrer Familie verwendeten Gebärden. So nutzen Sie die Chance, darüber miteinander ins Gespräch zu kommen. Ihrem Kind und allen Bezugspersonen wird der hohe Stellenwert, den die Gebärden bei Ihnen haben, verdeutlicht. Vielleicht können Sie auch die pädagogischen Fachkräfte in der Kita Ihres Kindes dazu motivieren, im Gruppenraum ein Plakat mit den für Ihr Kind wichtigen Gebärden aufzuhängen. Auf diese Weise können die Fachkräfte und die anderen Kinder die Gebärden leichter mitlernen und mit Ihrem Kind besser kommunizieren. Gleichzeitig erlebt Ihr Kind so weitere Bezugspersonen als Gebärdenmodelle. Den anderen Kindern macht das Gebärden meist auch viel Spaß.

Nach dieser Sitzung sollten die Familien möglichst umgehend mit der Dokumentation der bereits eingeführten Gebärden beginnen. Es ist für die Familien hilfreich, wenn sie in der Sitzung die Möglichkeit bekommen, eine Gebärdensammlung bei Ihnen käuflich zu erwerben. Soweit es Ihnen als Kursleiter*in möglich ist, legen Sie also einige Gebärdensammlungen zum Verkauf bereit.

Teilen Sie an jede Familie ein Gebärdenringbuch und ein Poster aus.

**TIPP**

1. Bringen Sie exemplarisch ein schon gut bestücktes Gebärdenringbuch und ein Poster eines anderen Kindes als Anregung für die Eltern mit.
2. Sollte in der Krippe oder im Kindergarten eines Kindes schon eine Gebärdensammlung gebräuchlich sein, sollten die Eltern das Gebärdenringbuch und Poster unbedingt mit der dort verwendeten Gebärdensammlung erstellen.
3. Deutschlandweit werden derzeit zunehmend Gebärden der DGS (Deutsche Gebärdensprache) auch bei kleinen und/oder behinderten Kindern eingesetzt.

### 4.3.1 Grundprinzipien bei der Anwendung von Gebärden

#### Kleingruppenarbeit

**Ziel**

Die Eltern erarbeiten die wichtigsten Grundprinzipien, die beim Einsatz von LUG von Bedeutung sind, gemeinsam. Sie sollen ein Bewusstsein für die wesentlichen Punkte entwickeln, die beim Anwenden der LUG zu beachten sind.

**Dauer**

20 Min.

**Material**

Stellwand/Nadeln, Stifte, Moderationskarten, Themenfoto: Grundprinzipien bei der Gebärdenanwendung, Laptop, Video 8

**Aufgabe**

Hängen Sie das Themenfoto „Grundprinzipien bei der Gebärdenanwendung" an eine Stellwand. Bilden Sie Kleingruppen mit je zwei bis drei Personen. Verteilen Sie mehrere Moderationskarten an jede Kleingruppe. Jede Gruppe schreibt pro Karte einen möglichen Grundsatz auf, der bei der Anwendung von LUG wichtig sein könnte. Anschließend stellt jede Kleingruppe ihre Ergebnisse dem Plenum vor und heftet ihre Moderationskarten um das Foto „Grundprinzipien bei Gebärdenanwendung". Bei Bedarf werden wichtige Punkte von Ihnen ergänzt.

Folgende Grundsätze sollten festgehalten sein:

- Gebärden immer parallel zum gesprochenen Wort verwenden

- nur wenige, wichtige Wörter – sog. Schlüsselwörter – sprachbegleitend gebärden
- Erwachsener sucht Nähe zum Kind, um Blickkontakt und Aufmerksamkeit zu erlangen
- Auswahl der Gebärden nach Interessen, Bedürfnissen und Entwicklungsstand des Kindes
- Einstieg erfolgt mit ein bis drei Gebärden, orientiert am Alltag des Kindes
- Einführung der Gebärden in konkreten Situationen mit inhaltlicher Verknüpfung von Realobjekt, Wort und symbolischem Zeichen
- nur langsame, schrittweise Erweiterung des Gebärdenwortschatzes, dem Tempo des Kindes angepasst
- Kind bekommt Zeit, um auf die Gebärde reagieren zu können
- langsames Ausführen der Gebärden (evtl. mit Wiederholungen)
- jeder Gebärdenversuch des Kindes wird bestärkt, nicht direkt korrigiert
- physische Unterstützung beim Gebärden (z. B. durch Handführen) ist möglich
- Mimik mit einbeziehen
- Angebot der Gebärden in wiederkehrenden Strukturen/Ritualen
- eine Gebärde steht für ein Begriffsfeld (bei Verwendung von GuK, Wilken, 2005)
- möglichst viele Bezugspersonen in Familie/Krippe einbeziehen
- Dokumentation der eingeführten Gebärden im Ringbuch und auf dem Poster

Verweisen Sie auf die Begleitmaterialien dieser Sitzung, in denen die Grundsätze zum Einsatz von LUG ausführlich beschrieben sind.

Videodemonstration

Zeigen Sie abschließend vor der Pause zur Veranschaulichung der eben erarbeiteten Inhalte das Video 8.

**SPRECHERTEXT**

Bevor wir eine Pause machen, zeige ich Ihnen eine kurze Videosequenz. Auf dem Video können Sie beobachten, wie die Mutter in der Interaktion mit ihrem Kind beim Gebärden viele der eben besprochenen Grundsätze anwendet.

10 Minuten Pause

### 4.3.5 Einsatz von Gebärden bei Bewegungsliedern

Kurzvortrag, Kleingruppenarbeit, Gruppendiskussion

Junge Kinder lieben Sprachspiele wie Bewegungslieder und Fingerspiele. Sie bieten den Vorteil, dass die Sprache meist verknüpft mit Bewegungen, Gesten und unterstützenden Gebärden angeboten wird. Für Eltern, die sich bisher gescheut haben LUG einzusetzen, ist die verstärkte Nutzung von Sprach- und Bewegungsliedern optimal, um das Unbehagen beim Einsatz von Gebärden zu überwinden. Beim Singen von Bewegungsliedern werden viele Gesten und Gebärden auf ganz natürliche Weise begleitend zur Sprache und mit häufiger Wiederholung eingesetzt. Diese natürliche Art der Gesten- und Gebärdenanwendung beim Singen ist deshalb für viele Eltern ein guter Einstieg in den Gebärdeneinsatz. Sie werden rasch erkennen, dass ihr Kind zwar nicht mitsprechen kann, aber meist schnell lernt, die Bewegung der Gebärde auszuführen und dass es sehr viel Freude dabei hat. Oft verbessert sich die Aufmerksamkeit und es entsteht mehr Blickkontakt. Die Kinder wollen bestimmte Lieder oder Verse wieder und wieder hören. Sie schauen anfangs vielleicht nur zu, können dann nach und nach einzelne Bewegungen oder Gebärden mitmachen und später vielleicht einzelne Laute oder sogar Wörter mitsprechen. In jedem Fall hören und sehen sie immer wieder die Bezeichnungen für Körperteile oder Bewegungen usw. Eine häufige Wiederholung ist natürlicherweise gegeben und wird von den Kindern meist auch eingefordert. Durch den ausgeprägten Rhythmus und die besondere Betonung können die Kinder die Wörter besser heraushören und sich die entsprechenden unterstützenden Gebärden besonders gut einprägen. Der Einbezug verschiedener Sinnesmodalitäten, z. B. das Spüren der Finger, die den Arm hinaufkrabbeln, das Zupfen an der Nase verbunden mit dem korrekten Sprachangebot, wirkt sich zudem positiv auf das Sprachverstehen aus.

Die Erfahrung zeigt, dass das Potenzial solcher Sprachspiele in vielen Familien bisher zu wenig genutzt wurde. Es erscheint deshalb wichtig, die Eltern dafür zu sensibilisieren und zum häufigen Einsatz dieser Lieder und Sprachspiele im Alltag zu motivieren.

## Ziel

Die Eltern sollen erkennen, dass sich LUG ganz natürlich in Bewegungsliedern, Fingerspielen, Kniereiterreimen und Versen einsetzen lassen und die Kinder dadurch rasch die Möglichkeit zum Mitmachen erhalten. Den Eltern soll bewusst werden, dass der Einsatz von Bewegungsliedern den Kindern einen freudvollen Umgang mit Sprache vermittelt, das Sprachverstehen fördert und die Kinder spielerisch zum aktiven Gebärden und Lautieren anregt.

Die Eltern sollen motiviert werden, mit ihren Kindern Sprachspiele durchzuführen. Sie sollen in der Lage sein, diese Lieder in angemessenem Tempo, mit einer individuell geeigneten Auswahl an Bewegungen, Gesten und Gebärden mit ihren Kindern zu singen.

Jeder Teilnehmende soll für ein persönliches Lieblingssprachspiel (des Kindes) die passenden Gebärden bestimmen und dieses Lied mit begleitenden Gesten/Gebärden singen können.

## Dauer

40 Min.

## Material

Bücher mit Bewegungsliedern, Reimen, Fingerspielen und beliebten Kinderliedern, Themenfoto: Musik, Stellwand, Flipchart, Stift, Laptop, Videos 9, 10, 11

## Vorgehen

Heften Sie das Themenfoto „Musik" an eine Stellwand.

Bitten Sie die Teilnehmenden, über ihre bisherigen Erfahrungen mit Bewegungsliedern zu berichten.

Erläutern Sie, warum Fingerspiele und Bewegungslieder hilfreich sind (s. o. Einführungstext).

Einige Eltern werden schon zu Hause mit ihren Kindern singen und Kniereiterspiele durchführen. Bestärken Sie die Eltern darin und bestätigen Sie ihnen, dass sie damit etwas sehr Sinnvolles für die Wahrnehmung des Sprachrhythmus der jeweiligen Sprache, für den Gebärdeneinsatz und für die Sprachentwicklung ihres Kindes tun.

Erarbeiten Sie danach mit der Gruppe, auf was beim Durchführen der Sprachspiele geachtet werden muss. Schreiben Sie die Punkte auf das Flipchart und besprechen Sie diese gemeinsam mit den Teilnehmenden:

- langsam sprechen und die Bewegungen langsam ausführen
- Sprachspiele auswählen, bei denen sich Gebärden einsetzen lassen
- auf gute Betonung achten
- kurze Spiele auswählen
- Sprachspiele auswählen, in denen Wiederholungen enthalten sind
- Lieder und Verse häufig wiederholen
- wichtige Verhaltensweisen aus der „Sprachförderlichen Grundhaltung" wie: „Auf die Höhe des Kindes gehen, Abwarten, Spaß am Dialog haben" wiederholen

Teilen Sie im Anschluss die Gruppe in Kleingruppen und bitten Sie die Teilnehmenden, sich gegenseitig ihre Lieblingssprachspiele vorzustellen.

## Aufgabe

**SPRECHERTEXT**

Ich möchte Sie jetzt bitten, sich zu zweit oder zu dritt zusammenzutun und sich gegenseitig ein Lied, einen Vers oder ein Bewegungsspiel zu zeigen, das Sie evtl. aus Ihrer Kindheit kennen oder das Sie vielleicht mit Ihrem Kind regelmäßig singen. Überlegen Sie gemeinsam, welche Bewegungen oder Gebärden bei dem Lied/Vers begleitend eingesetzt werden oder eingesetzt werden könnten. Bietet das Lied oder Spiel viele Wiederholungen eines Wortes/einer Gebärde, ist es für die sprachförderliche Kommunikation sehr gut geeignet.

Hat Ihr Kind ein Lieblingslied? Lässt sich dieses Lied mit Gebärden begleiten?

Wenn Ihnen im Moment dazu keine Lieder oder Bewegungsspiele einfallen, gebe ich Ihnen gerne einige Tipps oder Sie holen sich Anregungen vom Büchertisch.

Nach 10 Minuten sollten Sie die Eltern wieder zur Großgruppe zusammenrufen und sie bitten, ihre Lieblingslieder kurz vorzustellen.

Es folgt eine Videodemonstration (Videos 9, 10, 11) mit Beispielen von Bewegungsliedern.

4

**SPRECHERTEXT**

Ich zeige Ihnen nun als weitere Anregung drei Videos, auf denen Mütter mit ihren Kindern, teilweise auch gemeinsam mit den Geschwisterkindern, einige Bewegungslieder singen. Das Niveau ist dabei bewusst sehr unterschiedlich gewählt. Bei den ersten Aufnahmen sehen Sie eher leichtere Lieder mit einem 2½-jährigen Jungen und seiner Mutter.

Anschließend singen zwei 3-jährige Kinder schon etwas komplexere Lieder, die sie seit vielen Monaten kennen und schon sicher selbst aktiv mitgebärden können.

### 4.3.6 Zusammenfassung, Hinweise zum Erstellen einer Videoaufnahme, Begleitmaterial und Hausaufgaben



Dauer
10 Min.

Material
Merkblatt: Erstellen einer Videoaufnahme; Hausaufgabenblatt Sitzung 3; Begleitmaterialien Sitzung 3: Grundsätze bei der Anwendung lautsprachunterstützender Gebärden/Reime, Finger- und Bewegungsspiele – natürlich mit Gebärden

**SPRECHERTEXT**

Damit sind wir am Ende der heutigen Sitzung angelangt. Ich freue mich sehr darüber, dass Sie in den vergangenen Wochen motiviert und regelmäßig die jeweils für Ihr Kind wichtigsten Wörter mit ersten Gebärden unterstützt haben. Wenden Sie bitte weiter die LUG in der Interaktion beim Spielen und im Alltag mit Ihren Kindern an und versuchen Sie, andere enge Bezugspersonen für den Gebärdeneinsatz zu gewinnen. Je mehr „Gebärden-Modelle" Ihr Kind hat, umso besser.

Heute haben Sie für die laufende Dokumentation der in Ihrer Familie verwendeten Gebärden ein Ringbuch, ein Poster (und eine Gebärdensammlung) erhalten. Nutzen Sie diese Dinge ab jetzt regelmäßig. Bringen Sie bitte das aktualisierte Gebärdenringbuch zu jeder weiteren Sitzung mit, also auch zu unseren Treffen mit den Kindern.

Wir haben heute über die Grundsätze bei der Gebärdenanwendung gesprochen. Es ist sehr wichtig, Gebärden immer parallel zum gesprochenen Wort auszuführen und nur einige wenige, wichtige Wörter begleitend zu gebärden, das Tempo dabei zu verlangsamen und dem Kind Zeit zu geben, auf die Gebärde reagieren zu können. Mit LUG können Sie die so wichtige gemeinsame Aufmerksamkeit verstärken, und z. B. Blickkontakt mit Ihrem Kind herstellen.

Möglicherweise erleichtern Ihnen Bewegungslieder und Fingerspiele die noch etwas ungewohnte Anwendung der LUG. Bei diesen nutzen wir auf natürliche Art Gesten und Gebärden und die Kinder haben daran sehr viel Spaß.

Wie Sie bereits wissen, sehen wir uns in der Einzelsitzung gemeinsam eine Videosequenz an, die **Sie in der Interaktion mit Ihrem Kind** zeigt. Nun möchte ich Ihnen noch Tipps zur Videoaufnahme geben, die Sie bitte in der nächsten Zeit zu Hause aufnehmen sollen, spätestens bis zu unserem Einzeltermin. Ich möchte Sie bitten, eine Alltags- oder eine Spielsituation aufzunehmen. Es kann auch eine Aufnahme von einem Singspiel sein oder von einer Situation, in der Sie gemeinsam ein Bilderbuch betrachten und dabei Gebärden einsetzen. Diese Videos werden wir an unserem Einzeltermin in etwa 4 Wochen ansehen. Ich weiß, dass dies vielleicht für Sie ungewohnt ist, doch in vergangenen Trainings hat sich immer wieder gezeigt, dass diese Aufnahmen sehr wertvoll sind und vielen Eltern sehr helfen, ihr sprachförderliches Verhalten bewusst zu verstärken. **Einerseits können Sie Ihr eigenes Verhalten Ihrem Kind gegenüber von außen beobachten, andererseits erlangen Sie mehr Sicherheit.** Sie werden sehen, wie gut Sie bereits in der Lage sind, die gelernten Strategien umzusetzen und Gebärden anzuwenden.

Tipps für die Videoaufnahme:

- Günstig ist, wenn Sie die Kamera auf ein Stativ stellen oder auf einen Tisch/Schrank.
- Es ist i. d. R. nicht günstig, wenn Sie von einer dritten Person gefilmt werden, da sich manche Kinder davon ablenken lassen.
- Stellen Sie die Kamera bereits vorher auf, damit sich Ihr Kind daran gewöhnt, und nehmen Sie immer mal wieder einige Minuten auf.
- Probieren Sie den richtigen Standort der Kamera aus und schauen Sie sich bei einer Aufnahme an, ob Sie und Ihr Kind richtig im Bild sind. Dann können Sie sich beim nächsten Mal ganz auf das Spiel/die Situation konzentrieren.
- Machen Sie mindestens zwei Videoaufnahmen und wählen Sie die aus, die Sie besprechen möchten. Eine Aufnahme von 3 bis 5 Minuten ist ausreichend.
- Achten Sie darauf, dass Sie Ruhe haben und evtl. die Geschwister in einem anderen Raum beschäftigt sind.
- Versuchen Sie bei der Aufnahme ganz gelassen zu sein, auch wenn Ihr Kind nicht sofort Lust hat zu spielen, ein Buch anzuschauen, vielleicht sogar wegkrabbelt. Lassen Sie die Kamera weiterlaufen, vielleicht ergibt sich etwas später eine gute Situation.

Auf dem Merkblatt „Erstellen einer Videoaufnahme" können Sie die Hinweise nachlesen.

Als weitere Hausaufgabe bitte ich Sie, regelmäßig mit Ihrem Kind ein Bewegungslied oder Fingerspiel durchzuführen. Vielleicht können Sie dafür eine feste Zeit im Tagesablauf einplanen wie ein Ritual, z.B. am Nachmittag beim Spielen oder abends vor dem Schlafengehen. Eventuell macht die ganze Familie dabei mit (z.B. Geschwister). Notieren Sie auf dem Hausaufgabenzettel, welches Lied Sie mit Ihrem Kind regelmäßig gesungen und welche Gebärden Sie dabei eingesetzt haben. In den Begleitmaterialien finden Sie zusätzliche Anregungen zum Thema Bewegungslieder.

Händigen Sie die Begleitmaterialien, das Hausaufgabenblatt und das Merkblatt „Erstellen einer Videoaufnahme" aus.

### 4.3.7 Ausblick auf die vierte Sitzung (Eltern-Kind-Gruppentreffen), KUGEL-Gebärdengeschichte und Abschluss

Dauer

5 Min.

Material

➤ Kap. 3 der KUGEL-Gebärdengeschichte, Gebärdenblatt 3

Die nächste Sitzung ist ein Eltern-Kind-Gruppentreffen. Erinnern Sie die Eltern an das Datum und die Uhrzeit und bitten Sie darum, folgende Dinge mitzubringen (vgl. Hausaufgabenblatt):

- Spielzeug/Buch oder Lied, mit dem die Eltern zu Hause in den vergangenen Wochen die ersten Gebärden eingeführt haben
- Kleinigkeit zu essen und zu trinken
- Gebärdenringbuch mit den ersten Gebärden- und Gegenstandsbildern

Lesen Sie anschließend das dritte Kapitel der KUGEL-Gebärdengeschichte vor und verteilen Sie dazu das Gebärdenblatt 3.

**SPRECHERTEXT**

Vielen Dank für Ihre aktive Mitarbeit in der heutigen Sitzung. Wir freuen uns jetzt alle sehr darauf, auch die Kinder beim nächsten Treffen kennenzulernen. Bis dahin wünsche ich Ihnen eine musikalische Zeit und kommen Sie jetzt gut nach Hause.

## 4.4 Sitzung 4: Eltern-Kind-Gruppentreffen

### Ablauf

- Begrüßung und Vorstellung des Ablaufs der vierten Sitzung (5 Min.)
- Begrüßungslied des „KUGEL-Programms" und weitere Gebärdenlieder oder Fingerspiele (10 Min.)
- Eltern berichten von ihren „Gebärdeneinführungsspielen" oder „Einstiegsliedern" (15 Min.)
- Picknickpause und Einsatz der Gebärden für „essen" und „trinken" (10 Min.)
- gemeinsames Spiel (10 Min.)
- Zusammenfassung, Hausaufgabe, Ausblick auf die fünfte Sitzung, Schlusslied (10 Min.)

### Überblick

Der Ablauf dieser Sitzung orientiert sich stark an den Bedürfnissen der Kinder. Bei Bedarf können Sie einige Punkte weglassen, verkürzen, ausdehnen oder in der Reihenfolge verändern. Die Kinder werden sich im Raum bewegen, Spielzeug explorieren und mit den anderen Kindern in Kontakt treten. Die Eltern müssen ihre Aufmerksamkeit auf die eigenen und die Kinder der anderen richten. Diese Faktoren machen eine starre Einhaltung einer Sitzungsplanung unmöglich und ein flexibles Eingehen auf die Bedürfnisse und Fähigkeiten der Eltern und Kinder notwendig.

In dieser Sitzung lernen die Eltern die Kinder der anderen Teilnehmenden kennen. Es wird ein neues „KUGEL-Gebärdenlied" eingeführt und nach Bedarf und Mitarbeitsbereitschaft der Kinder werden noch andere Gebärdenlieder gemeinsam gesungen.

Anschließend berichten die Eltern von ihren Erfahrungen bei der Einführung erster Gebärden. Vielleicht möchten einige Eltern ihre Spielideen auch mit dem mitgebrachten Spielzeug oder einem Buch demonstrieren. Falls möglich sollte jedes Elternpaar im eigenen Gebärdenringbuch zeigen, welche Gebärden jetzt dort festgehalten sind.

Danach wird in einer Picknickpause das Einsetzen der Gebärden für „essen" und „trinken" demonstriert. Die Eltern können am Modell der Kursleiter*in beobachten, wie natürlich und hochfrequent Gebärden in der Alltagssituation „Essen" eingesetzt werden können.

### Ziele der vierten Sitzung

Die gemeinsam mit den Kindern gestaltete vierte Sitzung soll den Zusammenhalt der Gruppe, das Vertrauen der Eltern untereinander und das Verständnis füreinander stärken. Die Eltern erleben, dass es neben ihrem eigenen Kind auch andere Kinder gibt, die kognitive und motorische sowie sprachliche Schwierigkeiten haben. Das kann eine sehr entlastende Erfahrung sein und den Blick auf das eigene Kind und seine Fähigkeiten und Möglichkeiten verändern.

Das gemeinsame Singen soll Eltern und Kindern Freude an Gebärdenliedern vermitteln und die Motivation der Eltern stärken, diese auch zu Hause verstärkt anzubieten. Beim Picknicken wird der Transfer der Gebärden für „essen" und „trinken" in den Alltag demonstriert und von den Eltern erprobt.

Eltern lernen am meisten von anderen Eltern, die sich in einer ähnlichen Situation befinden. Durch den Bericht über ihre persönlichen „Gebärdeneinführungsspiele" oder „Lieblingsgebärdenlieder" motivieren die Eltern sich gegenseitig zum Einsatz von Gebärden. Durch das Betrachten der individuellen Gebärdenringbücher sammeln die Eltern Ideen, wie sie die Bücher z. B. mit Fotos und Bildern persönlich gestalten können.

**Organisation**

**Materialien und Ausrüstung**
- Sitzkissen für jedes Kind
- Melodie- und Textblatt mit dem „KUGEL-Begrüßungslied" und weiteren Liedern für jede Familie (➤ S. 121ff.)
- Spielzeug für Kleinkinder: z. B. Bälle, Seifenblasen, Luftballons, Trommeln, Schwungtuch, großes Bilderbuch
- Getränke und Snacks, Decke für das Picknick

**Vorbereitung für die Sitzung**
- Picknickutensilien und Spielzeuge bereitstellen
- Sitzkissen auf dem Fußboden im Kreis auslegen

**Dauer der Sitzung**
60 Min.

## 4.4.1 Begrüßung und Vorstellung des Ablaufs der vierten Sitzung

Dauer
5 Min.

Material
Sitzkissen

Vorgehen

**SPRECHERTEXT**

Ich begrüße Sie und Ihre Kinder ganz herzlich zur vierten Sitzung und freue mich auf eine vermutlich turbulente Stunde. Ihre Kinder werden dafür sorgen, dass diese Sitzung ganz anders abläuft als die drei davor. Wir werden garantiert viel Spaß haben. Wir können sicherlich nicht erwarten, dass Ihre Kinder immer schön ruhig auf Ihrem Schoß sitzenbleiben und zuhören, was die Erwachsenen zu sagen haben. Vielmehr werden sie herumkrabbeln, spielen wollen, sich vielleicht gegenseitig „begreifen". Am wichtigsten ist mir an diesem Treffen, dass wir eine fröhliche Stunde miteinander verbringen und schauen, ob wir gemeinsam etwas erleben, singen, spielen können und Sie evtl. mit einigen neuen Ideen nach Hause gehen.

Nun kurz zum Ablauf: Zu Beginn möchte ich mit Ihnen das „KUGEL-Lied" singen. Anschließend können wir die Lieblingslieder Ihrer Kinder singen und begleitend gebärden. Danach möchte ich Sie bitten, sich gegenseitig von Ihren „Gebärdeneinführungsspielen" oder Alltagssituationen mit Gebärden zu berichten und sich gegenseitig das Gebärdenringbuch zu zeigen. Nach einer kleinen Picknickpause versuchen wir, Ihre Kinder zu einem kurzen gemeinsamen Spiel zu motivieren und singen am Ende der Stunde noch ein Abschlusslied.

## 4.4.2 Begrüßungslied des KUGEL-Programms und weitere Gebärdenlieder und Fingerspiele

Ziel
Durch das Singen des Begrüßungsliedes wird ein gemeinsamer Start in die Stunde mit den Kindern gegeben. Das Lied bietet Gebärden in hochfrequenter Form an und hat eine bekannte Melodie. Die Eltern sind oft schnell in der Lage mitzusingen und mitzugebärden. Durch die Frage nach eigenen Lieblingsliedern oder Versen wird deutlich, dass die Eltern diese Stunde sehr aktiv mitgestalten sollen. Vielleicht sind

einige Kinder auch schon in der Lage, selbst einige Bewegungen (z. B. klatschen), Gesten oder Gebärden beim Singen einzusetzen.

Dauer
10 Min.

Material
Melodie- und Textblatt des „KUGEL-Begrüßungslieds" und weiterer Lieder

Aufgabe

**SPRECHERTEXT**
Ich möchte jetzt mit Ihnen und Ihren Kindern zusammen singen und gebärden. Dazu habe ich das bekannte Kinderlied „Kommt ein Vogel geflogen" mit einem neuen Text versehen, den ich Ihnen jetzt auch austeile. Ich singe Ihnen die erste Strophe jetzt einmal vor und bitte Sie dann mitzusingen. Beobachten Sie bitte, wie Ihre Kinder reagieren.

Vorgehen
Singen Sie mit den Eltern das Begrüßungslied. Achten Sie darauf, dass jedes Kind der Gruppe mit einer Strophe persönlich angesprochen wird. Sie können vor der Strophe durch einen Fingerzeig die anderen Eltern darüber in Kenntnis setzen, welches Kind bei der nächsten Strophe genannt werden soll. Achten Sie beim Singen auf ein langsames Tempo, einen guten Blickkontakt und deutlich ausgeführte Gebärden.

Fordern Sie die Eltern auf, den anderen die Lieblingsverse oder Gebärdenlieder ihrer Kinder vorzumachen und führen Sie diese mit der ganzen Gruppe durch. Wenn mehrere Kinder signalisieren, dass sie nicht mehr aufmerksam sein können, beenden Sie das Singen. Falls die Eltern keine eigenen Ideen haben oder sich scheuen, diese vorzumachen, schlagen Sie von sich aus Lieder vor (Textblatt).

### 4.4.3 Einführungsspiel oder Bewegungslied für erste Gebärden

Ziel
Durch die Vorschläge und Beispiele aus der Gruppe sollen die Eltern Ideen entwickeln, wie sie spielerisch neue Gebärden mit ihren Kindern einführen können. Dabei kann jeder von den Erfahrungen des anderen profitieren. Bitten Sie die Eltern, von der Auswahl ihrer ersten Gebärden und den häuslichen Einführungssituationen zu berichten und das mitgebrachte Spielzeug oder Buch zu zeigen. Wenn möglich sollte jedes Elternteil der Gruppe zeigen, welche Gebärden- und Gegenstandsbilder im Ringbuch festgehalten wurden.

Dauer
15 Min.

Material
Von den Eltern mitgebrachte Spielsachen, Bücher etc., Gebärdenringbücher

Aufgabe

**SPRECHERTEXT**
Ich möchte Sie nun bitten uns zu beschreiben, mit welchem Spiel, Lied, Buch oder in welcher Alltagssituation Sie Gebärden mit Ihrem Kind eingeführt haben und welche Gebärden Sie im Ringbuch festhalten konnten. Falls Sie ein Spielzeug oder Buch mitgebracht haben, demonstrieren Sie uns gerne Ihr Einführungsspiel. So wird es für alle anschaulicher. Vielleicht bekommt jemand aus der Gruppe so auch die Idee, das Spiel mit dem eigenen Kind zu versuchen.

Vorgehen
Wenn niemand freiwillig beginnen möchte, fordern Sie ein Elternteil auf, der Gruppe von seinen Erfahrungen zu berichten. Bestärken Sie die Eltern in ihren Versuchen, Gebärden einzuführen. Betonen Sie, dass es nicht darauf ankommt, möglichst viele Gebärden einzuführen, sondern die eingeführten Gebärden im Alltag oft einzusetzen. Erläutern Sie, dass noch lange nicht erwartet werden kann, dass die Kinder die Gebärden imitieren. Es ist schon als Erfolg zu werten, wenn die Kinder mehr auf die Hände und Gebärden der Eltern achten.

### 4.4.4 Picknickpause

Ziel
Den Eltern wird nach der ersten ½ Stunde die Möglichkeit gegeben, entspannt miteinander ins

Gespräch zu kommen. Die Kinder sollen sich frei im Raum bewegen können und bei Bedarf etwas essen oder trinken. Durch das Modell der Kursleiter*in wird den Eltern verdeutlicht, wie alltäglich und natürlich der Einsatz der Gebärden „essen" und „trinken" in einer Essenssituation erfolgen kann.

Dauer
10 Min.

Material
Getränke und Snacks, Decke für das Picknick

Vorgehen
Breiten Sie die Decke auf dem Fußboden aus und bieten Sie den Eltern Getränke und Snacks an. Die Eltern können die mitgebrachten Lebensmittel auf die Decke legen. Demonstrieren Sie, wie die Gebärden für „essen" und „trinken" in dieser Situation hochfrequent angeboten werden können.



### 4.4.5 Gemeinsames Spiel

Ziel
Nachdem beim Picknick die Konzentration der Eltern meist beim eigenen Kind war, soll durch ein gemeinsames Spiel die Aufmerksamkeit wieder auf die Gruppe gelenkt werden. Bei einem Spiel mit Seifenblasen, einem Ball oder dem Schwungtuch ergeben sich Kontakte zwischen mehreren Kindern und Eltern und das Miteinander wird gestärkt.

Dauer
10 Min.

Vorgehen
Wählen Sie eine der o. g. Spielaktivitäten aus. Agieren Sie selbst als Modell für die Eltern indem Sie abwarten, bis Sie die Aufmerksamkeit der Kinder haben, bewusst Blickkontakt zu einzelnen Kindern aufnehmen, auf die Reaktion der Kinder warten, Zeigegesten verwenden oder Gebärden für Wörter wie „nochmal", „mehr", „kaputt" oder „wo" einsetzen.

### 4.4.6 Abschluss des Eltern-Kind-Gruppentreffens

Dauer
10 Min.

Vorgehen
1. Ermuntern Sie die Eltern dazu, weiterhin Bewegungslieder und Kniereiterspiele durchzuführen und dabei Gebärden und Gesten einzusetzen. Eventuell haben sich aus der heutigen Sitzung einzelne neue Gebärden für die Familien ergeben, die sie jetzt zu Hause konsequent im Alltag und im Spiel einsetzen möchten. Neu eingeführte Gebärden sollten zu Hause ausgedruckt und dann im persönlichen Gebärdenbuch und auf dem Gebärdenposter festgehalten werden.
2. Geben Sie einen kurzen Einblick in die Themen der nächsten Sitzung (Einbezug des Umfeldes, Gebärdeneinsatz beim Bilderbuchansehen) und bitten Sie die Eltern, zum nächsten Termin ein oder zwei Lieblingsbücher ihrer Kinder (falls diese sich schon für Bücher interessieren) mitzubringen.
3. Bitten Sie die Teilnehmenden, zur nächsten Sitzung ihren Terminkalender für die Terminabsprache der Individualschulung mitzubringen.
4. Erinnern Sie die Eltern an das Erstellen einer Videoaufnahme.
5. Räumen Sie mit den Eltern und den Kindern das Spielzeug zusammen, um auch den Kindern das Ende der Sitzung deutlich zu machen.
6. Legen Sie die Sitzkissen in einen Kreis und bitten Sie die Eltern, sich mit ihren Kindern in eine Runde zu setzen. Singen Sie zusammen mit den Kindern das Abschlusslied „Alle Leut, alle Leut gehen jetzt nach Haus" (Melodie- und Textblatt) mit begleitenden Gebärden.

**SPRECHERTEXT**

Wir sind somit am Ende dieses lebhaften Eltern-Kind-Treffens. Es war für alle eine spannende Sitzung und ich finde es sehr schön, jetzt auch alle Kinder, über die wir in den Sitzungen schon so viel gehört haben, einmal wirklich zu erleben. Ich danke Ihnen dafür, dass Sie so bereitwillig Ihre Spiele und Lieder gezeigt haben und wünsche Ihnen einen guten Nachhauseweg. Die nächste Sitzung findet am … statt.

## 4.5 Sitzung 5: Das gemeinsame Anschauen von Bilderbüchern

### Ablauf

- Begrüßung, Vorstellung des Ablaufs der fünften Sitzung, ➤ Kap. 4 der Gebärdengeschichte, Wiederholung der ersten 24 Gebärden (15 Min.)
- Besprechen der Hausaufgaben (15 Min.)
- das gemeinsame Anschauen von Bilderbüchern (50 Min.)
- Pause (10 Min.)
- Einbeziehen des Umfelds (10 Min.)
- Lieblingsbücher vorstellen (25 Min.)
- Zusammenfassung, Hausaufgaben (10 Min.)
- Ausblick auf die sechste Sitzung (Individualschulung), ➤ Kap. 5 der KUGEL-Gebärdengeschichte (10 Min.)

### Überblick

Die Sitzung startet mit einem kurzen Rückblick auf das vorangegangene Eltern-Kind-Gruppentreffen und der Möglichkeit, Fragen zu den Themen „Gebärdenauswahl, -einführung und -dokumentation" zu stellen. Danach folgt das Hauptthema der heutigen Sitzung „Der Einsatz von Gebärden beim Anschauen von Büchern". Dieses Thema wird anhand von Videoclips und mit einer Übung in der Kleingruppe erarbeitet. Die Eltern werden animiert, selbst zu Hause beim Anschauen von Büchern Gebärden einzusetzen. Des Weiteren wird die Einbeziehung anderer Familienmitglieder und betreuender Einrichtungen thematisiert. Am Ende der Sitzung stellen die Eltern sich gegenseitig die Lieblingsbücher ihrer Kinder vor und geben somit ihre individuellen Büchertipps an die anderen Eltern weiter.

### Ziele der fünften Sitzung

Am Ende der fünften Sitzung sollen die Teilnehmenden

- erprobt haben, wie sie Gebärden beim Anschauen eines Bilderbuches einsetzen können.
- Ideen für entwicklungsgerechte Bücher mitnehmen.
- sich darüber im Klaren sein, dass möglichst viele Personen der Familie und der betreuenden Einrichtung über den Einsatz der Gebärden informiert sein müssen.
- wissen, dass es motivierend für ihr Kind ist, wenn auch andere Personen LUG in der Kommunikation mit dem Kind einsetzen.

#### Organisation

**Materialien und Ausrüstung**

- Poster „Sprachförderliche Grundhaltung" aus Sitzung 1
- Poster „Voraussetzungen für den Dialog" aus Sitzung 1
- „Fotoblume" aus Sitzung 1
- Flipchart/Magnete oder Stellwand/Nadeln, Stifte
- Gebärdenposter (Leber & Spiegelhalter, 2019)
- Gebärdensammlungen
- Schriftkarten zu den 24 bisher erlernten Gebärden und Spielsteine (➤ S. 124f.)
- Arbeitsblatt 4: Gebärdeneinsatz beim Buchanschauen (➤ S. 126f.)
- Laptop
- Videos 12 und 13
- Themenfoto: Gemeinsames Anschauen von Bilderbüchern (➤ S. 158)
- Bilderbücher (möglichst ohne oder mit wenig Text für verschiedene Entwicklungsniveaus)
- Liste mit Terminangeboten für die Individualschulung
- Informationsflyer für die Kita (➤ S. 161f.)
- Begleitmaterialien Sitzung 5: Das gemeinsame Anschauen von Bilderbüchern
- Hausaufgabenblatt Sitzung 5 (➤ S. 128)
- KUGEL-Gebärdengeschichte, Kap. 4 und 5 (➤ S. 151)
- Gebärdenblatt 4 mit sechs neuen Gebärden (19–24, ➤ S. 142f.)
- Gebärdenblatt 5 mit sechs neuen Gebärden (25–30, ➤ S. 144f.)

**Vorbereitung für die Sitzung**

- Poster aus Sitzung 1 („Sprachförderliche Grundhaltung" und „Voraussetzungen für den Dialog") aufhängen

*Fortsetzung*

4

- Fotoblume aufhängen
- Gebärdenposter (Leber & Spiegelhalter, 2019) aufhängen
- Gebärdensammlungen auf einem Tisch zum Anschauen bereitlegen
- Büchertisch mit Bilderbüchern für Kleinkinder zusammenstellen
- einige Bilderbücher mit Gebärdenbildern bekleben
- Flipchartbogen für die Übung „Anwenden der sprachförderlichen Strategien beim gemeinsamen Buchanschauen" vorbereiten

**Dauer der Sitzung**
145 Min.



## 4.5.1 Begrüßung, Vorstellung des Ablaufs der fünften Sitzung, KUGEL-Gebärdengeschichte, Wiederholung der ersten 24 Gebärden

Dauer
15 Min.

Material
➤ Kap. 4 der KUGEL-Gebärdengeschichte, Gebärdenblatt 4

Begrüßen Sie die Teilnehmenden und stellen Sie den Ablauf der heutigen Sitzung vor. Teilen Sie anschließend das Gebärdenblatt 4 aus und lesen Sie das vierte Kapitel der KUGEL-Gebärdengeschichte vor. Fordern Sie die Eltern auf, die Geschichte mit Gebärden zu begleiten.

Wiederholen Sie anschließend kurz die 24 bisher erlernten Gebärden aus den vorherigen Sitzungen mit allen Teilnehmenden in einem kurzen Anwendungsspiel.

Übung
Spielsteine auf Begriffe legen und die jeweiligen Wörter gebärden

Material
Drei Steine (Spielsteine o. Ä.) für alle Teilnehmenden, Schriftkarten zu den 24 Gebärden-Wörtern der Geschichte.

Vorgehen
Legen Sie in die Mitte der Gruppe die Schriftkarten, auf denen die 24 bisher erlernten Gebärden schriftlich festgehalten sind. Bitten Sie die Eltern, abwechselnd jeweils einen dieser Begriffe auszuwählen, einen Stein darauf zu legen und das Wort mit begleitender Gebärde vor der Gruppe zu sagen. Auf diese Weise kann jede Person diejenigen Gebärdenvokabeln auswählen, die sie sicher kann und erlebt die anderen Gebärden als Wiederholung bei den anderen Eltern. Am Ende sollte auf jedem Wort ein Stein abgelegt sein.

## 4.5.2 Besprechen der Hausaufgaben

### Erfahrungsaustausch

Das Besprechen der Hausaufgabe erfolgt durch einen geleiteten Erfahrungsaustausch in der Gruppe.

Ziel
Die Eltern sollen die Möglichkeit erhalten, sich kurz über das Eltern-Kind-Gruppentreffen auszutauschen und von ihren weiteren Bemühungen beim Einsatz von Gebärden im Alltag und beim Singen zu berichten. Eventuelle Unsicherheiten bei der Auswahl neuer Gebärden können aufgegriffen und geklärt werden.

Dauer
15 Min.

Material
Gebärdenringbücher der Familien

Vorgehen

**SPRECHERTEXT**

Unsere letzte Sitzung fand mit Ihren Kindern statt. Ich würde gerne wissen, ob Sie etwas aus diesem Treffen mitgenommen haben und was Ihnen dabei wichtig war.

Außerdem wäre es schön, wenn Sie kurz berichten, ob es Ihnen gelingt, die von Ihnen ausgewählten Gebärden zu Hause einzusetzen und Singspiele durchzuführen.

Wer möchte beginnen, seine Eindrücke kurz zu schildern?

Aufgabe
Lassen Sie möglichst alle Eltern zu Wort kommen. Die Eltern, die ihr Gebärdenbuch mitgebracht haben, sollten dieses auch den anderen zeigen, damit eine gewisse Routine entsteht und alle sich animiert fühlen, ihr Gebärdenbuch zu aktualisieren.

### 4.5.3 Das gemeinsame Anschauen von Bilderbüchern

#### Videoillustration mit gemeinsamer Erarbeitung

Ziel
Den Teilnehmenden soll vermittelt werden, dass ein Kind beim Buchanschauen zum Gebärden und Lautieren angeregt wird, wenn

1. das Kind aktiv werden darf, d. h. selbst die Seiten umblättert und entscheiden darf, welche Seiten es anschauen möchte.
2. die Bezugsperson dem Interesse des Kindes folgt.
3. die Bezugsperson zunächst abwartet, ob das Kind auf einen Bildausschnitt länger schaut, etwas zeigt oder eine Gebärde einsetzt, um danach mit eigenen Äußerungen und Gebärden daran anzuknüpfen.
4. dem Kind Sprache und Gebärde für das angeboten wird, wofür es sich interessiert.

Dauer
30 Min.

Material
Laptop, Video 12 und 13, Arbeitsblatt 4, Themenfoto: Gemeinsames Anschauen von Bilderbüchern, Flipchart

Heften Sie das Themenfoto „Gemeinsames Anschauen von Bilderbüchern“ an eine Stellwand.

Aufgabe
Die Eltern sollen beim Anschauen der Videosequenzen auf die förderlichen und weniger förderlichen Verhaltensweisen der Bezugsperson achten.

**SPRECHERTEXT**

Ich möchte nun mit Ihnen erarbeiten, was Sie als Eltern tun können, um Ihr Kind beim Buchanschauen vermehrt zum Beobachten, Gebärden und Lautieren zu motivieren.

Dazu zeige ich Ihnen zwei Videosequenzen, auf denen eine Bezugsperson mit einem Kind ein Bilderbuch anschaut. Lassen Sie zunächst beide Situationen auf sich wirken und achten Sie darauf, wie sich die Erwachsene verhält. Ich zeige Ihnen die Videos zweimal und werde zwischendurch immer wieder Pausen machen, damit Sie sich auf dem Arbeitsblatt Notizen machen können. Schauen Sie sich die Videos beim zweiten Mal unter folgenden Fragestellungen an:

- Nimmt die Bezugsperson die sprachförderliche Grundhaltung ein?
- Wer führt in der Situation?
- Überwiegen die Kommunikationsanteile einer Person?
- Folgt die Bezugsperson dem Interesse des Kindes (evtl. Beispiel notieren)?
- Wartet die Bezugsperson nach dem Umblättern ab, ob das Kind etwas zeigen möchte?
- Was macht die Bezugsperson, wenn das Kind etwas zeigt?
- Was macht die Bezugsperson, wenn das Kind eine Gebärde einsetzt?
- Was macht die Bezugsperson, wenn das Kind eine Lautmalerei einsetzt?

Vorgehen
Zeigen Sie die Videos 12 und 13 einmal ohne Unterbrechungen. Beim zweiten Durchlauf stoppen Sie die Videos zwischendurch immer wieder, damit sich die Eltern Notizen machen können. Notieren Sie bei der anschließenden Gruppendiskussion die Beobachtungen der Eltern am Flipchart, getrennt nach Video 12 und 13. Ergänzen und unterstreichen Sie anschließend die wichtigsten sprach- und gebärdenförderlichen Verhaltensweisen, die die Eltern bei der nächsten Übung selbst anwenden sollen:

- dem Kind die Führung überlassen
- abwarten, damit vom Kind eine Initiative ausgehen kann
- zuhören/hinschauen, um zu erkennen, wofür sich das Kind interessiert
- Thema des Kindes aufgreifen
- auf Blickkontakt achten
- in kurzen Sätzen kommentieren, worauf Kind zeigt oder schaut
- Gebärden sprachbegleitend für Wörter einsetzen, die oft vorkommen
- viele Wiederholungen
- Gebärden des Kindes aufgreifen, sprachbegleitend wiederholen
- offene Fragen stellen
- auf Sitzposition achten

4

In Buschmann (2017) findet sich eine ausführliche Darstellung der Grundprinzipien einer dialogischen Buchbetrachtung und wie man diese gut mit Eltern erarbeiten kann.

### Übung: Anwenden der sprachförderlichen Strategien beim gemeinsamen Buchanschauen

Kleingruppenarbeit mit anschließender Gruppendiskussion

Dauer
20 Min.



Material
Bilderbücher ohne oder mit wenig Text, die ein Hauptthema haben

Aufgabe
Die Teilnehmenden sollen jeweils zu zweit zusammenarbeiten. Einer nimmt die Perspektive des Erwachsenen ein, der andere die des Kindes. Die Rollen werden nach 5 Minuten getauscht. Der Erwachsene soll versuchen, die besprochenen gezielten sprach- und gebärdenförderlichen Strategien umzusetzen.

**SPRECHERTEXT**

Jetzt haben Sie selbst die Gelegenheit, die soeben besprochenen Strategien im Rollenspiel auszuprobieren. Einer von Ihnen übernimmt die Rolle des Elternteils, der andere die des Kindes. Schauen Sie sich einige Minuten lang zusammen ein Buch an.

Diejenigen, die die Perspektive des Kindes einnehmen, machen es den Eltern ruhig etwas leicht. Seien Sie interessiert an dem Buch, zeigen Sie auf Dinge, setzen Sie evtl. eine Gebärde ein oder lautieren Sie etwas.

Die Eltern achten darauf, gemeinsame Aufmerksamkeit herzustellen. Sie beobachten das Kind und warten zunächst einen Moment ab, ob sich das Kind für etwas auf der Seite interessiert, ob es auf etwas zeigt oder evtl. sogar eine Gebärde einsetzt. Kommentieren Sie die Dinge, für die sich das Kind interessiert, bieten Sie einfache, kurze Sätze an. Achten Sie bitte darauf, parallel zum Sprechen Gebärden zu verwenden für Dinge, Tiere, Tätigkeiten, die im Buch häufig vorkommen. Bieten Sie viele Wiederholungen an, wenn das Kind länger bei einem Thema bleibt. Vermeiden Sie es, die Aufmerksamkeit „Ihres" Kindes ständig auf neue Dinge im Buch zu lenken.

Sie können sich ein Buch vom Büchertisch aussuchen oder auch das Lieblingsbuch Ihres Kindes verwenden. Bevor Sie die Rollen tauschen, geben Sie sich gegenseitig Rückmeldung darüber, wie Sie sich als Kind/Erwachsener gefühlt haben. Was ist gut gelungen, was war schwierig? Im Anschluss werden wir in der Gruppe besprechen, wie es funktioniert hat.

Vorgehen
Bitten Sie nun die Teilnehmenden, zu zweit mit der Übung zu beginnen. Elternpaare sollten nicht zusammenarbeiten. Gehen Sie während der Übung zu den verschiedenen Gruppen und schauen Sie, wie die Eltern mit der Aufgabe zurechtkommen. Falls es erforderlich ist, geben Sie den Eltern Unterstützung und bitten Sie sie, die Rollen nach 5 Minuten zu tauschen. Fordern Sie die Eltern nach 15 Minuten auf, wieder zur Gruppe zusammenzukommen und über ihre Erfahrungen zu berichten.

**SPRECHERTEXT**

Wenn Ihr Kind, nachdem es die Seite umgeblättert hat, von sich aus auf nichts zeigt und nicht gebärdet, würde man versuchen das Kind zunächst mit einer Frage wie „Oh, was passiert denn hier?" anzuspornen. Antwortet Ihr Kind darauf nicht mit Zeigen oder Gebärden, könnten Sie beobachten, ob der Blick Ihres Kindes auf einem Bildausschnitt etwas länger verweilt. Eventuell sind auf der Seite auch Gegenstände oder Handlungen abgebildet, die Ihr Kind kennt oder mag.

Erklären Sie den Eltern folgenden Algorithmus, den Sie dazu auf einem Flipchartbogen vorbereitet haben.

| | |
|---|---|
| „Oh schau mal, was da ist!" | Warten auf Reaktion des Kindes |
| „Was ist das nur?" | Warten auf Reaktion des Kindes; beobachten, ob der Blick des Kindes auf einem Bildausschnitt länger verweilt |
| „Da ist ja ein Auto!" | Gebärde parallel zum Sprechen einsetzen, Zeit zum Nachahmen lassen |
| „Ja, das ist ein Auto. Das sieht aus wie unser Auto!" | Gebärde wiederholt parallel zum Sprechen einsetzen, Zeit zum Nachahmen lassen |

10 Minuten Pause
Eine Auswahl verschiedener Bilderbücher ohne oder mit wenig Text liegt auf dem Büchertisch zur Ansicht bereit. Einige Bilderbücher wurden zuvor mit kleinen Gebärdenbildchen bestückt.

Weisen Sie die Eltern auf die Liste mit möglichen Terminen für den Individualtermin hin.

## 4.5.4 Einbezug des Umfeldes

### Einführung durch die Kursleiter*in, Gruppendiskussion

Ziel
Den Eltern soll bewusst werden wie wichtig es ist, dass möglichst alle Bezugspersonen des Kindes über den Einsatz der Gebärden informiert sind und sie im besten Fall auch selbst einsetzen. Außerdem wird den Eltern Material an die Hand gegeben, das sie an Familienangehörige und betreuende Einrichtungen weitergeben können.

Dauer
10 Min.

Material
Flipchart, Informationsflyer für die Kita

Aufgabe
Erläutern Sie der Gruppe, warum Ihnen der Einbezug des Umfelds des Kindes so wichtig ist. Folgende Gesichtspunkte sollten erwähnt und in Stichpunkten am Flipchart festgehalten werden:

- Kommunikation findet nicht nur mit den Eltern zu Hause statt, sondern viele Stunden am Tag in der Krippe oder Kindertagesstätte.
- Das Kind erlebt, wie wichtig und alltäglich die Gebärden sind, wenn auch die pädagogischen Fachkräfte die Gebärden einsetzen.
- Das Gebärdenangebot über den Tag hinweg wird gesteigert, wenn auch andere Bezugspersonen gebärden.
- Nur wenn die Bezugspersonen darüber informiert sind, welche Gebärden dem Kind von den Eltern angeboten werden, können sie diese Gebärden vielleicht erkennen, wenn das Kind sie einsetzt. Das Kind wird die Gebärden anfänglich nur sehr ungenau ausführen.
- Familienangehörige (z. B. Großeltern) können eine hohe Motivation zur Mithilfe haben, diese sollte genutzt werden.

**SPRECHERTEXT**

Um Großeltern, pädagogische Fachkräfte in der Kita oder andere enge Bezugspersonen Ihres Kindes mit ins Boot zu holen, haben Sie schon ein Gebärdenringbuch und ein Gebärdenposter erstellt. Ist das Ringbuch mit attraktiven Bildern oder Fotos bestückt, zeigt Ihr Kind dieses sicherlich auch gerne anderen wichtigen Personen und motiviert diese auf seine Art, sich mit den Gebärden zu beschäftigen. Bekommen die pädagogischen Fachkräfte von Ihnen ein Poster an die Hand, auf dem die Gebärden Ihres Kindes festgehalten sind, werden die Gebärden sicherlich auch in der Kita leichter Einzug halten. Dadurch, dass auch andere Kinder die Gebärden spannend finden, wird das Interesse bei allen Beteiligten geweckt. Helfen Sie den pädagogischen Fachkräften, an den Einsatz der Gebärden zu denken, indem Sie mit ihnen besprechen, ob und wo das Poster im Gruppenraum einen Platz finden kann. Denken Sie unbedingt daran, das Gebärdenposter regelmäßig zu aktualisieren, wenn eine neue Gebärde dazugekommen ist. Das überzeugendste Argument für Großeltern und pädagogische Fachkräfte ist jedoch Ihr eigenes selbstverständliches und alltagsbegleitendes Gebärdenvorbild. Gibt es noch Ideen zum Einbezug der Umwelt von Ihrer Seite?

Um Ihnen eine Grundlage für ein Gespräch mit den betreuenden Fachkräften zu liefern, erhalten Sie heute einen Informationsflyer, den Sie in der Einrichtung abgeben können.

## 4.5.5 Lieblingsbücher vorstellen

### Gruppendiskussion

Ziel
Die Teilnehmenden erfahren von anderen Eltern, welche Bücher für sehr junge Kinder interessant sein könnten und warum diese Bücher für Kinder attraktiv sind. Sie bekommen so neue Ideen und überdenken möglicherweise ihr Bücherangebot zu Hause.

4

Dauer
25 Min.

Material
Bücher, die die Eltern mitgebracht haben, Lieblingsbücher der Kursleiter*in

Aufgabe

**SPRECHERTEXT**
Ich freue mich, dass einige von Ihnen daran gedacht haben, das Lieblingsbuch Ihres Kindes mitzubringen, und bin gespannt auf neue Buchtipps von Ihnen.
Vielleicht sind einige Ihrer Kinder aber auch noch nicht sonderlich interessiert an Bilderbüchern. Möglicherweise nimmt Ihr Kind das Buch bisher hauptsächlich in den Mund oder mag darin blättern, ohne besonders auf die Bilder zu achten. Trifft das auf Ihr Kind zu, nehmen Sie bitte die nächsten 20 Minuten als Anregung für Zukünftiges, denn das Betrachten von Bilderbüchern eignet sich hervorragend für den Einsatz von Gebärden.
Bitte stellen Sie nun Ihr Buch kurz vor und erzählen Sie uns, was Ihr Kind an diesem Buch besonders mag. Gemeinsam können wir dann bei jedem Ihrer Bücher überlegen, wie es sich für den Gebärdeneinsatz nutzen lässt, ob z. B. ein Wort besonders häufig vorkommt und gebärdet werden könnte.

Vorgehen
Nachdem alle Eltern ein Buch vorgestellt haben und evtl. eine buchbegleitende Gebärde ausgewählt wurde, kann die Kursleiter*in selbst einige Bücher vorstellen. Diese sollten sich gut mit einer oder wenigen Gebärden begleiten lassen. Geeignet sind Bücher mit einem zentralen Thema, z. B. Bagger, Katzen, Alltagssituationen wie Anziehen oder Schlafengehen. So kann zu jeder Seite die gleiche Gebärde eingesetzt werden. Die Wiederholung der Gebärden ist wichtiger und sinnvoller als eine hohe Anzahl unterschiedlicher Gebärden.

### 4.5.6 Zusammenfassung, Hausaufgaben, Begleitmaterial

Dauer
10 Min.

Material
Hausaufgabenblatt Sitzung 5, Begleitmaterialien Sitzung 5: Das gemeinsame Anschauen von Bilderbüchern

**SPRECHERTEXT**
Damit sind wir am Ende der heutigen Sitzung angelangt. Wie ich sehe, haben Sie sich schon auf der Liste für die Einzeltermine eingetragen.

Fassen Sie die Inhalte der fünften Sitzung noch einmal kurz zusammen.

Weisen Sie die Eltern auf die Bedeutung und die Chancen hin, die durch den Einbezug anderer wichtiger Bezugspersonen für ihr Kind bestehen. Ermutigen Sie die Eltern zum Verteilen des Informationsflyers und zum Anfertigen eines Gebärdenposters für die Großeltern und/oder die Kita. Das Anschauen von Bilderbüchern ist an diesem Abend intensiv durch die Arbeit mit Videos und einer Selbsterfahrungsübung thematisiert worden.

Verteilen Sie die Begleitmaterialien zu Sitzung 5: Das gemeinsame Anschauen von Bilderbüchern.

Hausaufgaben

**SPRECHERTEXT**
Bis zum Einzeltermin mit Ihrem Kind bei mir möchte ich Sie bitten, sich besonders mit dem Thema „Buchanschauen" zu beschäftigen.
Aus der Erfahrung vieler Eltern weiß ich, dass es nicht immer leicht ist, das Buchanschauen in der heute besprochenen Weise zu verändern. Ihr Kind hat sich an die bisherige Weise, ein Buch mit Ihnen zu betrachten, gewöhnt. Waren Sie z. B. bisher immer die aktive Person, haben die Seiten umgeblättert und Ihrem Kind etwas auf den Seiten gezeigt und erklärt, während Ihr Kind zuhört, kann Ihr Kind zunächst verwundert sein, dass Sie nun nicht als erstes aktiv werden. Vielleicht schaut es Sie an und wartet darauf, dass Sie beginnen, zu dem Buch etwas zu erzählen. Sollte dies der Fall sein, versuchen Sie – Stück für Stück – Ihrem Kind die aktive Rolle zu übergeben. Experimentieren Sie auch gerne mit verschiedenen Sitzpositionen (am Tisch, auf dem Fußboden, gegenüber oder über Eck). Notieren Sie bitte Ihre

Erfahrungen auf dem Hausaufgabenblatt, damit wir uns in unserer letzten Sitzung am … darüber austauschen können.

### 4.5.7 Ausblick auf die sechste und siebte Sitzung, Abschluss mit der KUGEL-Gebärdengeschichte

Dauer
10 Min.

Material
➤ Kap. 5 der KUGEL-Gebärdengeschichte, Gebärdenblatt 5

**SPRECHERTEXT**

Das nächste Mal sehe ich Sie mit Ihren Kindern zur Einzelschulung. Bringen Sie dazu bitte Ihre Videoaufnahme, das Gebärdenbuch und evtl. auch ein Lieblingsspielzeug oder -buch mit. Wir werden in der Einzelschulung Ihre Videoaufnahme gemeinsam ansehen und miteinander besprechen. Wir schauen etwa 5 Minuten an und werden gemeinsam Stellen heraussuchen, in denen Ihnen die Interaktion mit Ihrem Kind und der Einsatz der Gebärden besonders gut gelungen sind. Sie sollen erfahren, was Sie schon richtig gut umsetzen, damit Sie gestärkt sind und weiterhin daran arbeiten. Wenn es Momente gab, in denen Sie unsicher waren oder nicht genau wussten, wie Sie sich verhalten sollten (z. B. wenn Sie eine Äußerung Ihres Kindes nicht verstanden haben), können wir gemeinsam nach Lösungen suchen. Außerdem wollen wir an diesem Termin versuchen, Ihre individuellen, noch offenen Fragen zu klären.

Nach der Einzelschulung gibt es noch eine letzte Sitzung, in der Sie Gelegenheit haben, den anderen Eltern Ihre Videoaufnahme in der Gruppe vorzustellen. Sicherlich sind alle schon sehr gespannt, wie jede Mutter/jeder Vater mit seinem Kind Gebärden anwendet.

Zudem wird es in der letzten Sitzung darum gehen, in welchen Spiel- und Alltagssituationen Sie Gebärden mit Ihrem Kind einsetzen können.

Verteilen Sie das Gebärdenblatt 5. Lesen Sie anschließend das ➤ Kapitel 5 der KUGEL-Gebärdengeschichte vor. Die Eltern sollen gerne mitgebärden.

**SPRECHERTEXT**

Vielen Dank für Ihre aktive Mitarbeit in der heutigen Sitzung. Ich wünsche Ihnen in den kommenden Wochen viel Spaß beim weiteren Gebärden, auch beim gemeinsamen Ansehen von Bilderbüchern mit Ihren Kindern. Kommen Sie gut nach Hause.

## 4.6 Sitzung 6: Einzelsitzung mit Eltern und Kind; Voraussetzungen für den Dialog, sprachförderliche Grundhaltung und Gebärdeneinsatz

### Überblick

Die Einzelsitzung dient dazu, mit den Eltern an den individuellen Fragestellungen und Problemen zu arbeiten und speziell den Gebärdeneinsatz an die Bedürfnisse der einzelnen Familien anzupassen. Sollten Schwierigkeiten bei der Dokumentation der Gebärden im Gebärdenringbuch oder auf dem Gebärdenposter bestehen, können diese in der Einzelsitzung geklärt werden. Ein besonderer Fokus wird auf die Selbstbeobachtung der Eltern bezüglich der Einhaltung der sprachförderlichen Grundhaltung und des hochfrequenten Gebärdeneinsatzes gelegt. Dieses erfolgt mithilfe der Videoaufnahme, die die Eltern von zu Hause mitbringen.

### Ziele der sechsten Sitzung

Am Ende der sechsten Sitzung sollen die Eltern
- die Voraussetzungen, die ihr Kind für eine positive Dialogentwicklung mitbringt, erkennen.
- ein persönliches Feedback zur Umsetzung der sprachförderlichen Grundhaltung und des Gebärdeneinsatzes erhalten haben.
- mehr Sicherheit beim Einsatz und der Auswahl von Gebärden empfinden.
- Antworten auf bisher offen gebliebene Fragen erhalten haben.

4

**Organisation**

**Materialien und Ausrüstung**
- Laptop
- Videokamera und Speicherkarte
- Auswahl an Bilderbüchern, geeignet für 2- bis 3-jährige Kinder, am besten ohne oder mit wenig Text
- geeignete Spielsachen (z. B. Bauernhoftiere, Puppe, Ball, Autos, Seifenblasen, Kugelbahn, Stapelturm)
- Gebärdensammlungen
- Videoaufnahme und Gebärdenringbuch der Familie

**Vorbereitung für die Sitzung**
Aufbau des Laptops und der Videokamera (falls Eltern keine Videosequenz mitgebracht haben), Bücher und Spielzeuge (nicht alles in Sichtweite für das Kind) bereitlegen

**Dauer der Sitzung**
60 Min.



## Inhalte der sechsten Sitzung

Die Einzelsitzung sollte sich an den aktuellen Bedürfnissen und Fragestellungen der Eltern orientieren.

1. Um die Reflexion des eigenen Verhaltens in Bezug auf das Einhalten der sprachförderlichen Grundhaltung und des Gebärdeneinsatzes zu erleichtern, ist das Betrachten der Videoaufnahme der Eltern im Spiel mit ihrem Kind sehr hilfreich. So kann in der Beratung mit konkreten Beispielen vom Video gearbeitet werden. Sind Mutter und Vater anwesend, ist es wichtig, von beiden Elternteilen eine kurze Sequenz anzusehen.
   Bei der Videoanalyse sollen die Eltern beobachten, welche sprachförderlichen Verhaltensweisen sie bereits anwenden und auf welche Prinzipien sie in dieser kurzen Spielsituation nicht so achten konnten. Zur Stärkung der elterlichen Motivation werden besonders die gelungenen Aspekte der Interaktion betont.
2. Wie agiert und reagiert das Kind? Zeigt es schon gute Voraussetzungen für eine positive Dialogentwicklung? Hat es Interesse am gemeinsamen Spiel und zeigt Eigeninitiative? Welche Kommunikationssignale gehen vom Kind aus und wie reagiert es auf die Gebärden und die Sprache seiner Eltern? Was erleichtert oder erschwert den Dialog zwischen Eltern und Kind? Nehmen Sie in dieser Beratungsstunde auch Bezug auf die in Sitzung 1 erarbeiteten Voraussetzungen für einen Dialog.
3. Die Eltern können anhand der Videoaufnahme beobachten, ob und wie oft es ihnen schon gelingt, Gebärden in der Interaktion einzusetzen. Häufig nehmen die Eltern selbstkritisch wahr, wenn sie die Gebärden zu schnell oder zu ungenau ausführen. Fokussieren Sie deshalb auf Momente der Interaktion, in denen die Eltern Gebärden schon adäquat einsetzen. Überlegen Sie mit den Eltern gemeinsam, ob Veränderungen notwendig sind, ob die bisherige Gebärdenauswahl sinnvoll ist und welche Gebärden demnächst hinzugenommen werden könnten.
4. Haben die Eltern kein Video mitgebracht, nehmen Sie eine 5-minütige Spielsequenz auf und sehen Sie sich anschließend das Video mit den Eltern an.
5. Wenn die Zeit ausreicht, fordern Sie die Eltern im Anschluss an die Videoanalyse auf, das Besprochene sofort konkret im Spiel mit ihrem Kind umzusetzen. Dazu können die Eltern mitgebrachtes Spielzeug oder Gegenstände aus dem Therapieraum verwenden. Geben Sie den Eltern anschließend die Möglichkeit, ihr eigenes Verhalten zu reflektieren.
   Wenn die Eltern dazu neigen, ihr eigenes Verhalten zu kritisch zu betrachten, lenken Sie den Blick auch auf die positiven Aspekte.
6. Fragen Sie die Eltern, ob sie bereit sind, ihr Video der Gesamtgruppe am letzten Elternabend (siebte Sitzung) vorzustellen, damit die anderen Eltern davon profitieren können. Sichern Sie dazu das mitgebrachte Video auf Ihrem Laptop bzw. bitten Sie die Eltern, das Video zu dieser Sitzung wieder mitzubringen. Bieten Sie den Eltern darüber hinaus die Möglichkeit an, ein weiteres Video zu Hause zu erstellen und zur letzten Sitzung mitzubringen.
7. Für einige Eltern kann es hilfreich sein, am Modell der Kursleiter*in zu lernen. Demonstrieren Sie in diesem Fall im Spiel mit dem Kind

die Aspekte der sprachförderlichen Grundhaltung, auf die die Eltern im Alltag mit ihrem Kind besonders achten sollen. Auch die hochfrequente Anwendung von Gebärden kann für die Eltern durch das Modell der Kursleiter*in begreifbarer und leichter umsetzbar sein.

8. Im Anschluss daran erhalten die Eltern die Gelegenheit, alle Dinge anzusprechen, die ihnen bei der Umsetzung der sprachförderlichen Grundhaltung und beim Einsatz der Gebärden in der Interaktion mit ihrem Kind noch Schwierigkeiten bereiten oder zu denen sie noch Fragen haben. Aufgabe der Kursleiter*in ist es, gemeinsam mit den Eltern nach individuellen Lösungen und Ideen für die weitere Umsetzung der KUGEL-Inhalte zu suchen.
9. Die Dokumentation der Gebärden im mitgebrachten Gebärdenbuch sollte in dieser Sitzung individuell besprochen und weiter geplant werden (u. a. als Chance für den Einbezug weiterer Bezugspersonen).
10. Zum Abschluss der Sitzung erinnern Sie die Eltern daran, dass die nächste Sitzung die letzte Elterngruppensitzung ist und bitten Sie die Eltern, ihr individuell erstelltes Gebärdenbuch mitzubringen.

**SPRECHERTEXT**

Es wäre schön, wenn Sie zum nächsten und schon letzten Termin in der Gruppe noch einmal Ihre heute besprochene oder auch eine neu erstellte Videoaufnahme mitbringen. Wir würden die Aufnahme dann so ähnlich wie heute miteinander anschauen, sodass die anderen Teilnehmenden erfahren, was Ihnen in der Anwendung der LUG mit Ihrem Kind schon richtig gut gelingt. Bestimmt sind auch Sie gespannt, wie die anderen Teilnehmenden dies mit ihrem Kind umsetzen. Meiner Erfahrung nach lernen Sie so noch einmal richtig viel voneinander.

Wenn Sie in der letzten Sitzung eine neue Videoaufnahme zeigen möchten, haben Sie vor dem Termin die Möglichkeit, mit mir gemeinsam eine Sequenz von 3 bis 5 Minuten auszusuchen.

Beenden Sie die Einzelsitzung mit einem gemeinsam gesungenen Abschlusslied, z. B. „Alle Leut …“, das schon im Eltern-Kind-Gruppentreffen gesungen wurde.

## 4.7 Sitzung 7: Gebärdeneinsatz im Alltag und im Spiel

### Ablauf

- Begrüßung, Vorstellung des Ablaufs der siebten Sitzung, Wiederholung der zwölf zuletzt erlernten Gebärden (10 Min.)
- Besprechung der Hausaufgabe (15 Min.)
- Gebärdeneinsatz beim Spiel und im Alltag (25 Min.)
- Pause mit Büchertisch (10 Min.)
- Bearbeitung von Videosequenzen der Teilnehmenden (50 bis 60 Min.)
- Fragen, Rückmeldebogen (15 Min.)
- Zusammenfassung und ➤ Kap. 6 der KUGEL-Gebärdengeschichte (10 Min.)

### Überblick

Die abschließende Sitzung des Trainings soll jeder Familie einen Überblick über die bisher erarbeiteten Gebärden geben. Außerdem wird das Gelingen des Transfers des Gebärdeneinsatzes in andere Lebensbereiche der Kinder (Verwandte, Kita, Krabbelgruppen) miteinander besprochen. Erstes Hauptthema dieser Sitzung sind die Möglichkeiten des Gebärdeneinsatzes in alltäglichen Situationen und im Spiel. Die Bedeutung täglicher Routinen und der konsequente, alltagsbegleitende Gebärdeneinsatz werden nochmal bewusstgemacht. Den zweiten inhaltlichen Schwerpunkt bildet das gemeinsame Anschauen eigener Videosequenzen. Am Ende der Sitzung werden bisher offen gebliebene Fragen beantwortet, die Rückmeldebögen ausgefüllt und das letzte Kapitel der KUGEL-Gebärdengeschichte gelesen.

### Ziele der siebten Sitzung

Am Ende der siebten Sitzung sollen die Teilnehmenden

- das persönliche Gebärdenbuch und Gebärdenposter ihres Kindes vervollständigt haben.

- weiterhin motiviert sein, LUG bei der gemeinsamen Bilderbuchbetrachtung anzuwenden.
- Alltags- und Spielsituationen kennen, in denen sie Gebärden gut begleitend einsetzen können.
- durch die Reflektion ihrer eigenen Videos in der Anwendung der sprachförderlichen Grundhaltung und LUG gestärkt sein.
- genug Zeit gehabt haben, alle für sie wichtigen Fragen in Bezug auf den Einsatz von Gebärden zu stellen.



## Organisation

**Materialien und Ausrüstung**

- Poster „Voraussetzungen für den Dialog" aus Sitzung 1
- Poster „Sprachförderliche Grundhaltung" aus Sitzung 1
- „Fotoblume" aus Sitzung 1
- Gebärdenposter (Leber & Spiegelhalter, 2019)
- Themenfoto: Alltag (➤ S. 159)
- Themenfoto: Spiel (➤ S. 160)
- Flipchart/Magnete oder Stellwand/Nadeln
- Moderationskarten und Stifte
- Kugelschreiber für die Teilnehmenden
- Bücher, die sich für den Gebärdeneinsatz besonders eignen
- verschiedene Gebärdensammlungen
- Arbeitsblatt 5: Gebärdeneinsatz beim Spiel und im Alltag (➤ S. 129)
- Arbeitsblatt 6: Gebärdeneinsatz Videobeobachtung (➤ S. 130)
- Laptop
- Videoaufnahmen der Eltern (sonst: Videos Sitzung 7: Videos 14, 15, 16, 17)
- Rückmeldebögen (➤ S. 131f.)
- KUGEL-Gebärdengeschichte, Kap. 6 (➤ S. 152)
- Gebärdenblatt 6 mit sechs neuen Gebärden (➤ S. 146f.)
- Begleitmaterialien Sitzung 7: Gebärdeneinsatz im Alltag und im Spiel

**Vorbereitung für die Sitzung**

- Poster aus Sitzung 1 („Sprachförderliche Grundhaltung" und „Voraussetzungen für den Dialog") aufhängen
- Fotoblume der Kinder aufhängen
- Gebärdenposter (Leber & Spiegelhalter, 2019)
- Büchertisch vorbereiten
- einige Bücher mit Gebärdenbildchen versehen
- Gebärdensammlungen zum Anschauen bereitlegen
- Flipchartbogen für die Bearbeitung der Videosequenzen mit den Fragen aus dem Sprechertext in ➤ Kap. 4.7.4 vorbereiten

**Dauer der Sitzung**

145 Min.

## 4.7.1 Begrüßung, Vorstellung des Ablaufs des letzten Elternabends, Wiederholung der zwölf zuletzt erlernten Gebärden

Dauer

10 Min.

Begrüßen Sie die Teilnehmenden und stellen Sie kurz den Ablauf der Sitzung vor. Da es sich um die abschließende Sitzung handelt, ermuntern Sie die Eltern alle Fragen zu stellen, die bisher noch offen geblieben sind. Wiederholen Sie kurz die letzten zwölf eingeführten Gebärden.

## 4.7.2 Besprechung der Hausaufgabe

Dauer

15 Min.

Mithilfe des mitgebrachten Gebärdenbuches sollen die Eltern über ihre Erfahrungen beim Einsatz von Gebärden in den vergangenen 2 Wochen berichten. Ist es ihnen gelungen, ihren Kindern beim Buch anschauen die aktivere Rolle zu übergeben? Haben sie an den Gebrauch der Gebärden beim Betrachten eines Bilderbuches gedacht? Was ist in der Situation vielleicht besonders schwierig? Haben sie sich für eine neue Gebärde entschieden und wie wurde diese eingeführt und dokumentiert? Erfragen Sie auch, ob der Transfer in die Einrichtungen gelingt und ob es z. B. Reaktionen der pädagogischen Fachkräfte gab.

**SPRECHERTEXT**

Ich möchte noch einmal deutlich betonen, dass es nicht auf die Anzahl unterschiedlicher Gebärden ankommt, die Sie als Eltern anbieten. Jedes Kind bringt unterschiedliche Voraussetzungen mit und hat sein eigenes Lerntempo. Wichtig ist allein, dass Sie die eingeführte Gebärde/n konsequent im Alltag, beim Spiel, beim Anschauen eines Buches etc. einsetzen.

Einige Kinder haben vielleicht schon begonnen, Gebärden zu imitieren oder sogar von sich aus einzusetzen. Dieses ist aber nicht bei allen Kindern zu erwarten und auch nicht die Regel. Wenn Ihr Kind noch nicht selbst gebärdet heißt das nicht, dass Sie etwas falsch gemacht haben oder nicht konsequent genug gebärden. Kinder mit ungestörter Sprachentwicklung hören über Monate immer wieder die Wörter und Sätze wie „Wo ist die Mama? Wo ist der Papa? Hast du Hunger?" bis sie selbst „Mama, Papa, ham" sagen. Es kann also u. U. Wochen oder Monate dauern, bis Ihre Kinder Gebärden selbst einsetzen. Der wichtigste erste Schritt dazu ist, dass Ihre Kinder auf die „Sprache mit den Händen" durch Sie aufmerksam gemacht werden, der Blickkontakt sich verbessert und dadurch das Sprachverstehen unterstützt wird.

### 4.7.3 Gebärden- und Gesteneinsatz im Alltag und beim Spiel

Kleingruppenarbeit mit anschließender Gruppendiskussion

Ziel

Den Teilnehmenden soll bewusst werden, dass im Laufe eines Tages zahlreiche Situationen hervorragend zum gezielten Gebärdeneinsatz geeignet sind.

Dauer

25 Min.

Material

Stifte, Kugelschreiber, Flipchart oder Stellwand mit großem Papierbogen, Arbeitsblatt 5: Gebärdeneinsatz beim Spiel und im Alltag, Themenfotos: Alltag und Spiel

Heften Sie die beiden Themenfotos „Alltag" und „Spiel" an eine Stellwand.

Aufgabe

In einer Kleingruppe von zwei bis drei Personen sollen die Teilnehmenden Alltags- und Spielsituationen finden, die sich gut zum Gebärdeneinsatz eignen. Die Eltern überlegen gemeinsam in der Kleingruppe, welche LUG in diesen Situationen sinnvoll sind und oft eingesetzt werden können. Die Eltern halten ihre Spiel- und Alltagssituationen auf dem Arbeitsblatt 5 fest und präsentieren ihre Ergebnisse anschließend der Großgruppe.

SPRECHERTEXT

Wie zu Beginn der Sitzung angekündigt, möchten wir uns nun noch einmal mit Situationen beschäftigen, die täglich vorkommen und damit sehr gut geeignet sind, Ihrem Kind wichtige Gebärden wiederholt anzubieten. Es sollten Situationen sein, die Ihren Kindern Spaß machen. Schauen Sie also mit den Augen Ihrer Kinder. Welche Alltagssituation liebt Ihr Kind, welches Spiel möchte es immer wieder spielen? Was möchte es Ihnen mitteilen, damit Sie als Eltern sich mit ihm beschäftigen?

Bei unserem Eltern-Kind-Gruppentreffen haben wir schon eine Alltagssituation miteinander erlebt, das gemeinsame Essen, und viele von Ihnen haben schon eine Gebärde für das Lieblingsspielzeug Ihres Kindes eingeführt.

Ich möchte Sie nun bitten, wieder zu zweit oder dritt zusammenzuarbeiten und sich auf fünf wichtige Alltags- und Spielsituationen zu einigen. Am besten gehen Sie gemeinsam exemplarisch einen Tag von morgens bis abends durch und halten dann die ausgewählten Situationen auf dem Arbeitsblatt fest. Überlegen Sie anschließend gemeinsam, welche Gebärden oder Gesten in diesem Spiel oder in der Alltagssituation besonders häufig eingesetzt werden könnten. Notieren Sie Ihre Gebärdenideen auf dem Arbeitsblatt 5.

Nach 10 Minuten werde ich Sie bitten, Ihre Gruppenergebnisse am Flipchart vorzustellen.

Vorgehen

Teilen Sie Stifte und das Arbeitsblatt 5 aus und achten Sie auf die Zeit. Fordern Sie die Gruppen nach 10 Minuten auf, ihre Arbeitsergebnisse zu präsentieren und schriftlich am Flipchart festzuhalten.

Es gibt natürlich sehr viele Alltags- und Spielsituationen, die sich auf unterschiedliche Art zum Gebärdeneinsatz anbieten. In ➤ Tab. 4.2 und ➤ Tab. 4.3 sind einige Situationen exemplarisch aufgeführt.

Weisen Sie die Eltern darauf hin, dass Sie sich die Ideen der anderen Gruppen notieren können und zudem eine Ideensammlung in den Begleitmaterialien vorfinden.

**Tab. 4.2** Gebärden und Gesten im Alltag

| Alltagssituation | Gebärden/Gesten |
|---|---|
| Anziehen/Ausziehen | Gebärde für „an- und ausziehen"<br>über Bauch, Arme, Beine streichen |
| Zähne putzen | Gebärde für „Zähne putzen, fertig" |
| Baden | Gebärden für „baden, fertig"<br>Gebärden für Tiere, Gegenstände, die mit baden sollen<br>Gebärdenbadelieder |
| zu Bett gehen | Gebärde für „schlafen",<br>Gutenachtlied mit Gebärden begleiten<br>Gutenachtbuch mit Gebärden begleiten |
| Tisch decken | Gebärde für „essen, trinken, helfen" |
| Tischspruch | alle fassen sich an die Hände und bewegen rhythmisch die Hände beim Tischspruch, z. B. „Piep, piep, piep, guten Appetit" |
| Esssituation | Gebärden für „essen, trinken", für verschiedene Lieblingsspeisen, für „schmeckt gut, mehr, fertig, kalt, heiß, süß" |
| Ankommen in der Kita | Gebärden für „an-, ausziehen",<br>Zeigen auf unterschiedliche Kleidungsstücke |
| Begrüßung und Verabschiedung | Winkegeste |
| nach draußen gehen | Gebärden für „an-, ausziehen"<br>Zeigen auf die Füße, den Kopf, die Hände und Gebärden für Gegenstände, die mit nach draußen genommen werden sollen, z. B. Fahrzeuge |
| Aufräumen | Gebärden für verschiedene Spielzeuge und „fertig, aufräumen, wo", Zeigegeste |
| Einkaufen im Supermarkt | Gebärden für Lieblingsspeisen und „einpacken"<br>Gebärden für „wo, bezahlen, fertig", Zeigegeste |
| Auto oder Fahrrad fahren | Gebärden für „Auto, Fahrrad, wohin, halt" |
| Spielplatz | Gebärden für „schaukeln, rutschen, Sand, nochmal, mehr, fertig, nach Hause", „Schaukellied", „Backe, backe Kuchen" |

**Tab. 4.3** Gebärden und Gesten beim Spiel

| Spielidee | Gebärden/Gesten |
|---|---|
| Schaukeln | Gebärden für „Schaukel, nochmal, mehr, halt",<br>Schaukellied mit Gebärden |
| Spiel mit Bauernhof | Gebärden für verschiedene Tiere und „auf, zu, fressen, schlafen, trinken, wo" |
| Spiel mit Puppen | Gebärden für „Puppe, Baby, baden, schlafen, essen" |
| Stapelturm | Gebärden für „bauen, hoch, kaputt, nochmal" |
| Eimer mit Kastanien | Gebärden für „leer, mehr, wo" |
| Bobby Car | Gebärden für „Auto, halt, auf/zu",<br>Autolied mit Gebärden |
| Kugelbahn | Gebärden für „Ball, mehr, nochmal, groß/klein, halt" |
| Ball | Gebärden für „Ball, komm, wo, weg" |

10 Minuten Pause

Während der Pause haben die Eltern die Gelegenheit, in einfachen Bilderbüchern zu blättern, die sich gut zum intensiven Gebärdeneinsatz eignen. Außerdem liegen wieder unterschiedliche Gebärdensammlungen zum Blättern bereit.

### 4.7.4 Bearbeitung von Videosequenzen der Teilnehmenden

Videoillustration mit Gruppendiskussion

Ziel

Durch das Anschauen elterlicher Videoaufnahmen werden die Teilnehmenden intensiv dazu angeregt, ihr eigenes Verhalten ihrem Kind gegenüber sowie ihr eigenes Sprach- und Gebärdenangebot zu reflektieren. Durch die erneute Thematisierung der sprachförderlichen Grundhaltung wird der Bogen zur ersten Sitzung des Elterntrainings geschlagen.

Dauer

50 bis 60 Min. (in Abhängigkeit von der Anzahl der Videosequenzen)

Material

Vorbereiteter Flipchartbogen, Laptop, Videoaufnahmen der Eltern (nach Bedarf können zusätzlich die Videos 14, 15, 16, 17 gezeigt werden), Arbeitsblatt 6: Gebärdeneinsatz Videobeobachtung

Aufgabe

Die Teilnehmenden schauen sich gemeinsam die Videosequenzen an. Die Eltern können entweder eine bereits in der Einzelsitzung analysierte oder eine neu erstellte Videosequenz vorstellen. Zunächst schätzt die betreffende Person ihr Verhalten, ihr Sprach- und Gebärdenangebot ein. Danach werden die anderen um eine Rückmeldung gebeten. Betonen Sie bei der Einführung unbedingt, dass besonders auf die gelungenen Momente der Interaktion zwischen Kind und Erwachsenem geachtet wird. Verweisen Sie auf das Plakat „Sprachförderliche Grundhaltung" aus der ersten Sitzung.

**SPRECHERTEXT**

Ich freue mich sehr, dass wir jetzt Ihre Videosequenzen anschauen können und Sie sehen werden, wie gut es Ihnen allen schon gelingt, Ihr Verhalten positiv auf Ihr Kind einzustellen.

Wir sehen uns einen Abschnitt von etwa 3 Minuten an. Beim Anschauen achten Sie bitte auf folgende Punkte, die ich Ihnen an das Flipchart geschrieben habe:

- Gelingt es, einen **gemeinsamen Aufmerksamkeitsfokus** herzustellen?
- Folgt die Bezugsperson der **Führung des Kindes?**
- **Wartet die Bezugsperson ab,** damit das Kind selbst aktiv werden kann?
- Bietet die Bezugsperson **Gebärden** sprachbegleitend an?
- Bietet die Bezugsperson **Lautmalereien, Wörter, Sätze** spielbegleitend an?
- Wie **reagiert die Bezugsperson** auf den Blick, die Gebärden, die Laute oder die Wörter des Kindes?

Berücksichtigen müssen wir natürlich, dass einerseits die Situation mit der Kamera für Sie ungewohnt ist und Sie andererseits bei der Videoaufnahme versuchen, es besonders gut zu machen. Das ist manchmal gar nicht so leicht, da Ihr Kind dies auch spürt und sich evtl. anders als sonst verhält. Seien Sie unbesorgt, denn wir achten selbstverständlich darauf, was Ihnen schon besonders gut gelungen ist. Erfahrungsgemäß erkennt jeder die noch nicht ganz optimalen Punkte bei sich selbst am besten, sodass es hilft, von anderen zu hören, was wirklich schon sehr gut war.

Wir werden so vorgehen, dass Sie (betreffende Person) als erstes zu Wort kommen und die Situation anhand dieser Punkte einschätzen. Danach bitte ich die anderen Teilnehmenden um eine Rückmeldung. Zum Schluss werde ich zusammenfassen und ergänzen. Möchten Sie (betreffende Person) uns kurz etwas zu Ihrer Aufnahme vorab sagen?

Vorgehen

Zeigen Sie die erste Videosequenz. Bitten Sie im Anschluss die Person, die die Aufnahme mitgebracht hat, um eine Einschätzung anhand der vorgegebenen Punkte. Bitten Sie danach die anderen Teilnehmenden um eine Rückmeldung. Fassen Sie die wichtigsten positiven Aspekte zusammen. Geben Sie ein bis zwei Hinweise darauf, worauf die Person in Zukunft noch achten könnte, z. B. die Gebärden des Kindes aufgreifen und Sprache dafür anbieten oder noch ein klein wenig länger abwarten.

Zeigen Sie das nächste Video und gehen Sie gleichermaßen vor. Bedanken Sie sich am Ende bei allen Teilnehmenden für die mitgebrachten Videos.

(Buschmann, 2017)

### 4.7.5 Fragen und Rückmeldebogen

Ziel

Die Eltern sollten in der abschließenden Sitzung die Gelegenheit bekommen, noch offen gebliebene Fragen zu stellen oder Anmerkungen zu machen. Mit

4

dem Ausfüllen des Rückmeldebogens können die Eltern mögliche Veränderungen in ihrem Verhalten dokumentieren und eine abschließende Beurteilung des Programms vornehmen.

Dauer
15 Min.

Material
Rückmeldebögen



**SPRECHERTEXT**

Ich möchte Ihnen nun die Gelegenheit geben, Fragen zu stellen oder Anmerkungen zu machen, die bisher keinen Platz gefunden haben. Gibt es etwas, was Sie noch hier mit der Gruppe klären möchten? Haben Sie noch Fragen, die Sie anderen Eltern oder mir stellen möchten?

Ich möchte Sie nun bitten, einen Fragebogen auszufüllen. In diesem werden Sie gebeten, Veränderungen in Ihrem Verhalten zu dokumentieren und noch einmal schriftlich Rückmeldung über KUGEL zu geben. Ihre Meinung ist wichtig, da sie mir bei der Planung weiterer Kurse hilft. Antworten Sie deshalb unbedingt offen und ehrlich. Scheuen Sie sich nicht, Verbesserungsvorschläge zu machen oder Kritik zu üben.

Vorgehen
Teilen Sie die Fragebögen aus. Sind beide Elternteile anwesend, erhalten beide einen Fragebogen. Warten Sie bis alle Teilnehmenden fertig sind und bedanken Sie sich für die Rückmeldungen.

### 4.7.6 Zusammenfassung, Begleitmaterial, KUGEL-Gebärdengeschichte

Dauer
10 Min.

Material
➤ Kap. 6 der KUGEL-Gebärdengeschichte, Gebärdenblatt 6, Begleitmaterial Sitzung 7: Gebärdeneinsatz im Alltag und im Spiel

Fassen Sie die Inhalte der heutigen Sitzung kurz zusammen. Ermutigen Sie die Eltern, mit dem Singen der Gebärdenlieder, dem Einsatz schon bekannter und der Einführung neuer Gebärden fortzufahren. Erinnern Sie die Eltern daran, neue Gebärden im persönlichen Gebärdenbuch und auf dem Poster zu dokumentieren. Verteilen Sie das Begleitmaterial zur Sitzung 7: „Gebärdeneinsatz im Alltag und im Spiel".

**SPRECHERTEXT**

Zum Abschluss der Sitzung lese ich Ihnen jetzt das letzte Kapitel unserer Geschichte vor, in dem Sie wieder sechs neue Gebärden erlernen. Sie haben sich nun im Laufe des Trainings einen sicheren Gebärdenwortschatz von 36 Gebärden aufgebaut.

Lesen Sie das letzte Kapitel der Gebärdengeschichte vor und laden Sie die Eltern dazu ein, aktiv mitzugebärden.

**SPRECHERTEXT**

Sollten in den nächsten Wochen oder Monaten noch Fragen bei Ihnen auftauchen oder Sie merken, dass Ihnen der Einsatz der Gebärden im Alltag noch schwerfällt, scheuen Sie sich nicht, mich anzurufen.

Ich bedanke mich, dass Sie so motiviert in dieser Sitzung und während des gesamten Trainings mitgearbeitet haben.

Ich wünsche Ihnen weiterhin viel Spaß mit Ihren Kindern und beim Einsatz von Gebärden.

KAPITEL

# 5 Ablauf des KUGEL-Tageskurses

Dorothee von Maydell, Heike Burmeister, Anke Buschmann

## Vorbemerkung

Der KUGEL-Tageskurs wurde im Rahmen der Evaluationsstudie zu KUGEL konzipiert und durchgeführt (➤ Kap. 3). Es wurde diese Form der Kontrollgruppe gewählt, weil eine unbehandelte Wartegruppe aufgrund der positiven Evaluation zum „Heidelberger Elterntraining zur frühen Sprachförderung“ (Buschmann et al., 2009) nicht vertretbar gewesen wäre. Ein vergleichbares Interaktionstraining für Eltern mit der Anleitung zum gezielten Einsatz von LUG war nicht bekannt. Eintägige Schulungen als Gruppenangebote mit und ohne Kind stehen in der Praxis regelmäßig zur Verfügung. Solche Kurse werden seit vielen Jahren erfolgreich durchgeführt und von den Eltern gut angenommen (Wilken, 2019).

Die ersten Auswertungen zur Effektivität des Interaktionstrainings KUGEL im Vergleich zum Tageskurs zeigten, dass die Eltern beider Interventionen zufrieden mit dem jeweiligen Kurs und hochmotiviert waren, die LUG im Alltag mit ihrem Kind anzuwenden (Dittmann et al., im Druck). Inwiefern sich mit dem Tageskurs im Vergleich zu KUGEL das Interaktionsverhalten der Eltern positiv beeinflussen lässt, wird in weiteren Auswertungen aktuell geprüft. Aus Kontrollstudien zur Effektivität von Schulungsprogrammen für pädagogische Fachkräfte zur alltagsintegrierten Sprachförderung ist bekannt, dass ein Interaktionstraining mit mehreren aufeinander aufbauenden Modulen, Feedback und Videosupervision einer eintägigen, interaktiven Schulung weit überlegen ist. Den Fachkräften gelingt es nach einer einmaligen Anleitung nicht, ihr Verhalten signifikant zu verändern, sodass sich auch keine positiven Effekte auf die kindliche Sprachentwicklung erzielen lassen (Buschmann & Jooss, 2011; Buschmann & Sachse, 2018; Sachse, Schuler & Budde-Spengler, 2016).

Aus Sicht der Eltern sind es v. a. organisatorische Gründe, die für das Angebot einer verkürzten Schulung sprechen. Für einige Familien oder alleinerziehende Elternteile kann es schwierig sein, regelmäßig alle 14 Tage an einem Kurs teilzunehmen. Findet der Kurs an einem Wochenende statt ist es zudem oft leichter, dass beide Elternteile diesen besuchen können. Zu empfehlen sind in einem solchen Fall mindestens zwei aufeinander aufbauende Tage und/oder die Fortsetzung der Schulung in einer Einzelberatung mit der Möglichkeit zur Videosupervision. Die LUG-Einzelanleitung könnte im Rahmen einer bereits stattfindenden Frühförderung oder einer logopädischen Therapie stattfinden. Denkbar ist auch das Angebot des KUGEL-Tageskurses für Eltern, die bereits an einem anderen Interaktionstraining wie „Schritte in den Dialog“ (Möller & Spreen-Rauscher, 2009) oder „Heidelberger Elterntraining“ (Buschmann, 2017) teilgenommen haben.

Positive Erfahrungen mit der Durchführung eines Eltern-Kind-Programms an zwei Wochenenden im Abstand von einigen Wochen mit Telefonkontakt dazwischen existieren bereits mit anderen Elternschulungskonzepten (Buschmann, Schmid & Sarimski, 2013).

## KUGEL-Tageskurs

Der KUGEL-Tageskurs ist als 8-stündiges Programm konzipiert. Er greift die wesentlichen Bausteine des in ➤ Kap. 4 beschriebenen KUGEL-Programms auf. Das methodische Vorgehen und Erarbeiten der einzelnen Themen und Übungen ist weitgehend identisch mit dem Vorgehen bei KUGEL. Der Tageskurs ist ein reines Elterngruppenprogramm ohne direkte Einbeziehung der Kinder. Es gibt im Tageskurs keine Individualschulung mit Eltern und Kind und kein Eltern-Kind-Gruppentreffen. Auch die individuelle Videosupervision entfällt.

Die in ➤ Tab. 5.1 festgehaltenen Zeitangaben verstehen sich als Richtwerte und sollten den Bedürfnissen der Elterngruppe angepasst werden. So kann in einer kleineren Gruppe das gegenseitige Kennenlernen weniger Zeit in Anspruch nehmen und in einer größeren Gruppe können Diskussionen entsprechend länger dauern. Der individuelle Ablauf jedes Seminars kann es erforderlich machen, dass die Kursleiter*in zugunsten einer entspannten und konstruktiven Arbeitsatmosphäre Übungen zeitlich verkürzt oder sogar ganz auf sie verzichten muss. Auf jeden Fall sollte der zeitliche Gesamtrahmen von 8 Stunden nicht überschritten werden.

**Tab. 5.1** Übersicht über den Ablauf des Tageskurses

| Uhrzeit | Inhalt |
|---|---|
| 9.00 h–9.15 h | Begrüßung, Vorstellung, Ablauf |
| 9.15 h–9.45 h | Gegenseitiges Kennenlernen |
| 9.45 h–10.35 h | Sprachförderliche Grundhaltung |
| 10.35 h–10.50 h | KUGEL-Gebärdengeschichte ➤ Kap. 1 und ➤ Kap. 2 |
| 15 Minuten Kaffeepause | |
| 11.05 h–11.15 h | Einsatz lautsprachunterstützender Gesten/ Gebärden im Alltag |
| 11.15 h–11.30 h | Vorteile lautsprachunterstützender Gebärden |
| 11.30 h–12.10 h | Gezieltes Anwenden lautsprachunterstützender Gebärden, Auswahl erster Gebärden |
| 12.10 h–12.35 h | Einführung von Gebärdenringbüchern, Gebärdenpostern und Gebärdensammlungen |
| 12.35 h–12.45 h | KUGEL-Gebärdengeschichte ➤ Kap. 3 und ➤ Kap. 4 |
| 45 Minuten Mittagspause | |
| 13.30 h–13.40 h | Warm up-Anwendungsspiel Gebärdenmemory |
| 13.40 h–14.00 h | Grundprinzipien bei der Anwendung von Gebärden |
| 14.00 h–14.50 h | Das gemeinsame Anschauen von Bilderbüchern |
| 14.50 h–15.10 h | Gebärdeneinsatz bei Bewegungsliedern Teil 1 |
| 15.10 h-15.15 h | KUGEL-Gebärdengeschichte ➤ Kap. 5 |
| 15 Minuten Kaffeepause | |
| 15.30 h–15.50 h | Gebärdeneinsatz bei Bewegungsliedern Teil 2 |
| 15.50 h–16.30 h | Gebärdeneinsatz beim Spiel und im Alltag |
| 16.30 h–16.35 h | KUGEL-Gebärdengeschichte ➤ Kap. 6 |
| 16.35 h–17.00 h | Zusammenfassung, Fragen und Abschluss |

5

## Überblick

Der Tageskurs beginnt mit einer Vorstellung der Kursleiter*in und des Tagesablaufs. Nach einem kurzen gegenseitigen Kennenlernen der Teilnehmenden werden die Bausteine einer sprachförderlichen Grundhaltung intensiv – auch mithilfe von Videoanalysen – erarbeitet. Darauf aufbauend wird zum Thema „Gebärdeneinsatz" übergeleitet. Die Eltern reflektieren, welche Gesten oder Gebärden sie im Alltag schon einsetzen. Gemeinsam werden die Vorteile des Gebärdeneinsatzes erarbeitet. Jedes Elternteil wählt erste Gebärden für sein Kind aus und entwickelt konkrete Ideen zur Einführung der jeweiligen Gebärden mit seinem Kind. Zur Dokumentation ihres jeweils individuellen Gebärdenwortschatzes erhält jedes Elternpaar ein Gebärdenringbuch und Poster. Die Familien können eine Gebärdensammlung käuflich erwerben. Die Bedeutung der Einbeziehung anderer Familienmitglieder und betreuender Einrichtungen wird angesprochen.

Nach der Mittagspause geht es zunächst um die Grundprinzipien, die bei der Anwendung von Gebärden beachtet werden sollten. Danach wird der Einsatz von Gebärden beim Anschauen von Bilderbüchern intensiv anhand von Videobeobachtungen und mit einem Rollenspiel erarbeitet. Die Eltern werden motiviert, zu Hause beim Anschauen von Bilderbüchern Gebärden einzusetzen. Anschließend lernen die Teilnehmenden die Möglichkeit des Einsatzes von Gesten und Gebärden im Rahmen von Bewegungsliedern, Finger- und Singspielen kennen. Der Gebärdeneinsatz in alltäglichen Situationen und im Spiel wird in Kleingruppen erarbeitet. Dabei liegt der Fokus auf der Bedeutung täglicher Routinen. Die Eltern werden auf die Chancen eines konsequenten, alltagsbegleitenden Gebärdeneinsatzes aufmerksam gemacht.

Im Laufe des Tagesprogramms erwerben die Eltern einen Wortschatz von 36 Gebärden mithilfe einer „Gebärdengeschichte".

Am Ende des Tages sollte ausreichend Zeit für offene Fragen der Eltern und das Ausfüllen des Rückmeldebogens verbleiben.

## Ziele des KUGEL-Tageskurses

Am Ende des Tages sollten die Teilnehmenden

- die Grundprinzipien sprachförderlicher Kommunikation kennen und bereit sein, diese verstärkt gegenüber ihrem Kind anzuwenden.

- ihre Bedeutung als primäre Bezugsperson und Kommunikationspartner erkannt haben und wissen, dass sie durch ihren interaktiven und sprachlichen Umgang mit dem Kind seine Kommunikations- und Sprachentwicklung maßgeblich beeinflussen.
- motiviert sein, ihr tägliches Kommunikations- und Sprachverhalten ihrem Kind gegenüber kritisch zu reflektieren und positiv zu verändern.
- etwaige Berührungsängste beim Einsatz von Gesten und Gebärden abgebaut haben.
- die Bedeutung von LUG für die Kommunikations- und Sprachentwicklung kennen.
- erfassen, welche Vorteile der Einsatz von LUG hat.
- sich für ein bis drei erste Gebärden in der Kommunikation mit ihrem Kind entschieden und eine Idee zur Einführung der Gebärden entwickelt haben.
- je ein Gebärdenringbuch, ein Poster und evtl. auch eine Gebärdensammlung mitnehmen und diese ab jetzt aktiv zur Dokumentation neu eingeführter Gebärden verwenden.
- die Grundprinzipien bei der Anwendung von LUG verstanden haben.
- sich motiviert fühlen, Bewegungslieder mit Gebärden mit ihren Kindern zu erproben und ausreichende Tipps, Ideen und Hilfen für die aktive Umsetzung der Sprachspiele mit nach Hause nehmen.
- erprobt haben, wie sie Gebärden beim Anschauen eines Bilderbuches einsetzen können.
- Ideen für entwicklungsgerechte Bücher mitnehmen.
- sich darüber im Klaren sein, dass möglichst viele Personen in der Familie und der betreuenden Einrichtung über den Einsatz der Gebärden informiert sein müssen.
- wissen, welche Alltagssituationen und Spiele sich besonders zum Einsatz von LUG eignen.
- alle für sie wichtigen Fragen in Bezug auf den Einsatz von Gebärden gestellt haben.
- einen aktiven Gebärdenwortschatz von 36 Gebärden aufgebaut haben.

## Organisation

**Materialien und Ausrüstung**

- Übersicht über den Tagesablauf und seine Inhalte
- Namensschilder
- Telefonliste Teilnehmende
- Moderationskarten
- Stifte, Kugelschreiber, Klebestift
- Foto „Hotelrezeption"
- Laptop, Videos 1–17
- Flipchart/Magnete oder Stellwand/Nadeln
- Themenfoto: Sprachförderliche Grundhaltung (➤ S. 155)
- Themenfoto: Gemeinsames Anschauen von Bilderbüchern (➤ S. 158)
- Themenfoto: Grundprinzipien bei der Gebärdenanwendung (➤ S. 156)
- Themenfoto: Musik (➤ S. 157)
- Themenfoto: Alltag (➤ S. 159)
- Themenfoto: Spiel (➤ S. 160)
- Arbeitsblätter 1–6
- Beispielarbeitsblatt 3
- KUGEL-Gebärdengeschichte (➤ S. 150ff.)
- Gebärdenblätter 1–6 (➤ S. 136ff.)
- Gebärden-Memorykarten
- für jede Familie: 1 Ringbuch (DIN A5) mit Prospekthülle, 1 Pappe (z. B. 50 × 70 cm) als Gebärdenposter
- Demonstrationsringbuch mit Gebärdenbildern und entsprechenden Bildern von Gegenständen oder Situationen
- Informationsflyer für die Kita
- Gebärdenposter (Leber & Spiegelhalter, 2019)
- verschiedene Gebärdensammlungen zur Demonstration (evtl. auch zum Verkauf): z. B. DGS (Kestner, 2017), GuK (Wilken, 2005), SdmHa (Bundesverband evangelische Behindertenhilfe e. V., 2017a), Makaton (Makaton, 2011), Jacobsen (Jacobsen, 2007, 2012), Baby Signing (König, 2007; Gericke, 2019; Butz, Mohos & Kindel, 2017; Grewing, 2008)
- Ball
- Bilderbücher ohne oder mit wenig Text
- Bücher mit Bewegungsliedern, Reimen, Fingerspielen
- Begleitmaterial für jedes Elternpaar
- Rückmeldebogen für alle Teilnehmenden

**Vorbereitung auf den KUGEL-Tageskurs**

- Übersicht über Inhalte (als Folie oder Kopie) erstellen
- große Blume auf einen Flipchartbogen malen; in der Blütenmitte genügend Platz für die Namen und die Fotos der Kinder lassen; ein Blütenblatt pro Kind mit ausreichendem Platz für eine Stärke und eine Lieblingsbeschäftigung des jeweiligen Kindes
- auf den Platz jedes Teilnehmenden einen Kugelschreiber und einen Stift legen

*Fortsetzung*

5

- für jede teilnehmende Familie alle Begleitmaterialien (gesammelt in einem Schnellhefter) bereitlegen
- Gebärdenposter (Leber & Spiegelhalter, 2019) aufhängen
- Gebärdensammlungen auf einem Tisch zum Anschauen bereitlegen
- die 24 Gebärdenbilder der Gebärdenblätter 1, 2, 3 und 4 zweifach kopieren und für das Memory auf Pappe kleben und ausschneiden
- Büchertisch mit Bilderbüchern für Kleinkinder zusammenstellen
- Flipchartbogen für die Bearbeitung der Videosequenzen vorbereiten

**Dauer des KUGEL-Tageskurses**
8 Stunden



### 5.1.1 Begrüßung, Vorstellung und Überblick des Ablaufs

Ablauf ➤ Kap. 4, Sitzung 1 des Elterntrainings (➤ Kap. 4.1.1, ➤ Kap. 4.1.2)

Passen Sie die Vorstellung des Ablaufs an den Verlauf des Tageskurses an. Klären Sie die Fragen zu Pausen, Mittagessen und zum Ende des Seminars.

Dauer
15 Min.

### 5.1.2 Gegenseitiges Kennenlernen

Ablauf ➤ Kap. 4, Sitzung 1 (➤ Kap. 4.1.4)

Die Eltern bekommen die Gelegenheit, ihre Kinder und Familien vorzustellen und von ihren Schwierigkeiten, Freuden und Wünschen zu berichten. Die oft sehr persönlichen Schilderungen schaffen schon zu Beginn des Tages eine vertrauensvolle Atmosphäre. Zurückhaltende Eltern verlieren so ihre Hemmung, vor der Gruppe zu sprechen, und erfahren, dass eine aktive Teilnahme am Gruppengeschehen möglich und für sie angenehm ist.

Dauer
30 Min.

### 5.1.3 Sprachförderliche Grundhaltung und passendes Sprachangebot

Ablauf ➤ Kap. 4, Sitzung 1 (➤ Kap. 4.1.5)

Den Teilnehmenden soll verdeutlicht werden, welche Verhaltensweisen eines Gesprächspartners sich auf das eigene Dialogverhalten positiv oder negativ auswirken können.

Hier wird zunächst auf der Ebene von Erwachsenen gearbeitet und dann der Transfer zu den Kindern vollzogen. Im Laufe des Tages sollte bei allen erarbeiteten Themen Bezug zur sprachförderlichen Grundhaltung und zum passenden Sprachangebot genommen werden, um die Basis für ein effektives Gebärdenangebot zu verdeutlichen.

Dauer
50 Min.

#### KUGEL-Gebärdengeschichte ➤ Kap. 1 und ➤ Kap. 2

Ablauf ➤ Kap. 4, Sitzung 1 (➤ Kap. 4.1.8)

Verteilen Sie die Gebärdenblätter 1 und 2. Lesen Sie ➤ Kap. 1 und ➤ Kap. 2 der KUGEL-Gebärdengeschichte vor.

Dauer
15 Min.

15 Minuten Kaffeepause

### 5.1.4 Einsatz lautsprachunterstützender Gesten/ Gebärden im Alltag

Ablauf ➤ Kap. 4, Sitzung 2 (➤ Kap. 4.2.4)

Die Teilnehmenden sollen sich bewusstmachen, inwiefern sie in der alltäglichen Kommunikation bereits spontan Gesten und lautsprachunterstützende Gebärden einsetzen.

Dauer
10 Min.

### 5.1.5 Vorteile lautsprachunterstützender Gebärden

Ablauf ➤ Kap. 4, Sitzung 2 (➤ Kap. 4.2.5)
Die Eltern sollen die Vorteile lautsprachunterstützender Gebärden erkennen und so in ihrer Entscheidung für den Einsatz von Gebärden in der Kommunikation mit ihrem Kind bestärkt werden.

Dauer
15 Min.

### 5.1.6 Gezieltes Anwenden lautsprachunterstützender Gebärden, Auswahl erster Gebärden

Ablauf ➤ Kap. 4, Sitzung 2 (➤ Kap. 4.2.6)
Die Teilnehmenden sollen lernen, den Blickwinkel ihres Kindes einzunehmen, um die ersten Gebärden für ihre Kinder auszuwählen. Dieser Schritt ist entscheidend für den Erfolg des Gebärdenangebots. Da die Eltern nach diesem Tag das Gebärdenangebot für ihr Kind selbstständig nach und nach erweitern sollen, ist es ratsam darauf zu achten, dass die Auswahl der ersten Gebärden sinnvoll und adäquat ist. Außerdem erarbeiten die Eltern konkrete Umsetzungsmöglichkeiten für die spielerische Einführung erster Gebärden.

Dauer
40 Min.

### 5.1.7 Einführung von Gebärdenringbüchern, Gebärdenpostern und Gebärdensammlungen

Ablauf ➤ Kap. 4, Sitzung 3 (➤ Kap. 4.3.3)
Jede Familie erhält zur Dokumentation der benutzten Gebärden ein Gebärdenringbuch und ein Gebärdenposter, das in den folgenden Wochen von den Eltern fortlaufend erweitert und aktualisiert werden soll. Soweit es Ihnen als Kursleiter*in möglich ist, legen Sie einige Gebärdensammlungen zum Verkauf bereit, damit die Eltern direkt im Anschluss an das Tagesseminar mit der Dokumentation der eingesetzten Gebärden beginnen können.

Verteilen Sie im Anschluss den Informationsflyer für die Kita an die Familien.

Dauer
20 Min.

#### KUGEL-Gebärdengeschichte ➤ Kap. 3 und ➤ Kap. 4

Verteilen Sie die Gebärdenblätter 3 und 4. Lesen Sie ➤ Kap. 3 und ➤ Kap. 4 der KUGEL-Gebärdengeschichte vor.

Dauer
10 Min.
Teilen Sie vor der Mittagspause einen Schnellhefter mit den gesamten Begleitmaterialien an jede Familie aus.

45 Minuten Mittagspause

#### Übung: Gebärdenmemory

Ablauf ➤ Kap. 4, Sitzung 3 (➤ Kap. 4.3.1)
**Ergänzung:** Erweitern Sie das Memoryspiel um die Gebärdenbilder der Gebärdenblätter 3 und 4. Das Spiel besteht dann aus insgesamt 24 Pärchen. Sie können die Übung, abhängig von Gruppengröße und Motivation der Teilnehmenden, mehrfach wiederholen.

Dauer
10 Min.

### 5.1.8 Grundprinzipien bei der Anwendung von Gebärden

Ablauf ➤ Kap. 4, Sitzung 3 (➤ Kap. 4.3.4)
Die Eltern sollen die wichtigsten Grundprinzipien, die bei dem Einsatz von Gebärden von Bedeutung sind, gemeinsam erarbeiten. Sie sollen ein Bewusstsein für die wesentlichen Punkte entwickeln, die beim Anwenden der LUG zu beachten sind.

Dauer
20 Min.

### 5.1.9 Das gemeinsame Anschauen von Bilderbüchern

Ablauf ➤ Kap. 4, Sitzung 5 (➤ Kap. 4.5.3)

Den Teilnehmenden wird mithilfe von Videoaufnahmen vermittelt, dass ihr Kind beim Buchanschauen stärker zum Gebärden und Lautieren angeregt wird, wenn es selbst aktiv werden kann und die Eltern dem Interesse des Kindes folgen. Anschließend erproben die Eltern die beobachteten Verhaltensweisen im Rollenspiel.

Dauer
50 Min.

### 5.1.10 Gebärdeneinsatz bei Bewegungsliedern Teil 1

Ablauf ➤ Kap. 4, Sitzung 3 (➤ Kap. 4.3.5, erste Hälfte des Kapitels bis zum Abschluss der Arbeit in der Kleingruppe)

Die Eltern sollen erkennen, dass sich lautsprachunterstützende Gebärden ganz natürlich bei Bewegungsliedern, Fingerspielen und Kniereiterreimen einsetzen lassen. Durch den Einsatz von Bewegungsliedern vermitteln Eltern ihren Kindern einen freudvollen Umgang mit Sprache, fördern das Sprachverstehen und regen sie spielerisch zum aktiven Gebärden und Lautieren an.

Die Eltern sollen motiviert werden, künftig mit ihren Kindern Sprachspiele in angemessenem Tempo durchzuführen. Jeder Teilnehmende soll für ein persönliches Lieblingssprachspiel (des Kindes) die passenden Gebärden bestimmen und dieses Lied mit begleitenden Gesten/Gebärden singen können.

Dauer
20 Min.

#### KUGEL-Gebärdengeschichte ➤ Kap. 5

Verteilen Sie das Gebärdenblatt 5. Lesen Sie das ➤ Kap. 5 der KUGEL-Gebärdengeschichte vor.

Dauer
5 Min.

15 Minuten Kaffeepause

### 5.1.11 Gebärdeneinsatz bei Bewegungsliedern Teil 2

Ablauf ➤ Kap. 4, Sitzung 3 (➤ Kap. 4.3.5, zweite Hälfte des Kapitels)

Die Kleingruppen führen die ausgewählten Lieder mit Gesten/Gebärden vor, danach erfolgt die Videodemonstration der KUGEL-Videos 9, 10, 11.

Dauer
20 Min.

### 5.1.12 Gebärdeneinsatz im Alltag und beim Spiel

Ablauf ➤ Kap. 4, Sitzung 7 (➤ Kap. 4.7.3)

Verkürzen Sie den Ablauf der Übung 4.7.3 zeitlich, indem Sie ausschließlich in der Großgruppe arbeiten. Sammeln Sie exemplarisch nur einige wenige Alltags- bzw. Spielsituationen mit den dazugehörigen Gebärden.

Den Teilnehmenden soll bewusst werden, dass im Laufe eines Tages zahlreiche Situationen hervorragend zum gezielten Gebärdeneinsatz geeignet sind.

Ablauf ➤ Kap. 4, Sitzung 7 (➤ Kap. 4.7.4)

Im Tageskurs können keine Videoaufnahmen der teilnehmenden Familien gezeigt werden. Deshalb erfolgt die Bearbeitung von Videosequenzen ausschließlich an den KUGEL-Videos 14, 15, 16, 17. Verwenden Sie bei der Videoanalyse den vorbereiteten Flipchartbogen mit den Beobachtungskriterien. Optional können Sie an dieser Stelle zusätzlich das Arbeitsblatt 6 einsetzen.

Mithilfe kurzer Videosequenzen werden die Eltern für die sprachförderliche Grundhaltung sensibilisiert und erhalten Spielanregungen für den Alltag mit ihrem Kind. Sie können beobachten, auf welche unterschiedlichen Weisen Eltern und Kinder mithilfe von Gebärden kommunizieren.

Dauer
40 Min.

#### KUGEL-Gebärdengeschichte ➤ Kap. 6

Verteilen Sie das Gebärdenblatt 6. Lesen Sie ➤ Kap. 6 der KUGEL-Gebärdengeschichte vor.

Dauer
5 Min.

### 5.1.13 Zusammenfassung, Fragen und Abschluss

Die Eltern sollten am Ende des Tages die Gelegenheit bekommen, noch offen gebliebene Fragen zu stellen oder Anmerkungen zu machen. Mit dem Ausfüllen des Rückmeldebogens nehmen die Eltern eine abschließende Beurteilung des Tageskurses vor.

Dauer
25 Min.

**SPRECHERTEXT**

Ich möchte Ihnen nun die Gelegenheit geben, Fragen zu stellen oder Anmerkungen zu machen, die bisher keinen Platz gefunden haben. Gibt es etwas, was Sie ansprechen wollen, haben Sie noch Fragen, die Sie anderen Eltern oder mir stellen möchten?

Zum Abschluss des heutigen Tages möchte ich Sie nun bitten, einen Fragebogen auszufüllen und mir eine schriftliche Rückmeldung zum Programm zu geben. Ihre Meinung ist wichtig, da sie mir bei der Planung weiterer Kurse hilft. Scheuen Sie sich nicht, Verbesserungsvorschläge zu machen oder Kritik zu üben.

Teilen Sie die Fragebögen aus. Sind beide Elternteile anwesend, erhalten beide einen Rückmeldebogen. Warten Sie, bis alle Teilnehmenden fertig sind und bedanken Sie sich für die Rückmeldungen.

Fassen Sie abschließend die wichtigsten Inhalte des Tages zusammen:

**SPRECHERTEXT**

Damit sind wir am Ende des KUGEL-Tageskurses angelangt. Sie haben heute viele Informationen zur sprachförderlichen Grundhaltung, zum passenden Sprachangebot und zu lautsprachunterstützenden Gebärden erhalten und konnten in den Anwendungsübungen bereits Ihre ersten praktischen Erfahrungen sammeln. Nun gehen Sie mit einem zu diesen Themen reich gefüllten Rucksack nach Hause. In den Begleitmaterialien können Sie die wichtigsten Inhalte des heutigen Tages nochmal vertiefend nachlesen.

Ich fasse diese für Sie nochmal kurz zusammen:

Sie als Eltern und wichtigste Bezugspersonen können Ihren Kindern gute Hilfestellungen zum Einstieg in die nonverbale oder verbale Kommunikation geben. Dabei ist es hilfreich, bestimmte sprachförderliche Strategien zu beachten. Nehmen Sie bitte in der kommenden Zeit ganz bewusst so oft wie möglich Ihrem Kind gegenüber eine sprachförderliche Grundhaltung mit einem passenden Sprachangebot ein. Achten Sie dabei besonders auf die Punkte, die Sie sich selbst auf Ihrem Arbeitsblatt heute Vormittag als wichtig markiert haben.

Sie haben sich Gedanken über erste wichtige Wörter/Gebärden für Ihr Kind gemacht. Es ist deutlich geworden, dass wir **das** Einstiegswort brauchen, das Ihrem Kind besonders wichtig ist. Versuchen Sie, ein bis drei Gebärden einzuführen und Erfahrungen mit den Gebärden zu sammeln, die Sie sich auf Ihrem Arbeitsblatt notiert haben. Versuchen Sie, diese Gebärden häufig im Kontakt mit Ihrem Kind selbst zu gebrauchen. Nehmen Sie sich dafür eine bewusste Extrazeit.

Später werden Sie die Gebärden automatisch einsetzen. Im Moment ist das noch ein geplanter Vorgang, der seine feste Zeit am Tag braucht. **Erwarten Sie bitte nicht, dass Ihr Kind die von Ihnen angebotenen Gebärden sofort imitiert.** Einige Kinder brauchen Ihr Gebärdenmodell über Monate, bevor sie selbst beginnen, diese Gebärden aktiv zu einzusetzen. Vielleicht gewinnen Sie aber als ersten Erfolg den Blickkontakt Ihres Kindes. Beobachten Sie die Reaktionen Ihres Kindes auf Ihren Gebärdeneinsatz.

Sie haben für die Dokumentation der in Ihrer Familie verwendeten Gebärden ein Ringbuch, ein Poster (und eine Gebärdensammlung) erhalten. Nutzen Sie diese Hilfsmittel ab jetzt zur Dokumentation aller von Ihnen eingeführten Gebärden. Es ist wichtig, möglichst viele Bezugspersonen in der Familie und in der Kita aktiv in den Gebrauch der Gebärden mit einzubeziehen. Je mehr Modelle Ihr Kind im Alltag hat, desto besser.

Bewegungslieder und Fingerspiele erleichtern Ihnen und Ihrem Kind den Einstieg in den Gebärdengebrauch. In Bewegungsliedern und Fingerspielen nutzen wir auf ganz natürliche Art Gesten und Gebärden und den Kindern bereitet es sehr viel Freude.

Wir haben uns heute auch über den Einsatz von Gebärden beim Buchanschauen ausgetauscht. Aus der Erfahrung vieler Eltern weiß ich, dass es nicht immer leicht ist, das Buchanschauen in der heute besprochenen Weise zu verändern. Ihr Kind ist an die bisherige Weise, ein Buch mit Ihnen zu betrachten, gewöhnt. Versuchen Sie, Ihrem Kind Stück für Stück die aktive Rolle zu übergeben. Beobachten Sie, was Ihr Kind interessiert, warten Sie etwas länger ab.

Viele Spiel- und Alltagssituationen sind sehr gut geeignet, Ihrem Kind wichtige Gebärden immer wieder anzubieten. Situationen, die Spaß bringen, sind ideal zum hochfrequenten Einsatz von Gebärden. Schauen Sie mit den Augen Ihrer Kinder! Welche Alltagssituationen liebt

Fortsetzung

Ihr Kind, welches Spiel möchte es immer wieder spielen? Was möchte es Ihnen mitteilen, damit Sie sich mit ihm beschäftigen? Treffen Sie die Auswahl der Gebärden immer aus der Sicht Ihres Kindes.

Sollten in den nächsten Wochen oder Monaten noch Fragen bei Ihnen auftauchen oder Sie merken, dass Ihnen der Einsatz der Gebärden im Alltag noch schwerfällt, scheuen Sie sich nicht, mich zu kontaktieren.

Ich bedanke mich ganz herzlich für Ihre motivierte und aktive Mitarbeit, ohne die dieser Kurs nicht möglich gewesen wäre. Ich wünsche Ihnen jetzt viel Spaß mit Ihren Kindern und beim Einsatz von Gebärden.

# Anhang

# Arbeitsmaterialien

KUGEL
Eltern-Kind-Gruppenprogramm

## Inhalte und Termine

**Übersicht zu den Inhalten und Terminen der einzelnen Sitzungen**

| | |
|---|---|
| **1. Sitzung:**<br>*Elternabend* | Einführung<br>Sprachförderliche Grundhaltung<br>Voraussetzungen für den Dialog |
| **2. Sitzung:**<br>*Elternabend* | Einsatz lautsprachunterstützender Gebärden<br>Einführung erster individueller Gebärden |
| **3. Sitzung:**<br>*Elternabend* | Grundsätze bei der Anwendung<br>lautsprachunterstützender Gebärden<br>Bewegungslieder mit Gebärdeneinsatz |
| **4. Sitzung:**<br>*Eltern-Kind-Treffen* | Eltern-Kind-Treffen |
| **5. Sitzung:**<br>*Elternabend* | Das gemeinsame Anschauen von<br>Bilderbüchern |
| **6. Sitzung:**<br>*Termine werden mit jeder Familie individuell vereinbart* | Einzeltermin mit Kind |
| **7. Sitzung:**<br>*Elternabend* | Gebärdeneinsatz im Alltag und im Spiel |

KUGEL
Eltern-Kind-Gruppenprogramm

# Telefonliste Teilnehmende

| Name | Name des Kindes | Adresse | Telefon | E-Mail |
|---|---|---|---|---|
| | | | | |
| | | | | |
| | | | | |
| | | | | |
| | | | | |
| | | | | |
| | | | | |
| | | | | |
| | | | | |
| | | | | |
| | | | | |

KUGEL
Eltern-Kind-Gruppenprogramm

## Sitzung 1, Arbeitsblatt 1
Sprachförderliche Grundhaltung

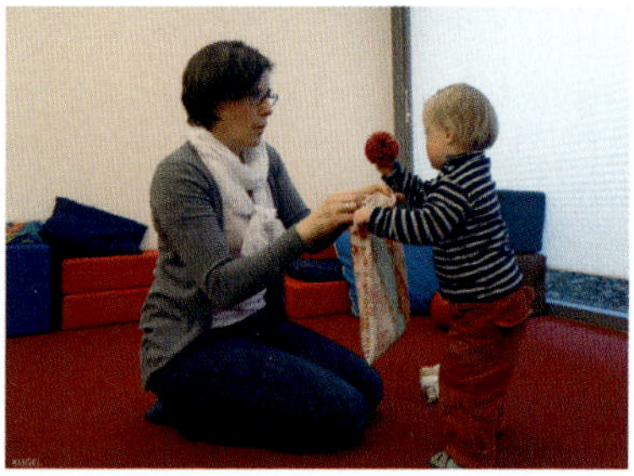

KUGEL
Eltern-Kind-Gruppenprogramm

Sitzung 1, Voraussetzungen für den Dialog

# Gemeinsame Aufmerksamkeit – Blickkontakt

# Abwechselndes Handeln

KUGEL
Eltern-Kind-Gruppenprogramm

Sitzung 1, Voraussetzungen für den Dialog

# Eigene Ideen – Eigeninitiative – Mitteilungswunsch

# Fähigkeit, auf Mitteilungen des Gesprächspartners zu reagieren

KUGEL
Eltern-Kind-Gruppenprogramm

**Sitzung 1, Arbeitsblatt 2**
Voraussetzungen für den Dialog

**Video 2:**
Kommt es zur gemeinsamen Aufmerksamkeit? Haben die Spielpartner Blickkontakt? Wechseln sie sich ab?

________________________________________

________________________________________

________________________________________

________________________________________

________________________________________

________________________________________

________________________________________

**Video 3:**
Werden eigene Ideen des Kindes sichtbar? Wenn ja, wie? Zeigt das Kind den Wunsch, sich mitzuteilen? Ist es selber aktiv oder eher passiv? Wie ist das Kind in der Lage, auf die Ideen oder Mitteilungen der Spielpartner*in zu reagieren?

________________________________________

________________________________________

________________________________________

________________________________________

________________________________________

________________________________________

________________________________________

KUGEL
Eltern-Kind-Gruppenprogramm

## Sitzung 1
Hausaufgabe

Wie verhalten Sie sich Ihrem Kind gegenüber, wenn es Ihnen etwas zeigen möchte?

Auf welchen Aspekt der sprachförderlichen Grundhaltung wollten Sie besonders achten? Ist es Ihnen gelungen? Haben Sie an Ihrem Verhalten etwas verändert?

Welche Körperhaltung ist speziell für Ihr Kind geeignet, um mit ihm gemeinsame Aufmerksamkeit zu erzielen?

KUGEL
Eltern-Kind-Gruppenprogramm

## Sitzung 2
Pantomimenspiel: Wortkarten



| | | |
|---|---|---|
| **Auto fahren**<br>**Augenarzt**<br>**Frieren**<br>**Naseputzen**<br>**Scheibenwischer** | **Singen**<br>**Flugangst**<br>**Taschenuhr**<br>**Stinktier**<br>**Turnhose** | **Duschen**<br>**Blitzstart**<br>**Faltenrock**<br>**Schneebesen**<br>**Sackhüpfen** |
| **Telefonieren**<br>**Bodenturnen**<br>**Tasteninstrument**<br>**Küssen**<br>**Boxhandschuh** | **Malen**<br>**Wachhund**<br>**Siebenschläfer**<br>**Tränengas**<br>**Blinklicht** | **Dirigentin**<br>**Tischrücken**<br>**Waschbär**<br>**Unterschrift**<br>**Hampelmann** |
| **Haare waschen**<br>**Saftpresse**<br>**Yogamatte**<br>**Marathonlauf**<br>**Taubstumm** | **Fußball spielen**<br>**Schnürschuhe**<br>**Wellenreiter**<br>**Trommelwirbel**<br>**Rufmord** | **Hören**<br>**Müde**<br>**Stimmgabel**<br>**Stoppuhr**<br>**Schluckauf** |
| **Schlafen**<br>**Treppenhaus**<br>**Froschkönig**<br>**Wutanfall**<br>**Giftspritze** | **Reiten**<br>**Hexenbesen**<br>**Damenbart**<br>**Fressnapf**<br>**Stinkbombe** | **Essen**<br>**Schwerhörig**<br>**Zahnlücke**<br>**Schmerzensgeld**<br>**Springmaus** |
| **Trinken**<br>**Jackenknopf**<br>**Dankgebet**<br>**Tanzbär**<br>**Geigenbauer** | **Zähne putzen**<br>**Trampeltier**<br>**Hartgeld**<br>**Muskeltraining**<br>**Flipperspiel** | **Schwimmen**<br>**Bisswunde**<br>**Gießkanne**<br>**Wach**<br>**Weihnachten** |
| **Lesen**<br>**Herzdruckmassage**<br>**Kinderbuch**<br>**Ruderboot**<br>**Sonne** | **Blockflöte**<br>**Treppen steigen**<br>**Gesichtspunkt**<br>**Mäuseschritt**<br>**Besoffen** | **Anziehen**<br>**Fahrrad fahren**<br>**Fernseher**<br>**Querflöte**<br>**Striptease** |
| **Affe**<br>**Halstuch**<br>**Kniescheibe**<br>**Rückenmuskel**<br>**Wetterfrosch** | **Haus**<br>**Frauenchor**<br>**Kochen**<br>**Brustschwimmer**<br>**Katzenwäsche** | **Beachvolleyball**<br>**Niesen**<br>**Trinkgeld**<br>**Schaukelpferd**<br>**Langeweile** |

KUGEL
Eltern-Kind-Gruppenprogramm

## Sitzung 2

Pantomimenspiel: Wortkarten

| | | |
|---|---|---|
| Hase<br>Boxkampf<br>Fußbad<br>Wasserball<br>Ostern | Baby<br>Hände waschen<br>Tischgebet<br>Tastentelefon<br>Fingersprache | Schreiben<br>Stierkampf<br>Busenfreund<br>Tanzschritt<br>Fernglas |
| Weinen<br>Bluthund<br>Elefantenkuh<br>Krank<br>Hallo | Vogel<br>Fotografieren<br>Guckloch<br>Fotomodell<br>Purzelbaum | Hammer<br>Kleinhirn<br>Katzensprung<br>Taschenrechner<br>Zahnschmerzen |
| Klavier<br>Sonnenstich<br>Lachen<br>Handbremse<br>Schlüsselloch | Tennis<br>Kniefall<br>Handkoffer<br>Raketenstart<br>Eileiter | Linkshänder<br>Kämmen<br>Hochhaus<br>Seitensprung<br>Trommelfell |
| Nasenflügel<br>Bauen<br>Seifenblase<br>Federball<br>Seitenblick | Laut<br>Atempause<br>Ziehharmonika<br>Rauchen<br>Rückenwind | Tafelkreide<br>Schimpfen<br>Heiß<br>Balletttanz<br>Trinkgeld |
| Mundgeruch<br>Lieb<br>Elektrogitarre<br>Kopfgeld<br>Würfelbecher | Berg steigen<br>Blinddarm<br>Skifliegen<br>Apfelbaum<br>Bankgeheimnis | Wimperntusche<br>Federhalter<br>Kalt<br>Hauchdünn<br>Huckepack |
| Stirnrunzeln<br>Selbstmord<br>Schneemann<br>Engel<br>Brillenschlange | Juckreiz<br>Schieflachen<br>Ohnmacht<br>Armband<br>Leise | |
| | | |

KUGEL
Eltern-Kind-Gruppenprogramm

## Sitzung 2
Pantomimenspiel: Satzkarten



**Sätze für die Pantomimenübung:**

Ich habe meinen Schal im Bus vergessen.

Gestern hatte meine Oma Geburtstag.

Das Mädchen hat mir das Dreirad weggenommen.

Der Arzt hat mir eine Spritze gegeben.

Mein Lieblingsessen ist Nudeln mit Soße.

Warum ist der Kindergarten morgen zu?

Wo ist das Buch mit dem großen Wal?

Der Hund von Opa hat Flöhe.

Ich bin echt sauer, weil ich nicht Fußball spielen darf.

Warum kommt mein Freund heute nicht in den Kindergarten?

Bei schönem Wetter fahren wir morgen mit der U-Bahn zum Dom.

Ich brauche rote, blaue und gelbe Tuschkastenfarbe,
damit ich meine Ostereier anmalen kann.

Ich habe das Buch vom Hasen und Igel zum Geburtstag bekommen,
aber jetzt ist es weg.

KUGEL
Eltern-Kind-Gruppenprogramm

**Sitzung 2, Arbeitsblatt 3**
Beispielblatt

**Beispielblatt: Spielerische Einführung der Gebärden**

**Gebärde 1: schlafen**

Spielidee: Puppen oder Kuscheltiere ins Bett bringen „Oh, die Puppe ist ***müde***. Sie ***schläft, ccchhhh***. Teddy ist auch ***müde***. Er will auch ***schlafen***."usw.

oder

Buch: „Alle Tiere schlafen schon"
Paul Maar, Dagmar Geisler
ISBN 978-3-7891-6900-7
Friedrich Oetinger Verlag, 2015

oder

Alltag: Beim ins Bett gehen die Gebärde für schlafen/müde/Bett oft anbieten, z.B. „Oh, du bist ja ganz ***müde***. Komm, wir gehen jetzt ***schlafen***. Ich bring dich ins ***Bett***.
Deine Kuscheltiere ***schlafen*** ja auch schon. Tiger ***schläft***, Hase ***schläft***"...; evtl. ein **Schlaflied** singen...

**Gebärde 2: Auto / fahren**

Spielidee: Mit dem Bobbycar fahren: „Oh, ein ***Auto, brrrrm***. Komm, wir ***fahren*** mit dem ***Auto***. Tut, tut, ***fährst*** du los? Teddy will auch ***Auto fahren***."; evtl. auch das Autolied mit Gebärde singen.

oder

Buch: „Entdecke die vielen Fahrzeuge"
Klaus Bliesener/Sabine Cuno-Poehlmann
ISBN 978-3-473-31784-4
Ravensburger Verlag, 2019

oder

Alltag: Beim Autofahren im Alltag z.B. so: „Da ist ja unser ***Auto***".
„Komm, wir ***fahren*** zum Einkaufen, ***brrrrrrm***."
„Jetzt ***fahren*** wir los."

Auch beim Spazierengehen oder beim gemeinsamen Beobachten der Straße vom Fenster aus o.ä. sieht man oft Autos und kann die Gebärde wiederholt anbieten: „Oh, da ist ja noch ein großes ***Auto***. Uuii, das ***Auto*** ist aber schnell, ***brrrm***." usw.

KUGEL
Eltern-Kind-Gruppenprogramm

**Sitzung 2, Arbeitsblatt 3**
Spielerische Einführung der Gebärde/n



**Spielerische Einführung der Gebärde/n**

**Gebärde 1:** ______________________

Spielidee: oder

Buch: oder

Alltag:

**Gebärde 2:** ______________________

Spielidee: oder

Buch: oder

Alltag:

**Gebärde 3:** ______________________

Spielidee: oder

Buch: oder

Alltag:

KUGEL
Eltern-Kind-Gruppenprogramm

**Sitzung 2**
Hausaufgabe

**Hausaufgaben:**

Sie haben sich in der 2. Sitzung eine bis drei erste Gebärden für Ihr Kind überlegt und Ideen für die Einführung der Gebärden festgehalten. Versuchen Sie jetzt, diese Ideen mit Ihren Kindern umzusetzen und eine Gebärde einzuführen.
Notieren Sie hier Ihre Erfahrungen dabei. Konnten Sie erreichen, dass Ihr Kind Sie ansieht? Ist es Ihnen gelungen, die Gebärde in der Situation mehrfach anzubieten?
In welchen Situationen konnten Sie die Gebärde einsetzen?

**In der nächsten Sitzung beschäftigen wir uns viel mit dem Gebärdeneinsatz beim Singen. Bringen sie bitte ein Lieblingslied Ihres Kindes mit.**

KUGEL
Eltern-Kind-Gruppenprogramm

**Sitzung 3**
Merkblatt Videoaufnahme



**Merkblatt zum Erstellen einer Videoaufnahme:**

Bitte erstellen Sie in den nächsten Wochen ein Video von sich und Ihrem Kind

- beim gemeinsamen Spiel oder
- in einer Alltagsituation oder
- bei einem Singspiel oder
- beim gemeinsamen Anschauen eines Bilderbuches

Das Video werden wir in der Einzelsitzung gemeinsam ansehen.

Damit die Videoaufnahme auch zu Ihrer Zufriedenheit gelingt, möchte ich Ihnen einige Hinweise geben:

- Günstig ist, wenn Sie die Kamera auf ein Stativ, einen Tisch oder Schrank stellen.
- In der Regel ist es nicht günstig, wenn Sie von einer dritten Person gefilmt werden, da sich manche Kinder davon ablenken lassen.
- Stellen Sie die Kamera bereits vorher auf, damit sich Ihr Kind daran gewöhnt, und nehmen Sie immer mal wieder eine Sequenz auf. Dann können Sie die Sequenz aussuchen, die Sie am liebsten besprechen möchten.
- Probieren Sie den richtigen Standort der Kamera aus und schauen Sie sich bei einer Aufnahme an, ob Sie und Ihr Kind richtig im Bild sind. Dann können Sie sich beim nächsten Mal ganz auf das Spiel/die Situation konzentrieren.
- Achten Sie darauf, dass Sie Ruhe haben und evtl. die Geschwister in einem anderen Raum beschäftigt sind.
- Versuchen Sie bei der Aufnahme ganz gelassen zu sein, auch wenn Ihr Kind nicht sofort Lust hat zu spielen, ein Buch anzuschauen, vielleicht sogar wegkrabbelt. Lassen Sie die Kamera weiter laufen, vielleicht ergibt sich etwas später eine gute Situation.
- Machen Sie mindestens zwei Videoaufnahmen und wählen Sie die aus, die Sie besprechen möchten. Eine Aufnahme von 3 bis 5 Minuten ist ausreichend.

Vielen Dank für Ihre Mühe, es wird sich bestimmt lohnen!

## Sitzung 3
Hausaufgabe

1. Welches Sprachlied (Bewegungslied, Fingerspiel, Lied) singen Sie mit Ihrem Kind regelmäßig?

2. Welche Wörter begleiten Sie dabei mit einer unterstützenden Gebärde?

3. Welche Gebärden haben Sie in dem Gebärdenbuch und auf dem Poster dokumentiert?

**Zur Erinnerung**
Bitte zum Eltern-Kindertreffen mitbringen:

- Das Spielzeug, Buch oder Lied, mit dem Sie in den vergangenen Wochen die ersten unterstützenden Gebärden eingeführt haben
- Eine Kleinigkeit zu essen und zu trinken
- Das Gebärdenringbuch mit den ersten Gebärdenbildern

**Sitzung 4**
Melodie- und Textblatt

## KUGEL - Begrüßungslied

**Nach der Melodie von „Kommt ein Vogel geflogen“**

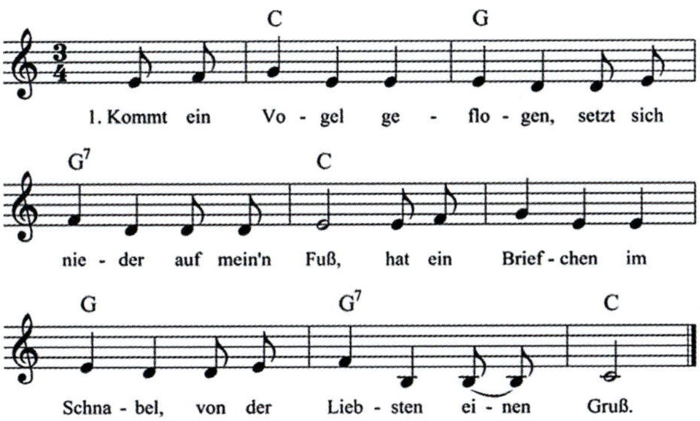
C G
1. Kommt ein Vo - gel ge - flo - gen, setzt sich
G7 C
nie - der auf mein'n Fuß, hat ein Brief - chen im
G G7 C
Schna - bel, von der Lieb - sten ei - nen Gruß.

**Neuer Titel:** **Hallo Kinder lasst uns singen**
*(in den einzelnen Strophen jeweils die Namen der Kinder einsetzen)*

Gebärde **SINGEN**: **Hallo** Kinder, lasst uns ***singen***, denn nun sind wir alle da,
kommt wir ***singen*** zusammen, ***singen*** ist wunderbar.

Gebärde **KLATSCHEN** **Hallo** ......, lass uns ***klatschen***, alle Kinder sind jetzt da,
kommt wir ***klatschen*** zusammen, ***klatschen*** ist wunderbar.

Gebärde **TRAMPELN** **Hallo** ......, lass uns ***trampeln***, alle Kinder sind jetzt da,
kommt wir ***trampeln*** zusammen, ***trampeln*** ist wunderbar.

Gebärde **SPIELEN** **Hallo** ......, lass uns ***spielen***, alle Kinder sind jetzt da,
kommt wir ***spielen*** zusammen, ***spielen*** ist wunderbar.

Gebärde **BAUEN** **Hallo** ......, lass uns ***bauen***, alle Kinder sind jetzt da,
kommt wir ***bauen*** zusammen, ***bauen*** ist wunderbar.

Gebärde **HÜPFEN** **Hallo** ......, lass uns ***hüpfen***, alle Kinder sind jetzt da,
kommt wir ***hüpfen*** zusammen, ***hüpfen*** ist wunderbar.

**Variante für zuhause:**

Gebärde **SPIELEN** **Hallo** ....., lass uns ***spielen***, denn nun sind wir beide da,
komm wir ***spielen*** zusammen, ***spielen*** ist wunderbar.

Gebärde **BAUEN** **Hallo** ......, lass uns ***bauen***, denn nun sind wir beide da,
komm wir ***bauen*** zusammen, ***bauen*** ist wunderbar. usw.

KUGEL
Eltern-Kind-Gruppenprogramm

**Sitzung 4**
Melodie- und Textblatt



## Häschen in der Grube

**Häschen** in der Grube
saß und **schlief**, saß und **schlief**,
armes **Häschen** bist Du krank,
dass Du nicht mehr **hüpfen** kannst?
Häschen **hüpf**, Häschen **hüpf**, Häschen **hüpf**.

## Das ist gerade

Das ist **gerade**, das ist **schief**.
Das ist **hoch** und das ist **tief**.
Das ist **dunkel**, das ist **hell**.
Das ist **langsam** und das ist **schnell**.
Das sind **Haare**, das ist **Haut**.
Das ist **leise**, das ist **laut**.
Das ist **groß** und das ist **klein**,
das mein **Arm** und das mein **Bein**.
Das ist **traurig**, das ist **froh**.
Das mein **Bauch** und das mein **Po**.
Das ist **nah** und das ist **fern**.
**Dieses Lied, das sing ich gern.**

## Alle Leut

Alle Leut, alle Leut
gehn jetzt nach **Haus**.
**Große** Leute,
**kleine** Leute,
**dicke** Leute,
**dünne** Leute.
Alle Leut, alle Leut
gehn jetzt nach **Haus**.
Sagen **„Auf Wiedersehen"**,
es war so wunderschön,
alle Leut, alle Leut
gehn jetzt nach **Haus**, und **ruhn sich aus**.

KUGEL
Eltern-Kind-Gruppenprogramm

**Sitzung 4**
Melodie- und Textblatt



## Hände waschen

Hände waschen, Hände waschen,
*Händewaschbewegung*

das ist gar nicht schwer.
Hände waschen, Hände waschen,
das gefällt uns sehr.
Jetzt sind die Hände sauber ja,
doch leider ist kein Handtuch da.
Da müssen wir sie schütteln, schütteln, schütteln, schütteln,
*Hände schütteln*

da müssen wir sie schütteln bis sie wieder trocken sind.
Beine waschen, Beine waschen,
*Beine waschen*

das ist gar nicht schwer.
Beine waschen, Beine waschen,
das gefällt uns sehr.
Jetzt sind die Beine sauber ja,
doch leider ist kein Handtuch da.
Da müssen wir sie schütteln, schütteln, schütteln, schütteln,
*Beine schütteln*

da müssen wir sie schütteln bis sie wieder trocken sind.
Haare waschen, Haare waschen,
*Haare waschen*

das ist gar nicht schwer,
Haare waschen, Haare waschen,
das gefällt uns sehr.
Jetzt sind die Haare sauber ja,
doch leider ist kein Handtuch da.
Da müssen wir sie schütteln, schütteln, schütteln, schütteln,
*Haare / Kopf schütteln*

da müssen wir sie schütteln bis sie wieder trocken sind.

KUGEL
Eltern-Kind-Gruppenprogramm

**Sitzung 5**
Schriftkarten

| | | | |
|---|---|---|---|
| spielen | Bär | Auto | haben |
| essen | singen | Hund | fertig |
| Ball | nochmal | trinken | Frage |

KUGEL
Eltern-Kind-Gruppenprogramm

**Sitzung 5**
Schriftkarten

| | | | |
|---|---|---|---|
| **Keks** | **Pferd** | **Katze** | **kaputt** |
| **mehr** | **Hase** | **schaukeln** | **komm** |
| **malen** | **groß** | **Haus** | **bauen** |

KUGEL
Eltern-Kind-Gruppenprogramm

## Sitzung 5, Arbeitsblatt 4

Gebärdeneinsatz beim Buchanschauen

**Wie verhält sich die Therapeutin?**

Nimmt sie die sprachförderliche Grundhaltung ein? (Beispiel?)

| Video 12 | Video 13 |
|---|---|
| | |

Wer führt in der Situation?

| Video 12 | Video 13 |
|---|---|
| | |

Überwiegen die Kommunikationsanteile einer Person? (Beispiel?)

| Video 12 | Video 13 |
|---|---|
| | |

Folgt die Therapeutin dem Interesse des Kindes? (Beispiel?)

| Video 12 | Video 13 |
|---|---|
| | |

KUGEL
Eltern-Kind-Gruppenprogramm

## Sitzung 5, Arbeitsblatt 4

Gebärdeneinsatz beim Buchanschauen

Wartet sie nach dem Umblättern ab, ob das Kind etwas zeigen möchte?

| Video 12 | Video 13 |
|---|---|
| | |

Was macht sie, wenn das Kind etwas zeigt?

| Video 12 | Video 13 |
|---|---|
| | |

Was macht sie, wenn das Kind eine Gebärde einsetzt?

| Video 12 | Video 13 |
|---|---|
| | |

Was macht sie, wenn das Kind eine Lautmalerei („brmmm, ei“) einsetzt?

| Video 12 | Video 13 |
|---|---|
| | |

KUGEL
Eltern-Kind-Gruppenprogramm

## Sitzung 5
Hausaufgabe



**Hausaufgaben:**

Am 5. Elternabend haben wir uns schwerpunktmäßig mit dem Betrachten von Bilderbüchern beschäftigt. Versuchen Sie nun zu Hause, beim Anschauen eines Bilderbuches mit Ihrem Kind darauf zu achten, Ihrem Kind die Führung zu überlassen, abzuwarten und Sprache und Gebärden zu den Dingen anzubieten, die Ihr Kind interessieren.

1. Wie gelingt es Ihnen, Gebärden und sprachförderliche Verhaltensweisen einzusetzen?

2. Welches Buch und welche Gebärden haben sich gut geeignet?

3. Wie hat Ihr Kind reagiert?

KUGEL
Eltern-Kind-Gruppenprogramm

## Sitzung 7, Arbeitsblatt 5
Gebärdeneinsatz Spiel und Alltag

### Gebärdeneinsatz beim Spiel und im Alltag

Bei welchen Spielen oder alltäglichen Situationen ist ein Gebärdeneinsatz gut möglich?
Welche Gebärden könnten Sie und Ihr Kind dabei einsetzen?

| Spielidee / Alltagsituation | | Gebärden für |
|---|---|---|
| | → | |

| Spielidee / Alltagsituation | | Gebärden für |
|---|---|---|
| | → | |

| Spielidee / Alltagsituation | | Gebärden für |
|---|---|---|
| | → | |

| Spielidee / Alltagsituation | | Gebärden für |
|---|---|---|
| | → | |

| Spielidee / Alltagsituation | | Gebärden für |
|---|---|---|
| | → | |

KUGEL
Eltern-Kind-Gruppenprogramm

**Sitzung 7, Arbeitsblatt 6**
Gebärdeneinsatz Videobeobachtung

**Gebärdeneinsatz beim Spiel und im Alltag, Videobeobachtung**

Welche Aspekte der sprachförderlichen Grundhaltung können Sie auf den Videos beobachten? Welche Gebärden benutzt die Bezugsperson, welche das Kind?

Video

Video

Video

Video

KUGEL
Eltern-Kind-Gruppenprogramm

## Rückmeldebogen
KUGEL-Programm

**Liebe Teilnehmende,**
für die Planung weiterer Kurse ist uns Ihre Meinung ganz besonders wichtig.
Wir bitten Sie daher, folgende Fragen zu beantworten.

**Allgemeine Angaben:**

Ihr Alter: _____ Jahre — Ihr Geschlecht: ☐ weiblich ☐ männlich

Alter des Kindes: _____Jahre _____Monate — ☐ Junge ☐ Mädchen

**Ihr Eindruck von dem Programm:**

| | | | | | | | |
|---|---|---|---|---|---|---|---|
| Mein Gesamteindruck war | Sehr schlecht | ☐ | ☐ | ☐ | ☐ | ☐ | Sehr gut |
| Veranstaltungsort | Nicht geeignet | ☐ | ☐ | ☐ | ☐ | ☐ | Gut geeignet |
| Eingehen der Trainer*in auf Fragen und Probleme | Sehr schlecht | ☐ | ☐ | ☐ | ☐ | ☐ | Sehr gut |
| Vermittlung der Inhalte | Sehr schlecht | ☐ | ☐ | ☐ | ☐ | ☐ | Sehr gut |
| Meine Erwartungen wurden erfüllt | Nicht erfüllt | ☐ | ☐ | ☐ | ☐ | ☐ | Erfüllt |
| Ich kann die Anregungen und Informationen in meinem Alltag anwenden | Überhaupt nicht | ☐ | ☐ | ☐ | ☐ | ☐ | Sehr gut |
| Gruppengröße ( ____ Personen) | Zu groß | ☐ | ☐ | ☐ | ☐ | ☐ | Zu klein |
| Gruppenatmosphäre | Unangenehm | ☐ | ☐ | ☐ | ☐ | ☐ | Angenehm |
| Gesamtlänge des Trainings | Zu kurz | ☐ | ☐ | ☐ | ☐ | ☐ | Zu lang |
| Zeitdauer der einzelnen Themen | Zu kurz | ☐ | ☐ | ☐ | ☐ | ☐ | Zu lang |

**Umsetzung im Alltag:**

| | | | | | | | |
|---|---|---|---|---|---|---|---|
| Ich fühle mich sicherer in Bezug auf die sprachliche Unterstützung meines Kindes. | Überhaupt nicht | ☐ | ☐ | ☐ | ☐ | ☐ | Ja, sehr |
| Ich habe mein sprachliches Verhalten meinem Kind gegenüber verändert. | Überhaupt nicht | ☐ | ☐ | ☐ | ☐ | ☐ | Ja, sehr |
| Ich fühle mich sicherer in der Anwendung von Gebärden. | Überhaupt nicht | ☐ | ☐ | ☐ | ☐ | ☐ | Ja, sehr |
| Ich setze häufiger Gebärden in der Kommunikation mit meinem Kind ein. | Überhaupt nicht | ☐ | ☐ | ☐ | ☐ | ☐ | Ja, sehr |
| Ich setze Gebärden gezielter in der Kommunikation mit meinem Kind ein. | Überhaupt nicht | ☐ | ☐ | ☐ | ☐ | ☐ | Ja, sehr |
| Ich setze Gebärden mit mehr Freude in der Kommunikation mit meinem Kind ein. | Überhaupt nicht | ☐ | ☐ | ☐ | ☐ | ☐ | Ja, sehr |
| Mein Kind profitiert von meinem Gebärdeneinsatz. | Überhaupt nicht | ☐ | ☐ | ☐ | ☐ | ☐ | Ja, sehr |
| Die Verständigung zwischen mir und meinem Kind fällt durch die Verwendung von Gebärden leichter. | Überhaupt nicht | ☐ | ☐ | ☐ | ☐ | ☐ | Ja, sehr |

**Bitte beachten Sie auch die Seite 2!**

KUGEL
Eltern-Kind-Gruppenprogramm

## Rückmeldebogen
KUGEL-Programm

**Wie wichtig waren für Sie persönlich die einzelnen Trainingsbausteine?**

| | | | |
|---|---|---|---|
| Sprachförderliche Grundhaltung (Blickkontakt, Abwarten usw.) | Unwichtig | ☐ ☐ ☐ ☐ ☐ | Wichtig |
| Einführung in die Anwendung von lautsprachunterstützenden Gebärden | Unwichtig | ☐ ☐ ☐ ☐ ☐ | Wichtig |
| Grundprinzipien bei der Anwendung von Gebärden | Unwichtig | ☐ ☐ ☐ ☐ ☐ | Wichtig |
| Erarbeitung individueller Gebärden | Unwichtig | ☐ ☐ ☐ ☐ ☐ | Wichtig |
| Einführung von Gebärdenbüchern und Postern | Unwichtig | ☐ ☐ ☐ ☐ ☐ | Wichtig |
| Gebärdeneinsatz bei Bewegungsliedern | Unwichtig | ☐ ☐ ☐ ☐ ☐ | Wichtig |
| Das gemeinsame Anschauen von Bilderbüchern | Unwichtig | ☐ ☐ ☐ ☐ ☐ | Wichtig |
| Gebärdeneinsatz beim Spiel und im Alltag | Unwichtig | ☐ ☐ ☐ ☐ ☐ | Wichtig |
| Den Austausch mit anderen Teilnehmenden fand ich | Unwichtig | ☐ ☐ ☐ ☐ ☐ | Wichtig |
| Das Anschauen von Beispielvideos fand ich | Unwichtig | ☐ ☐ ☐ ☐ ☐ | Wichtig |
| Das Einnehmen der Eltern-/Kind-Rolle (Kleingruppe) fand ich | Unwichtig | ☐ ☐ ☐ ☐ ☐ | Wichtig |
| Die Gebärdengeschichte und Anwendungsübungen fand ich | Unwichtig | ☐ ☐ ☐ ☐ ☐ | Wichtig |
| Den Seminaraufbau mit mehreren aufeinander folgenden Sitzungen fand ich | Sehr schlecht | ☐ ☐ ☐ ☐ ☐ | Sehr gut |

Fänden Sie rückblickend betrachtet eine eintägige Schulung zur Gebärdenanwendung besser?

Überhaupt nicht ☐ ☐ ☐ ☐ ☐ Ja, sehr

Wenn ja, warum? / Wenn nein, warum nicht?

Was hat Ihnen besonders gut gefallen?

Was hat Ihnen nicht so gut gefallen?

Welche Themen hätten ausführlicher behandelt werden sollen?

Auf welche Themen hätte man noch zusätzlich eingehen sollen?

Würden Sie dieses Programm anderen Eltern von Kindern mit Entwicklungsverzögerung empfehlen?

Nein ☐ Ja ☐

**Vielen Dank für Ihre Mühe!**

KUGEL
Eltern-Kind-Gruppenprogramm

## Rückmeldebogen
KUGEL-Tageskurs

**Liebe Teilnehmende,**
für die Planung weiterer Kurse ist uns Ihre Meinung ganz besonders wichtig.
Wir bitten Sie daher, folgende Fragen zu beantworten.

**Allgemeine Angaben:**

Ihr Alter: _____ Jahre — Ihr Geschlecht: ☐ weiblich ☐ männlich

Alter des Kindes: _____Jahre _____Monate — ☐ Junge ☐ Mädchen

**Ihr Eindruck von dem Programm:**

| | | | | | | | |
|---|---|---|---|---|---|---|---|
| Mein Gesamteindruck war | Sehr schlecht | ☐ | ☐ | ☐ | ☐ | ☐ | Sehr gut |
| Veranstaltungsort | Nicht geeignet | ☐ | ☐ | ☐ | ☐ | ☐ | Gut geeignet |
| Eingehen der Trainer*in auf Fragen und Probleme | Sehr schlecht | ☐ | ☐ | ☐ | ☐ | ☐ | Sehr gut |
| Vermittlung der Inhalte | Sehr schlecht | ☐ | ☐ | ☐ | ☐ | ☐ | Sehr gut |
| Meine Erwartungen wurden erfüllt | Nicht erfüllt | ☐ | ☐ | ☐ | ☐ | ☐ | Erfüllt |
| Ich kann die Anregungen und Informationen in meinem Alltag anwenden | Überhaupt nicht | ☐ | ☐ | ☐ | ☐ | ☐ | Sehr gut |
| Gruppengröße (____ Personen) | Zu groß | ☐ | ☐ | ☐ | ☐ | ☐ | Zu klein |
| Gruppenatmosphäre | Unangenehm | ☐ | ☐ | ☐ | ☐ | ☐ | Angenehm |
| Gesamtlänge des Trainings | Zu kurz | ☐ | ☐ | ☐ | ☐ | ☐ | Zu lang |
| Zeitdauer der einzelnen Themen | Zu kurz | ☐ | ☐ | ☐ | ☐ | ☐ | Zu lang |

**Umsetzung im Alltag:**

| | | | | | | | |
|---|---|---|---|---|---|---|---|
| Ich fühle mich sicherer in Bezug auf die sprachliche Unterstützung meines Kindes. | Überhaupt nicht | ☐ | ☐ | ☐ | ☐ | ☐ | Ja, sehr |
| Ich werde mein sprachliches Verhalten sicherlich in Zukunft meinem Kind gegenüber verändert. | Überhaupt nicht | ☐ | ☐ | ☐ | ☐ | ☐ | Ja, sehr |
| Ich fühle mich sicherer bezüglich der Anwendung von Gebärden. | Überhaupt nicht | ☐ | ☐ | ☐ | ☐ | ☐ | Ja, sehr |
| Ich setze in Zukunft sicherlich häufiger Gebärden in der Kommunikation mit meinem Kind ein. | Überhaupt nicht | ☐ | ☐ | ☐ | ☐ | ☐ | Ja, sehr |
| Ich setze Gebärden in Zukunft sicherlich gezielter in der Kommunikation mit meinem Kind ein. | Überhaupt nicht | ☐ | ☐ | ☐ | ☐ | ☐ | Ja, sehr |
| Ich setze Gebärden in Zukunft sicherlich mit mehr Freude in der Kommunikation mit meinem Kind ein. | Überhaupt nicht | ☐ | ☐ | ☐ | ☐ | ☐ | Ja, sehr |
| Mein Kind wird sicherlich von meinem Gebärdeneinsatz profitieren | Überhaupt nicht | ☐ | ☐ | ☐ | ☐ | ☐ | Ja, sehr |
| Ich erwarte, dass durch die Verwendung von Gebärden die Verständigung zwischen mir und meinem Kind leichter fällt. | Überhaupt nicht | ☐ | ☐ | ☐ | ☐ | ☐ | Ja, sehr |

**Bitte beachten Sie auch die Seite 2!**

KUGEL
Eltern-Kind-Gruppenprogramm

## Rückmeldebogen
KUGEL-Tageskurs

**Wie wichtig waren für Sie persönlich die einzelnen Trainingsbausteine?**

| | | | |
|---|---|---|---|
| Sprachförderliche Grundhaltung (Blickkontakt, Abwarten usw.) | Unwichtig | ☐ ☐ ☐ ☐ ☐ | Wichtig |
| Einführung in die Anwendung von lautsprachunterstützenden Gebärden | Unwichtig | ☐ ☐ ☐ ☐ ☐ | Wichtig |
| Grundprinzipien bei der Anwendung von Gebärden | Unwichtig | ☐ ☐ ☐ ☐ ☐ | Wichtig |
| Erarbeitung individueller Gebärden | Unwichtig | ☐ ☐ ☐ ☐ ☐ | Wichtig |
| Einführung von Gebärdenbüchern und Postern | Unwichtig | ☐ ☐ ☐ ☐ ☐ | Wichtig |
| Gebärdeneinsatz bei Bewegungsliedern | Unwichtig | ☐ ☐ ☐ ☐ ☐ | Wichtig |
| Das gemeinsame Anschauen von Bilderbüchern | Unwichtig | ☐ ☐ ☐ ☐ ☐ | Wichtig |
| Gebärdeneinsatz beim Spiel und im Alltag | Unwichtig | ☐ ☐ ☐ ☐ ☐ | Wichtig |

| | | | |
|---|---|---|---|
| Den Austausch mit anderen Teilnehmenden fand ich | Unwichtig | ☐ ☐ ☐ ☐ ☐ | Wichtig |
| Das Anschauen von Beispielvideos fand ich | Unwichtig | ☐ ☐ ☐ ☐ ☐ | Wichtig |
| Das Einnehmen der Eltern-/Kind-Rolle (Kleingruppe) fand ich | Unwichtig | ☐ ☐ ☐ ☐ ☐ | Wichtig |
| Die Gebärdengeschichte und Anwendungsübungen fand ich | Unwichtig | ☐ ☐ ☐ ☐ ☐ | Wichtig |
| Den Seminaraufbau als eintägige Schulung fand ich | Sehr schlecht | ☐ ☐ ☐ ☐ ☐ | Sehr gut |
| Fänden Sie rückblickend betrachtet eine Schulung zur Gebärdenanwendung mit mehreren Terminen und damit längerfristiger Begleitung besser? | Überhaupt nicht | ☐ ☐ ☐ ☐ ☐ | Ja, sehr |

Wenn ja, warum? / Wenn nein, warum nicht?

Was hat Ihnen besonders gut gefallen? / Was hat Ihnen nicht so gut gefallen?

Welche Themen hätten ausführlicher behandelt werden sollen?

Auf welche Themen hätte man noch zusätzlich eingehen sollen?

Würden Sie dieses Programm anderen Eltern von Kindern mit Entwicklungsverzögerung empfehlen?

Nein ☐ Ja ☐

**Vielen Dank für Ihre Mühe!**

# Gebärdenblätter

KUGEL
Eltern-Kind-Gruppenprogramm

**Sitzung 1**
Die ersten sechs Gebärden DGS

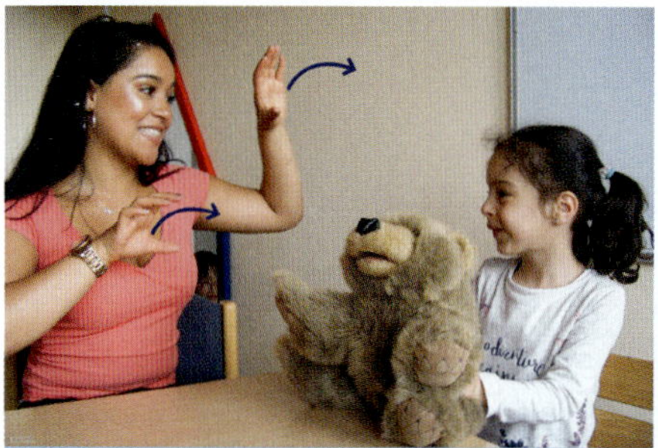
Bär DGS / GuK

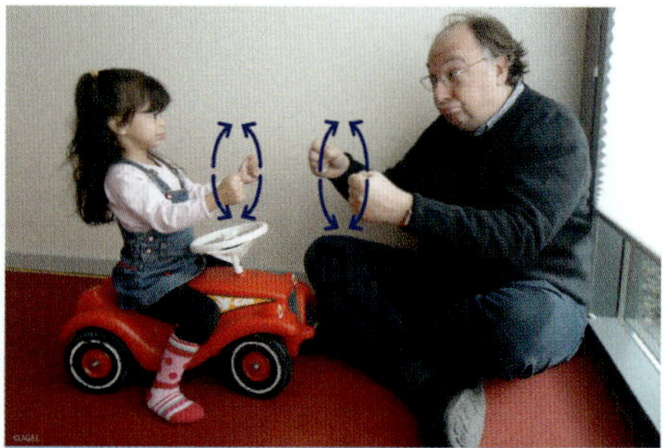
Auto DGS

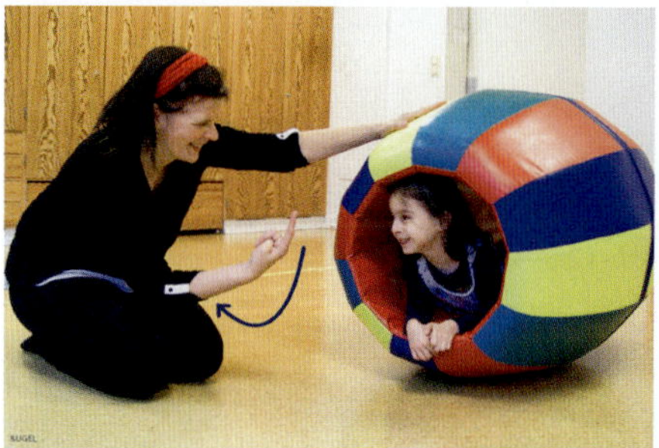
komm DGS

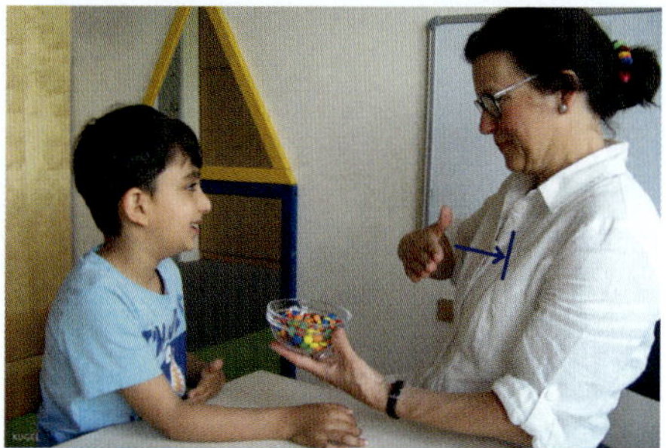
haben DGS / GuK

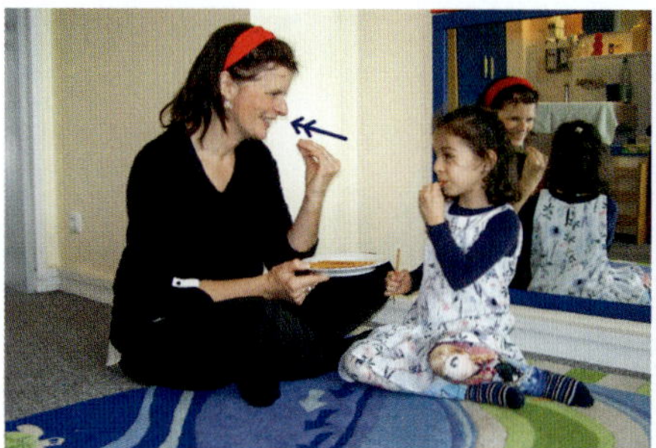
essen DGS

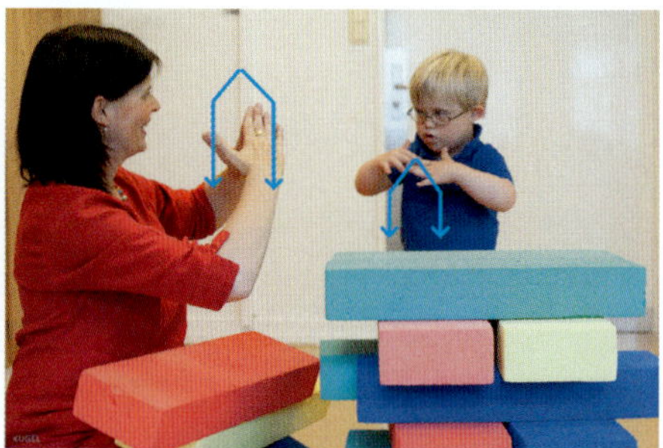
Haus DGS

## Sitzung 1
Die ersten sechs Gebärden GuK

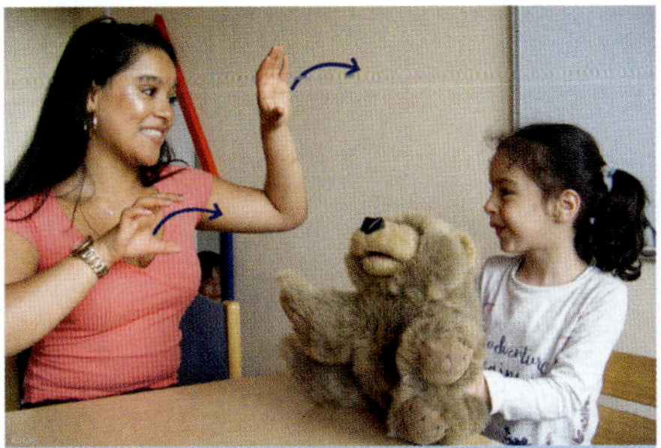
Bär DGS / GuK

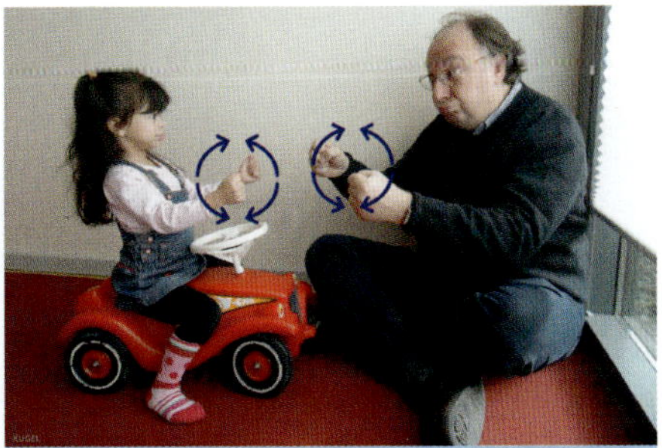
Auto / fahren GuK

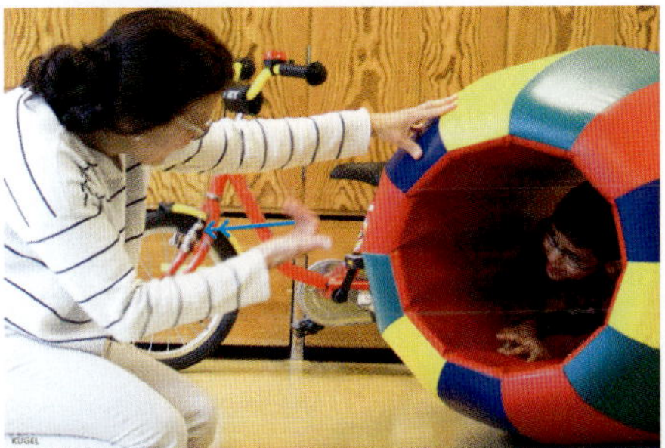
kommen / holen GuK

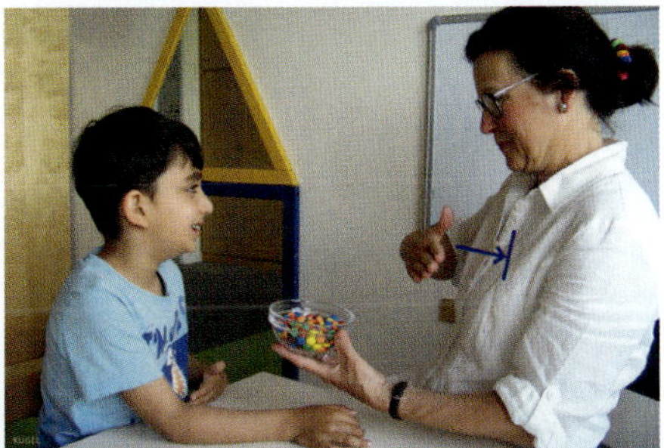
haben DGS / GuK

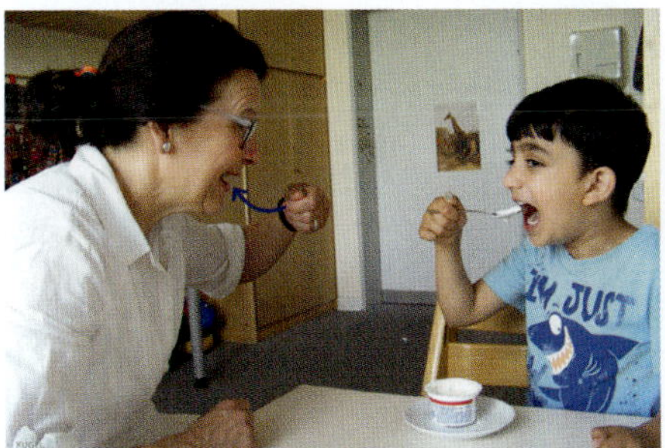
essen GuK

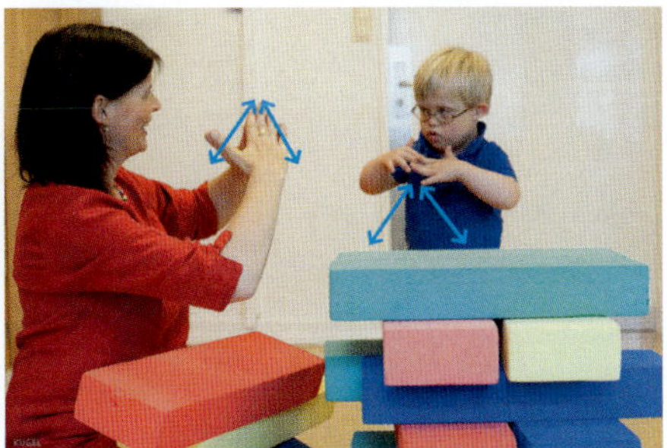
Haus GuK

KUGEL
Eltern-Kind-Gruppenprogramm



## Sitzung 2

Sechs neue Gebärden DGS

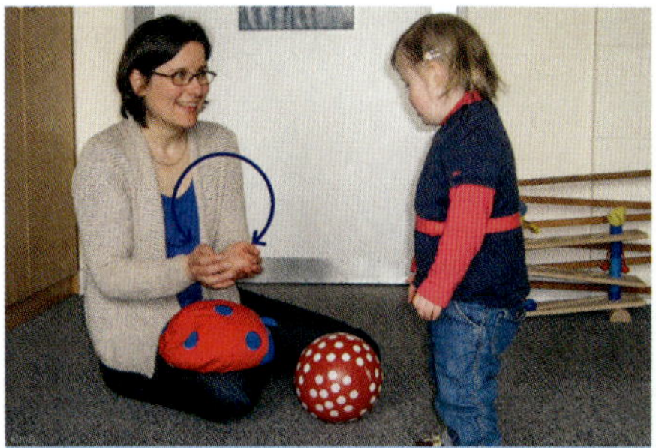

Ball DGS / GuK

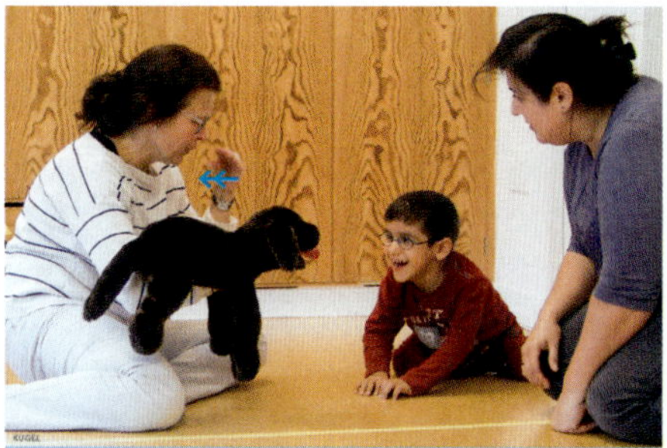

Hund DGS

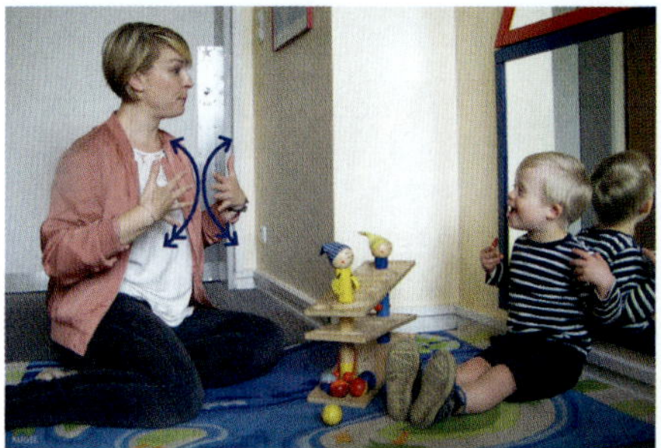

spielen DGS / GuK

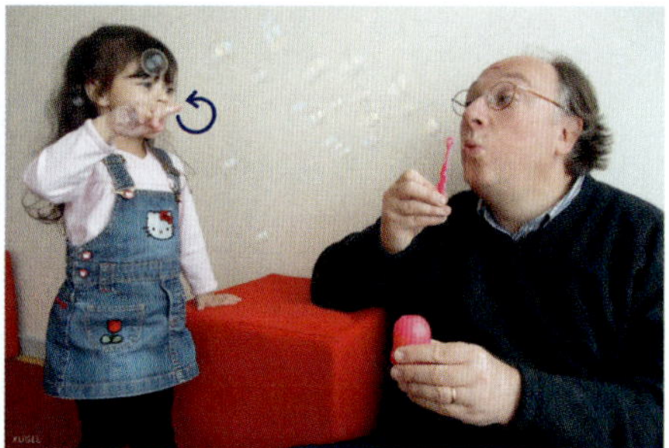

nochmal DGS

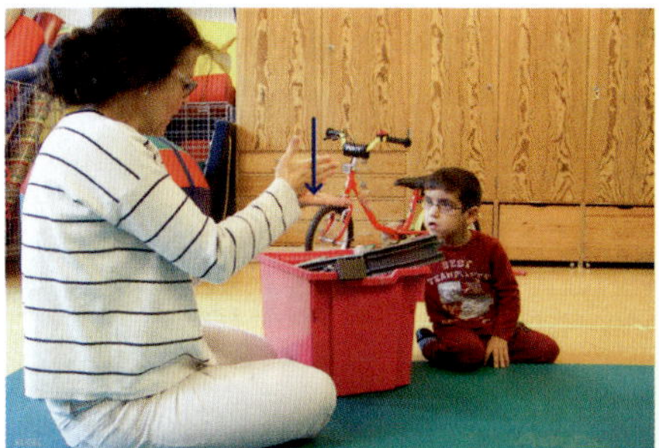

fertig DGS

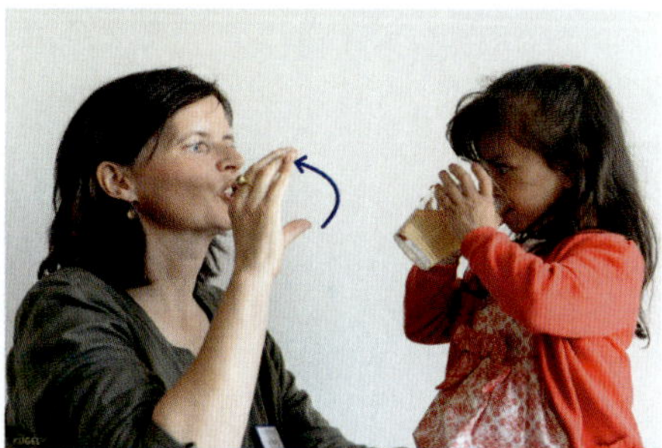

trinken DGS / GuK

KUGEL
Eltern-Kind-Gruppenprogramm

**Sitzung 2**
Sechs neue Gebärden GuK

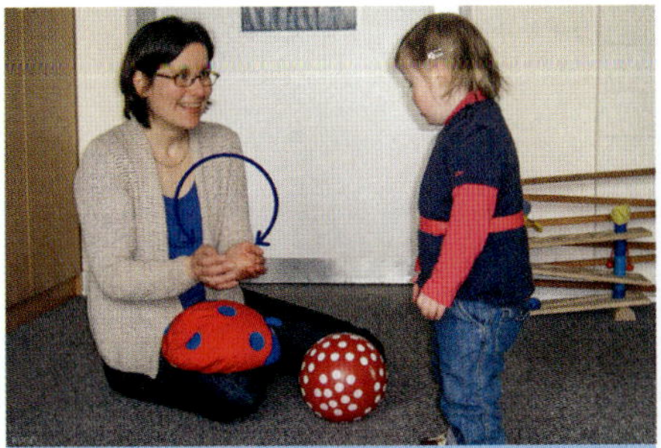

Ball DGS / GuK

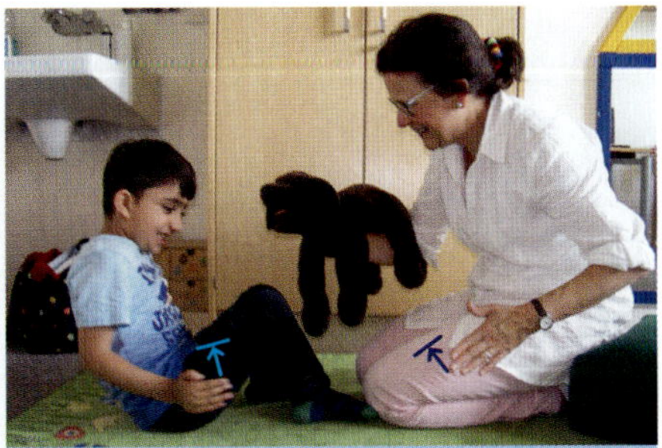

Hund GuK

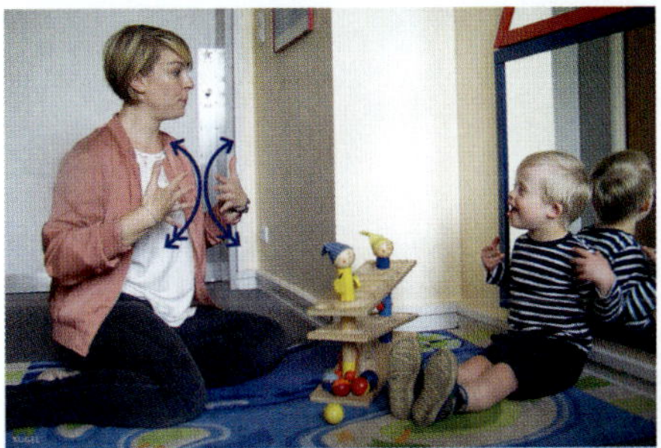

spielen DGS / GuK

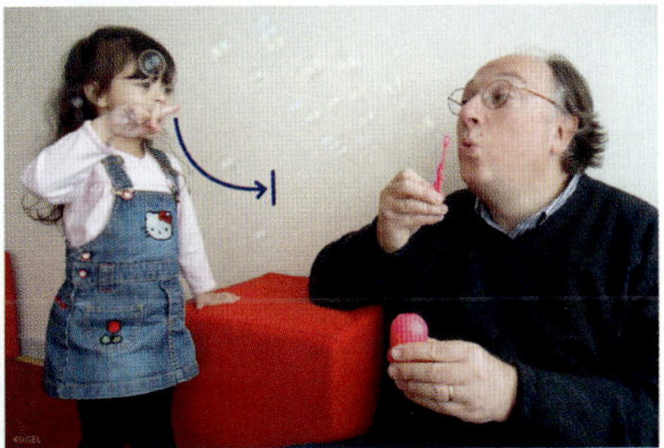

nochmal GuK

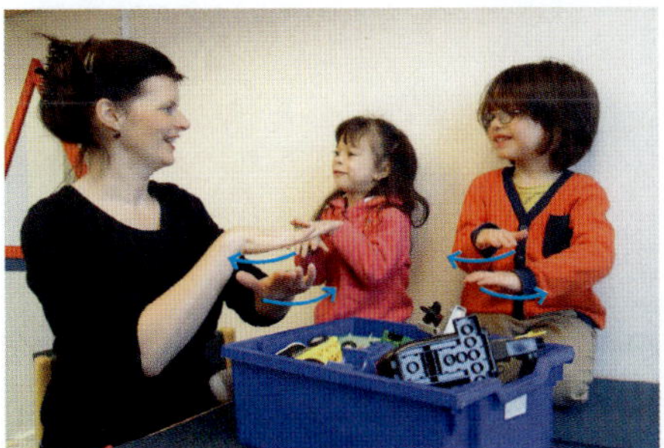

fertig / Ende GuK

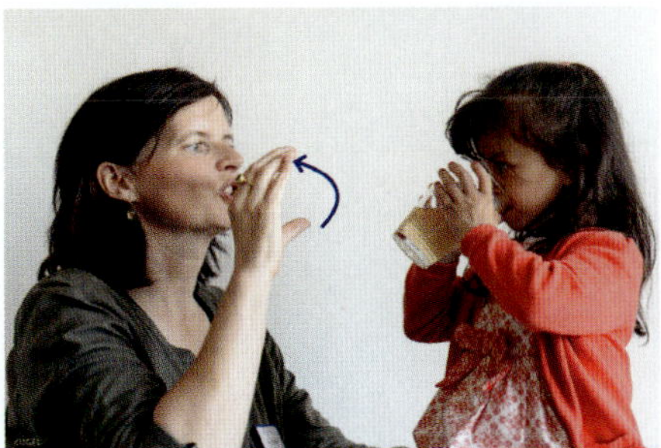

trinken DGS / GuK

KUGEL
Eltern-Kind-Gruppenprogramm

## Sitzung 3
Sechs neue Gebärden DGS



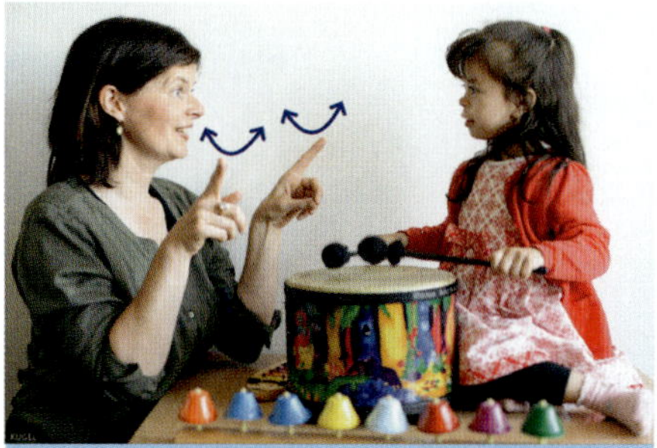

Musik / singen / Lied DGS / GuK

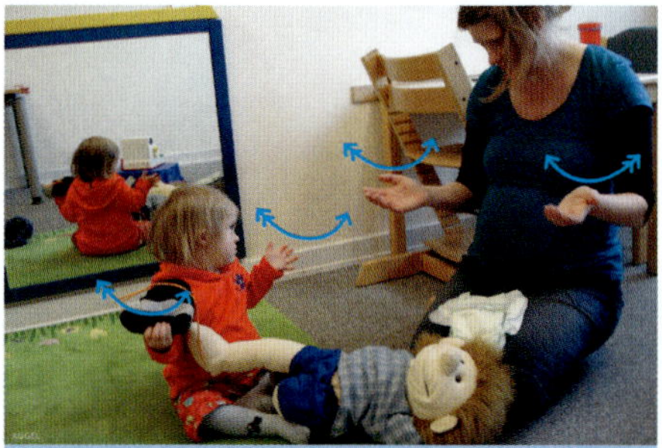

Frage (wo, was?) DGS

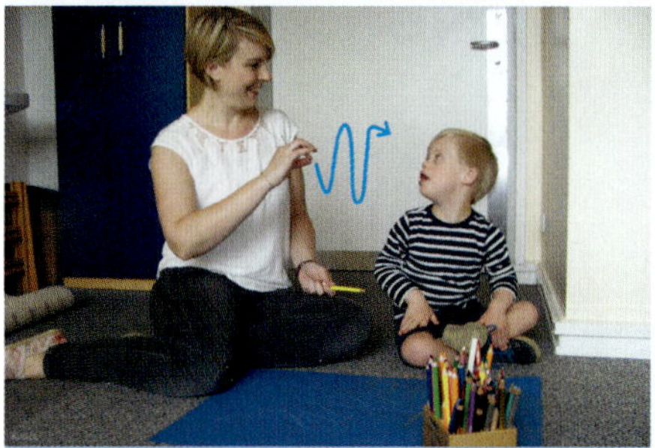

malen DGS / GuK

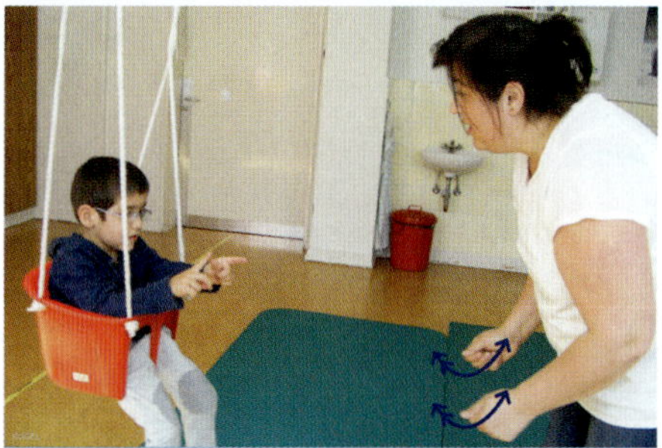

Schaukel DGS

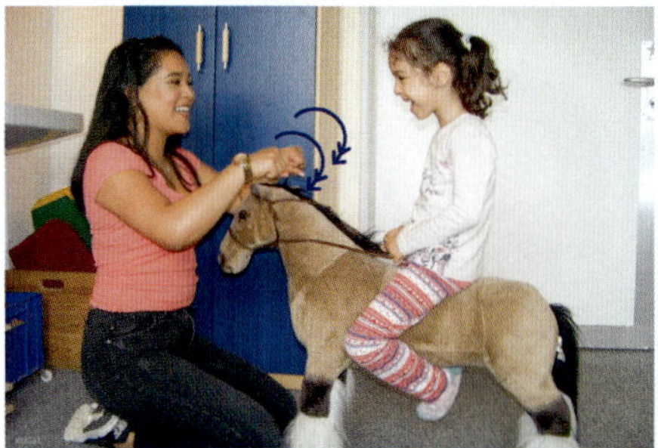

Pferd DGS

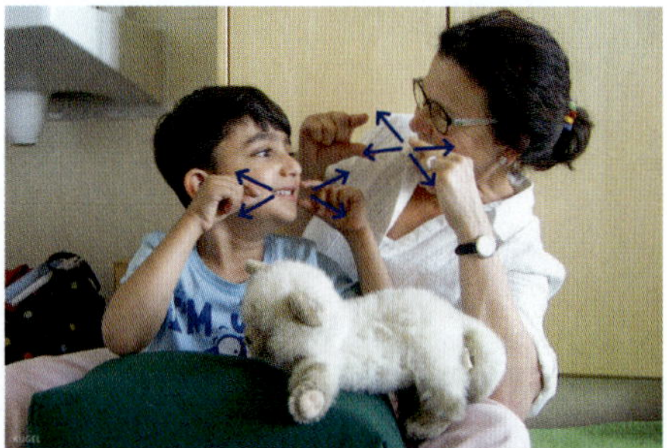

Katze DGS / GuK

KUGEL
Eltern-Kind-Gruppenprogramm

**Sitzung 3**
Sechs neue Gebärden GuK



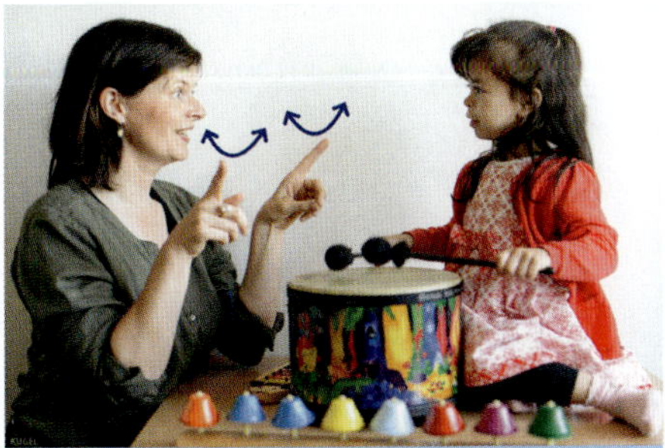
Musik / singen / Lied DGS / GuK

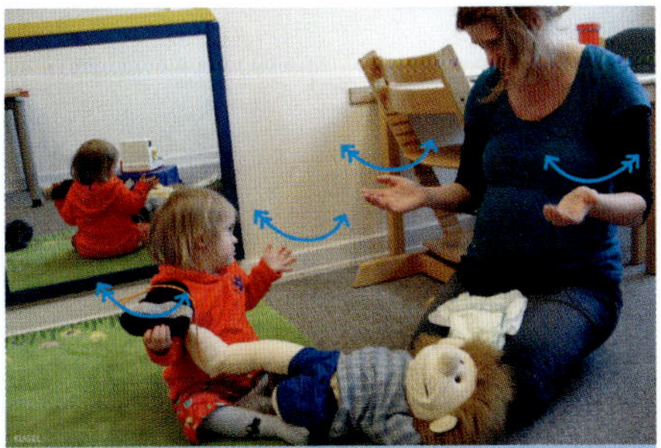
Frage (was, wo, wer, warum?) GuK

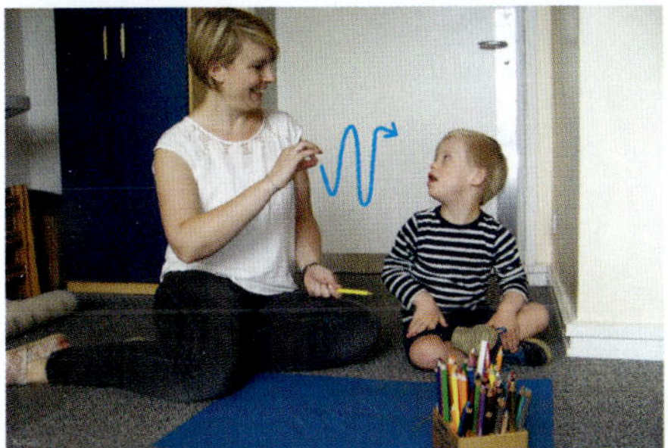
malen DGS / GuK

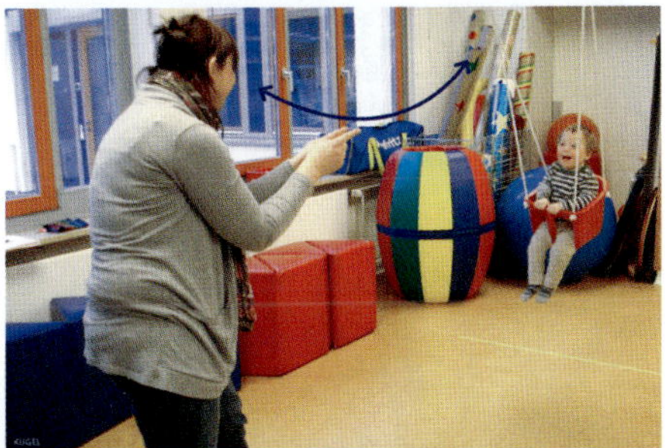
Schaukel GuK

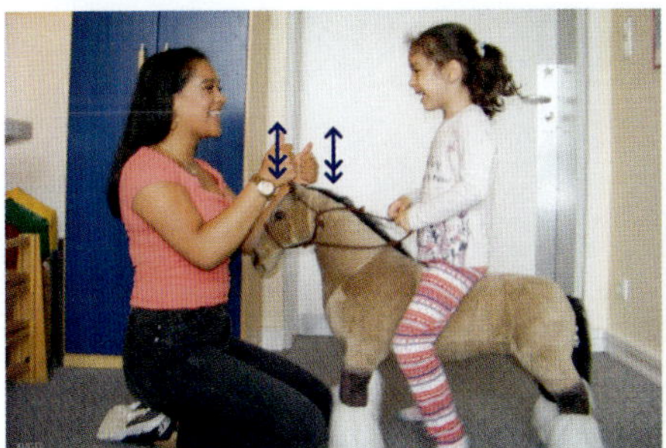
Pferd GuK

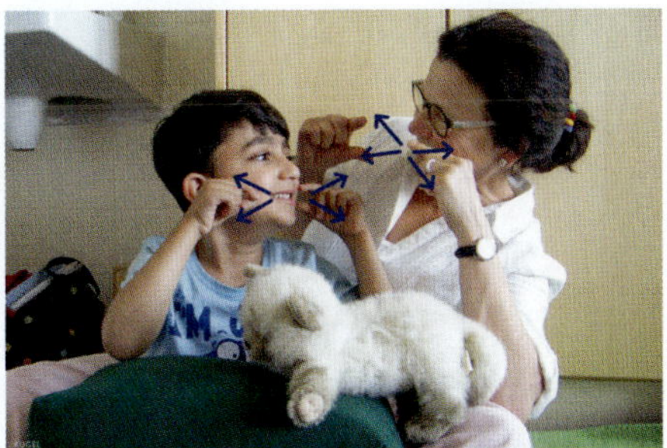
Katze DGS / GuK

KUGEL
Eltern-Kind-Gruppenprogramm

**Sitzung 4**
Sechs neue Gebärden DGS



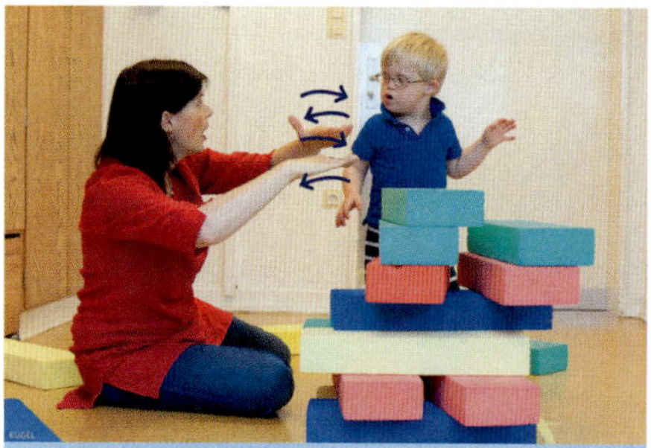
bauen DGS

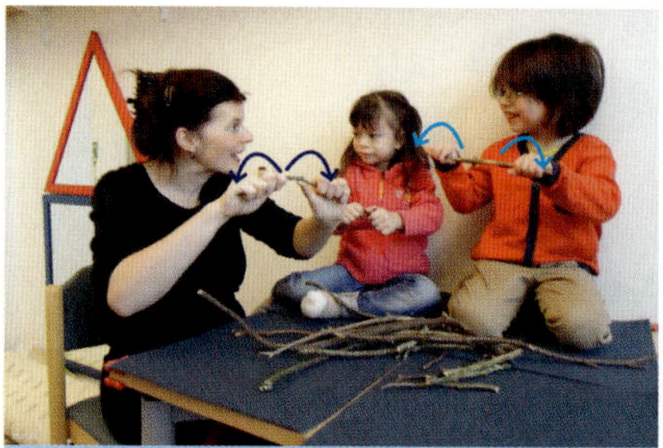
kaputt DGS / GuK

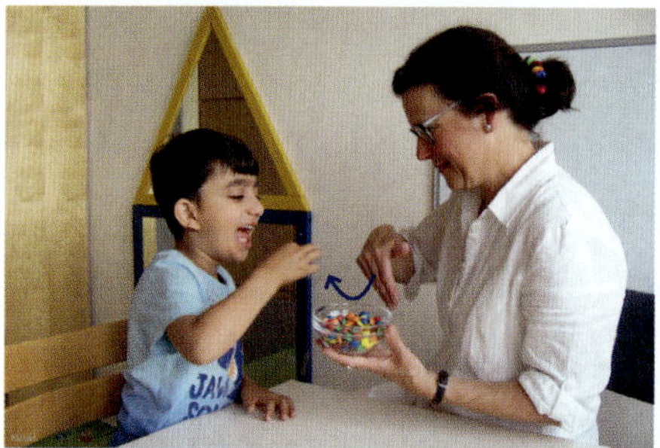
mehr DGS

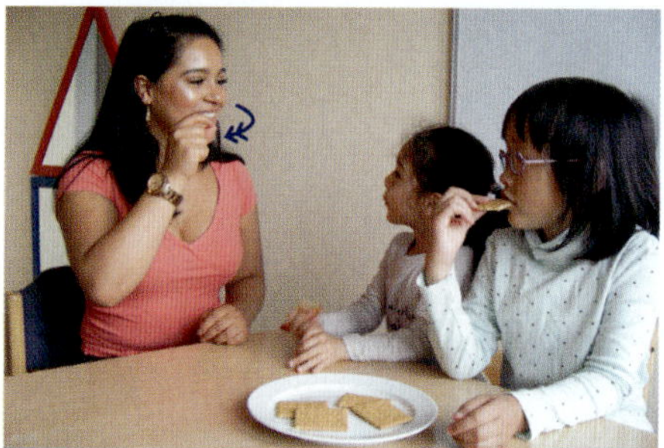
Keks DGS

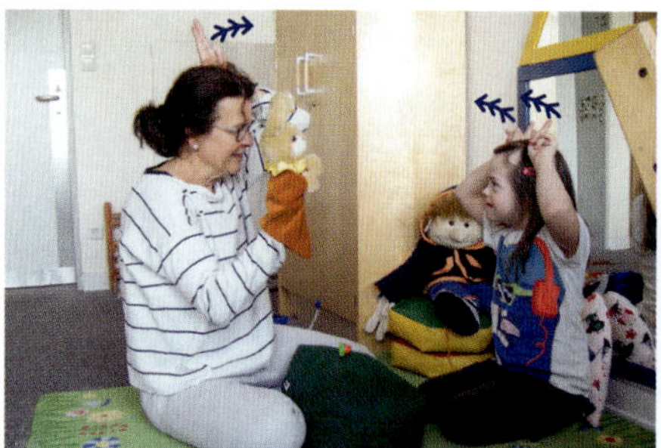
Hase DGS

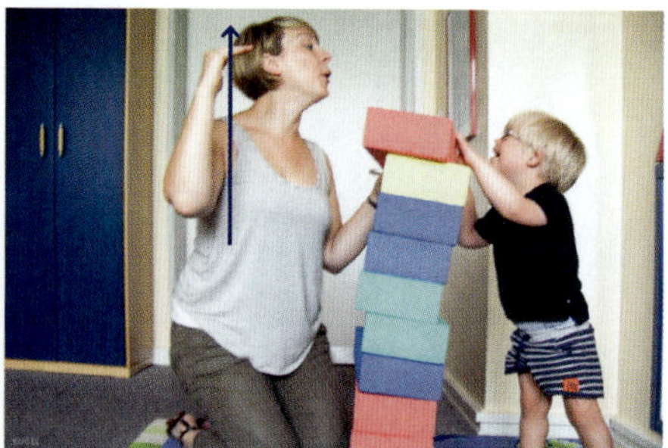
groß DGS / GuK

KUGEL
Eltern-Kind-Gruppenprogramm

**Sitzung 4**
Sechs neue Gebärden GuK

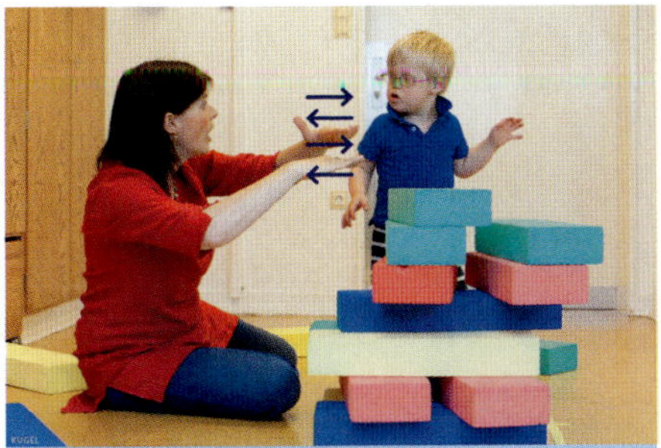

bauen / Bauklötze GuK

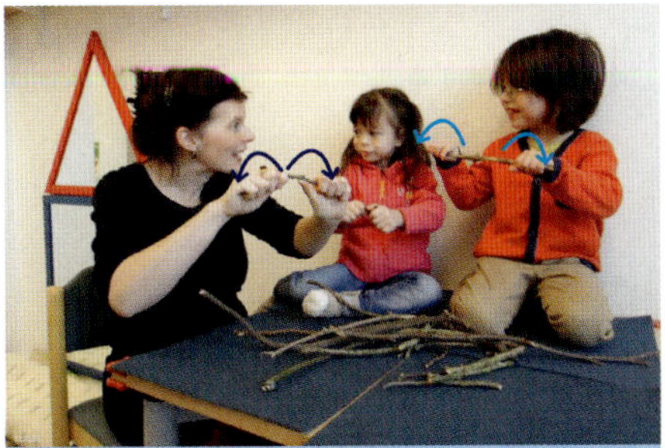

kaputt DGS / GuK

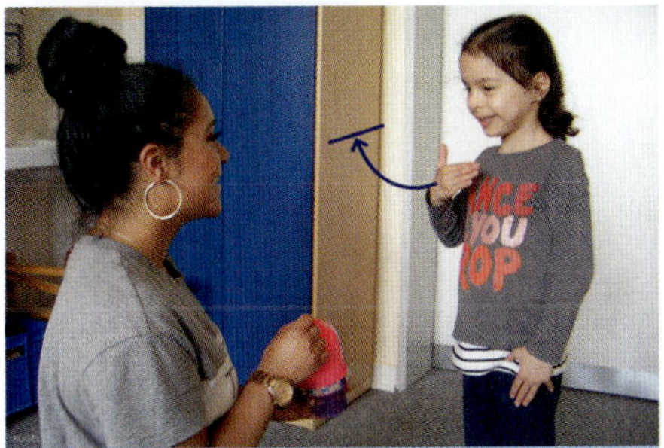


mehr Guk

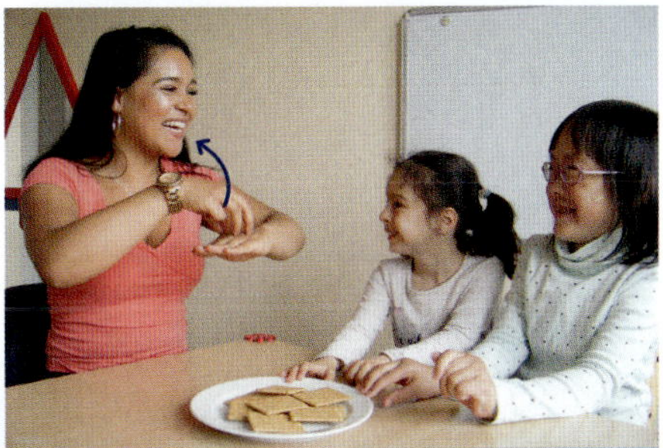

Keks GuK

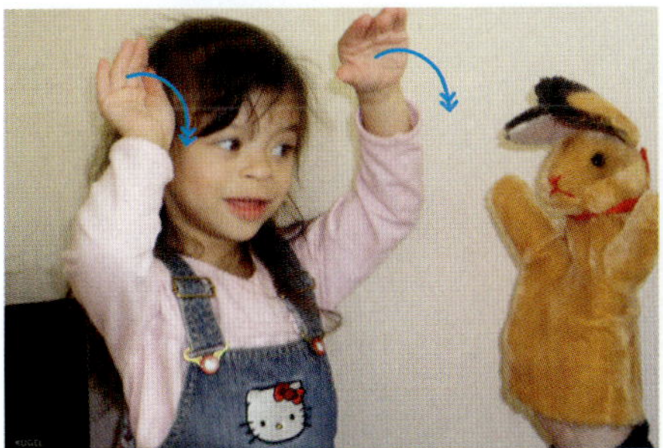

Hase GuK

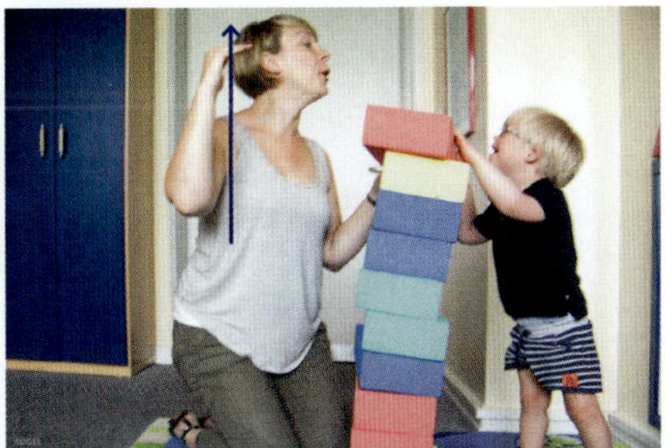

groß DGS / GuK

Sitzung 4

KUGEL
Eltern-Kind-Gruppenprogramm

## Sitzung 5

Sechs neue Gebärden DGS



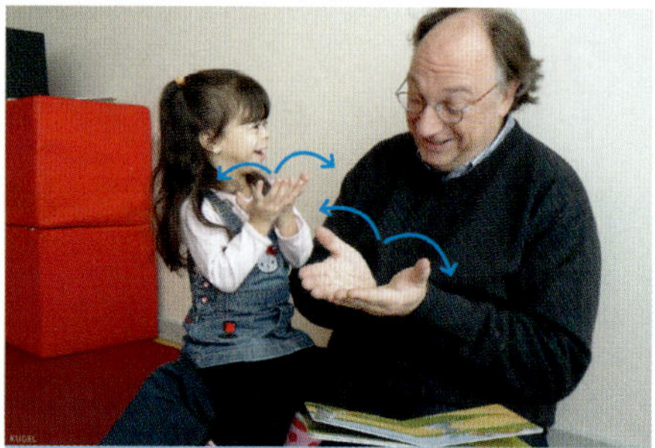

Buch DGS / GuK

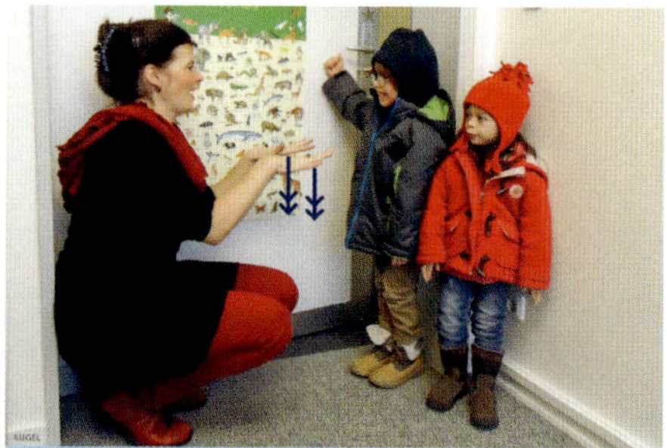

warten SdmHa

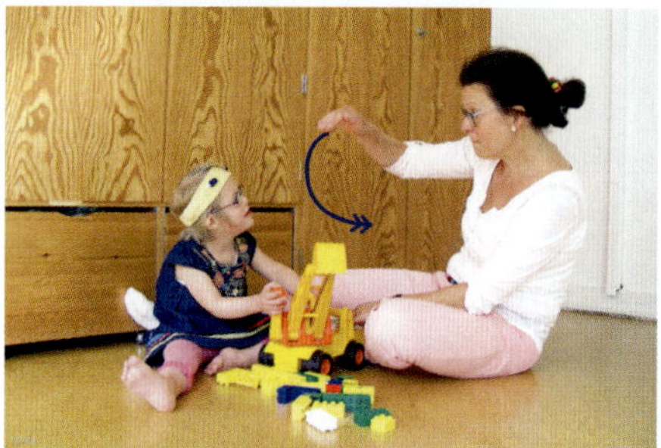

Bagger DGS

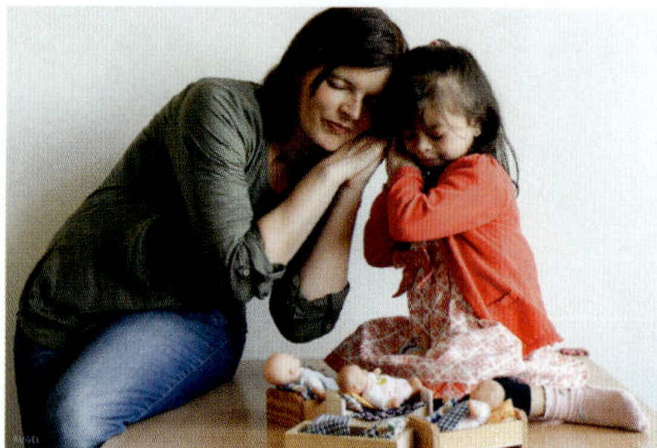

schlafen DGS / GuK

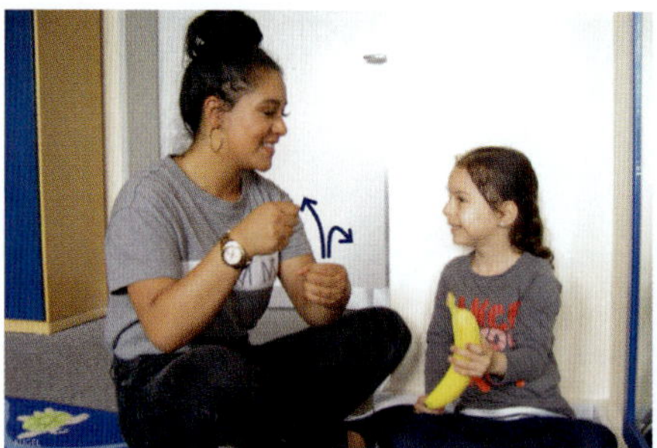

Banane DGS / GuK

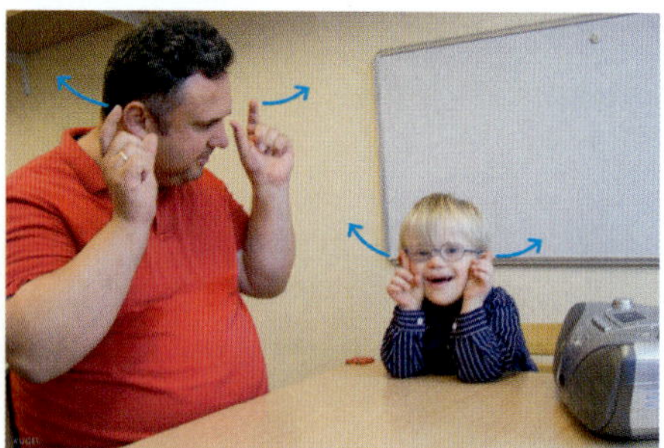

laut DGS

KUGEL
Eltern-Kind-Gruppenprogramm

## Sitzung 5
Sechs neue Gebärden GuK

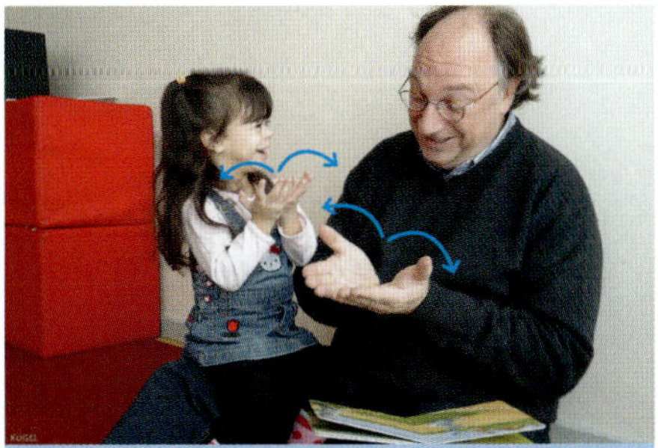
Buch DGS / GuK

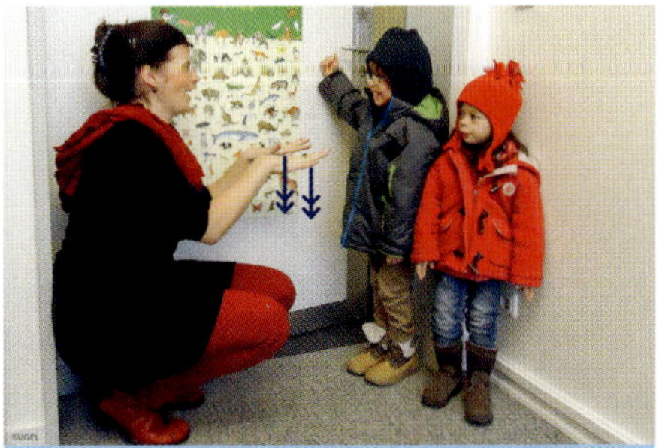
warten SdmHa

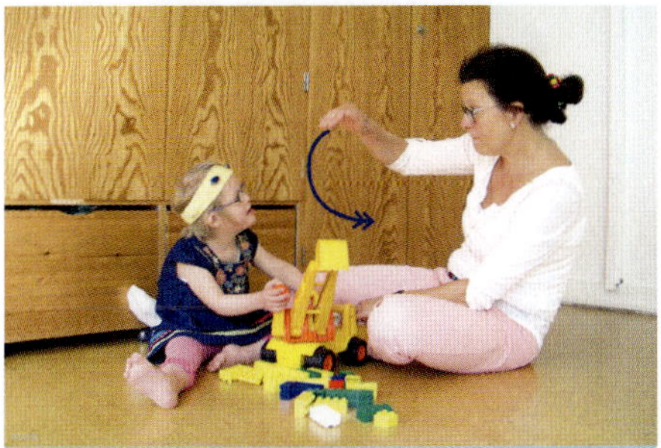
Bagger DGS

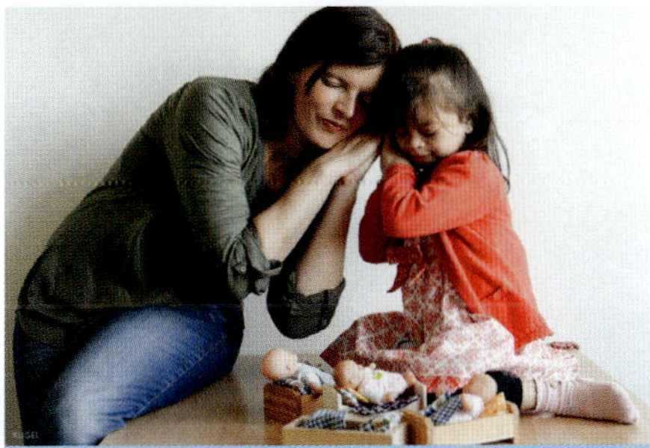
schlafen DGS / GuK

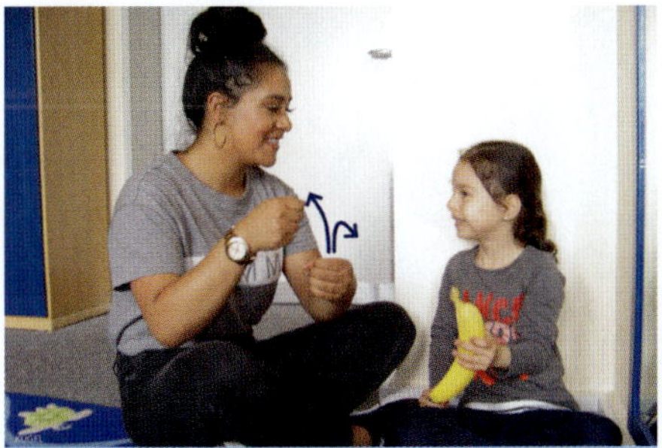
Banane DGS / GuK

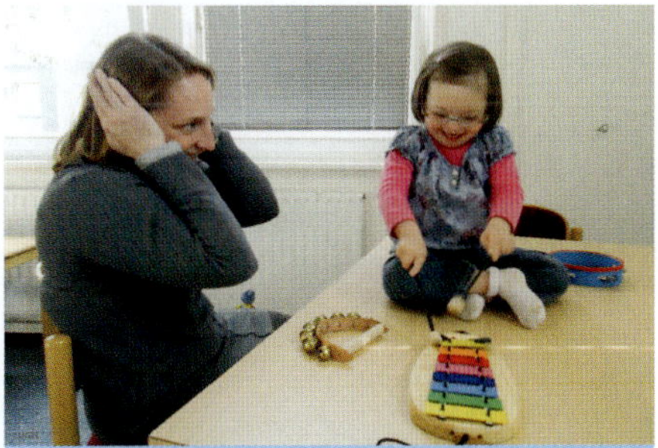
laut GuK

KUGEL
Eltern-Kind-Gruppenprogramm

## Sitzung 7

Sechs neue Gebärden DGS



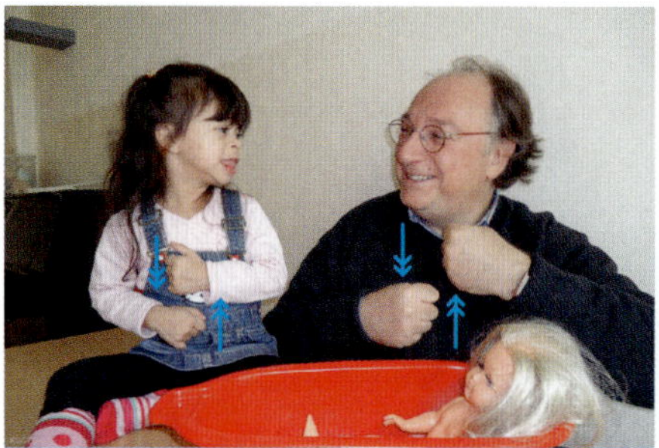

baden / waschen DGS / GuK

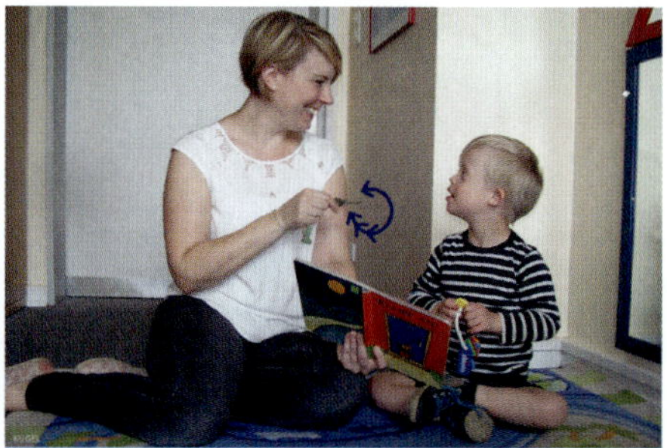

Schlüssel DGS

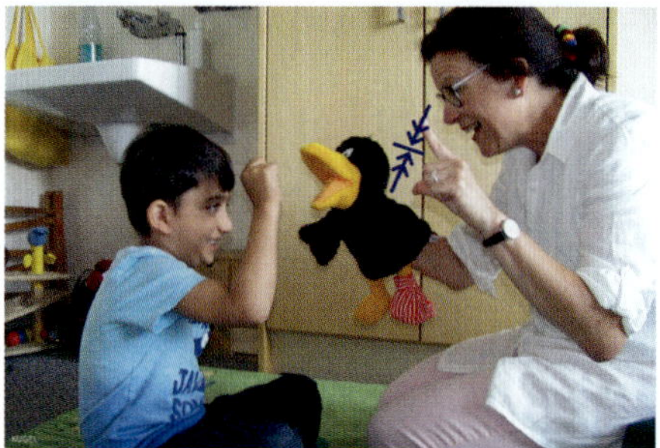

Vogel DGS

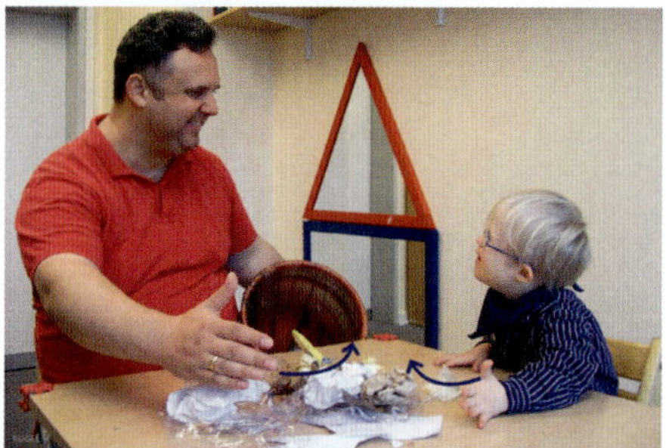

weg DGS

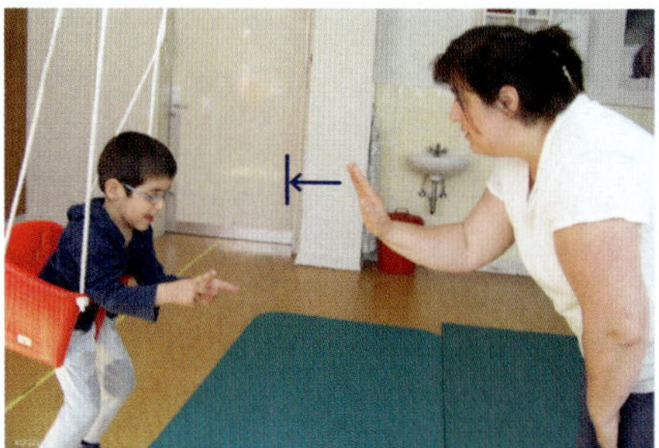

halt DGS

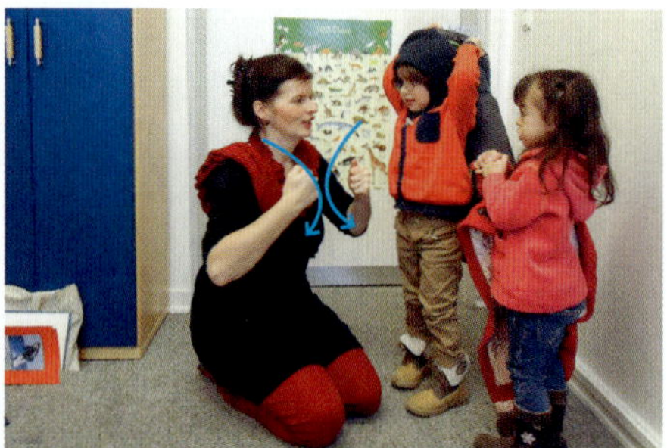

anziehen (Jacke) DGS

KUGEL
Eltern-Kind-Gruppenprogramm

**Sitzung 7**
Sechs neue Gebärden GuK

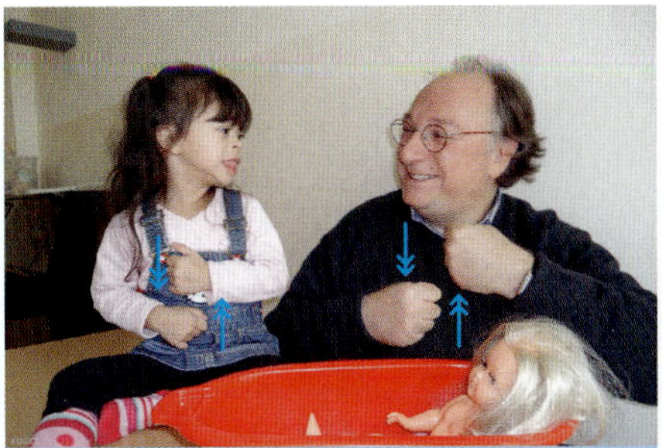
baden / waschen DGS / GuK

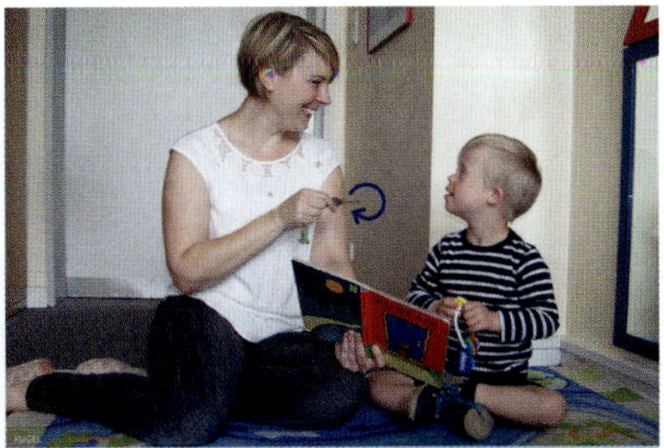
Schlüssel GuK

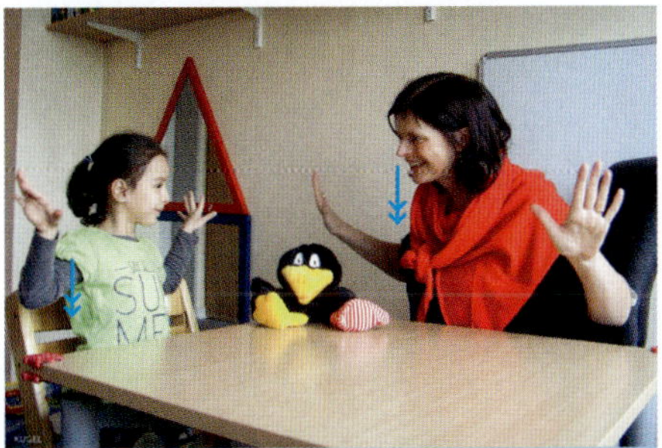
Vogel GuK

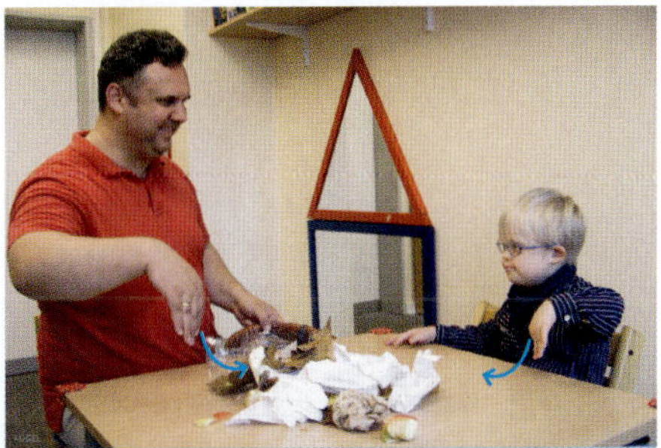
weg GuK

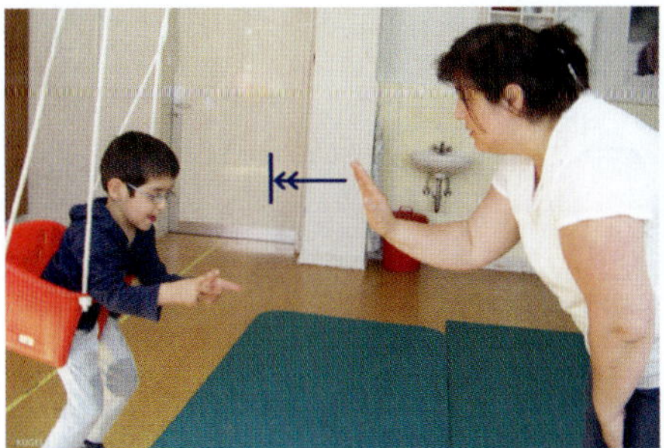
halt GuK

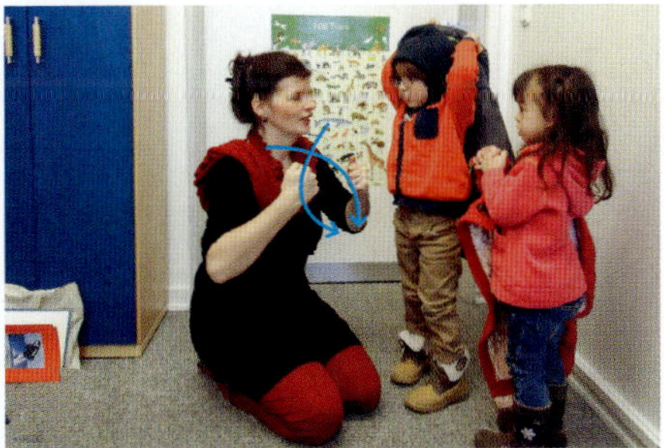
anziehen / Jacke GuK

# Gebärdengeschichte

# Gebärdengeschichte

## Sitzung 1, Kap. 1

### Neue Gebärden: Bär, Auto/fahren, kommen, haben, essen, Haus

Es war einmal ein kleiner **Bär**, der hieß Bruno. Der kleine **Bär** wohnte ganz allein in einem großen **Haus**. „Das ist gar nicht schön hier ganz allein in diesem großen **Haus** zu wohnen. Ich **habe** so viel Platz, aber leider **kommt** niemand zu Besuch", sagte der kleine **Bär**. „Was mache ich nur? Ich **habe** ja eigentlich genug zu **essen** in meinem **Haus**. Das **Essen** würde auch für zwei reichen. Und manches in meiner Speisekammer mag ich sowieso nicht **essen**. **Komm** schon", sagte sich der kleine **Bär**. „Mach dich selber auf den Weg!" Er packte etwas zu **essen** ein und beschloss loszuziehen und sich einen neuen Freund zu suchen. „Zum Glück **habe** ich mein **Auto** und **Autofahren** macht mir Spaß", dachte der kleine **Bär**. Er **fuhr** und **fuhr** durch den Wald und **aß** zwischendurch sein Picknick. Plötzlich sah er ein kleines **Häuschen**. Er stoppte sein **Auto** und klopfte an die Tür. „Ich **habe** etwas Angst, aber wer neue Freunde **haben** will, muss wohl mutig sein", dachte sich Bruno. Im **Haus** hörte er leise Geräusche. „Hallo?", rief der kleine **Bär**. „**Komm** doch rein. Die Tür ist offen. **Komm** nur!", kam es mit einer dunklen Stimme von innen zurück. Wer mochte wohl in dem **Häuschen** wohnen?

## Sitzung 2, Kap. 2

### Neue Gebärden: Ball, Hund, spielen, nochmal, fertig, trinken

*Erinnern Sie sich noch? Der* **Bär** *Bruno wollte nicht mehr allein in seinem* **Haus** *wohnen und neue Freunde* **haben**. *Deshalb* **fuhr** *er mit seinem* **Auto** *los. Da kam er an ein kleines* **Häuschen** *…*

„Ich **habe** Angst", dachte der kleine **Bär**, nahm aber seinen ganzen Mut zusammen und ging in das kleine **Häuschen**. „Hallo?", fragte er **nochmal**. „**Komm** nur nach hinten in die Küche. Ich bin gleich **fertig**", rief die dunkle Stimme. „Soll ich nicht lieber schnell in mein **Auto** steigen und weg**fahren**", überlegte der kleine **Bär** ängstlich. „Wer weiß, wer hier in dem **Haus** wohnt? Es hilft nichts, wer Freunde **haben** will, muss mutig sein", sagte sich der kleine **Bär** und ging beherzt voran. Außerdem roch es so lecker und er hatte schon so lange nichts mehr **gegessen** und **getrunken**, dass sein Magen knurrte. „Ich **habe** dich schon mit deinem **Auto kommen** gesehen", begrüßte ihn der **Hund** freundlich. „Ich heiße Hugo und **habe** etwas zu **trinken** für dich. Du magst doch Kakao **trinken**? Er ist schon **fertig**." „Was für ein netter **Hund**", dachte sich der kleine **Bär**. Vor **Hunden** hatte er natürlich keine Angst. Sie **tranken** Kakao, kochten sich sogar **nochmal** eine zweite große Kanne. „Wollen wir etwas **spielen**?", fragte Bruno den **Hund** Hugo, als sie mit dem Aufräumen der Küche **fertig** waren. „Ich **habe** einen **Ball** in meinem **Auto** und **Ball spielen** macht doch Spaß!". „Super Idee, lass uns **Ball spielen**!". Sie schossen den **Ball** hoch in die Luft, **nochmal** und **nochmal**. Als Bruno, der **Bär**, **nochmal** richtig viel Schwung holte, flog der **Ball** über das **Haus** in den großen Apfelbaum. „Na, das war´s wohl mit dem **Ballspiel**, für heute sind wir damit wohl **fertig**!", sagte Hugo der **Hund** traurig. „Ach du meine Güte, wie spät ist es eigentlich? Ich bin doch mit meinen Freunden verabredet. Magst du mit**kommen**? Vielleicht können wir etwas zusammen **spielen**." Hugo, der **Hund,** und Bruno, der **Bär**, sprangen ins **Auto** und **fuhren** los. Vielleicht würde Bruno ja **nochmal** so viel Glück **haben** und noch mehr neue Freunde finden.

## Sitzung 3

### Neue Gebärden: singen/Lied, wo/was, malen, schaukeln, Pferd, Katze

**Was** *war im letzten Kapitel passiert? Der* **Bär** *Bruno trifft den* **Hund** *Hugo,* **trinkt** *mit ihm Kakao und* **spielt** *mit ihm* **Ball.** *Dann* **fahren** *die beiden gemeinsam los, um weitere Freunde zu finden.*

„**Haben** wir einen Plan im **Auto** und **wo** wohnen deine Freunde eigentlich?", fragte Bruno der **Bär** den **Hund** Hugo, als sie sich in das kleine **Auto** gequetscht hatten." „Wir **fahren** eine Stunde am Fluss entlang und dann **nochmal** um einen Berg herum und dann sind wir schon da." „Und wie heißen deine Freunde? **Was** werden wir **spielen**? **Wo** werden wir schlafen**?** Und **was** werden wir **essen?**", fragte der kleine **Bär** ungeduldig. „Meine Freunde heißen Fanni, das

**Pferd**, und Katie, die **Katze** und sie wohnen in einem kleinen **Haus**." Damit ihnen die Zeit im **Auto** nicht so lang wurde, **sangen** Bruno und Hugo alle **Lieder**, die ihnen einfielen. Da waren das **Autolied** und das **Lied** über **Katzen**. Sie **sangen** „Hoppe, hoppe Reiter", weil darin ein **Pferd** vorkommt, und Hugo, der **Hund**, spielte **Bären**jagd, denn er brauchte sich ja schließlich nicht aufs **Autofahren** zu konzentrieren. Als sie in einen Wald kamen überlegte Hugo: **Was** hat Fanni noch gesagt? **Wo** sollte er abbiegen? Da erkannte er den großen Stein auf dem sie schon einmal **gespielt** hatten und erblickten auch Fanni, das **Pferd**, und Katie, die **Katze**, schon von Weitem. Das **Pferd** saß auf der **Schaukel** und **schaukelte** fast so hoch wie das **Haus**. Die **Katze** hockte im Gras daneben und **malte** auf einem großen Papier. „**Was malst** du?", fragte Bruno, als sie angekommen waren. „Na, ich **male** Fanni. Das glaubt mir sonst wieder niemand, dass es ein **Pferd** gibt, das **schaukeln** kann." Die Vier **spielten** viele Stunden gemeinsam mit dem **Ball**. Sie **schaukelten, malten** und **sangen**, bis Bruno schließlich stöhnte: „Ich **habe** jetzt keine Lust mehr."

## Sitzung 4, Kap. 4 (Kapitel wird in der 5. Sitzung vorgelesen)

### Neue Gebärden: bauen, kaputt, mehr, Keks, Hase, groß

*Zuletzt trafen* **Bär** *Bruno und* **Hund** *Hugo neue Freunde: Fanni, das* **Pferd,** *und Katie, die* **Katze**. *Sie alle* **spielten** *zusammen,* **sangen**, **malten** *und* **schaukelten**.

„Und **was** machen wir nun?", fragte Bruno, der **Bär**. „Wollen wir Hoppel, den **Hasen**, besuchen? Sein altes **Haus** ist **kaputt** und er hat sich eine neue **große** Höhle **gebaut**. Ich wollte mir den neuen **Bau** schon lange einmal anschauen", schlug Fanni vor. Und außerdem backt der **Hase** leckere **Kekse**, dachte Fanni, aber das verriet sie den anderen nicht, denn sie wollte nicht so gerne zugeben, dass sie schon wieder an **Essen** denken musste, obwohl sie gerade erst eine **große** Portion Gras **gegessen** und noch **mehr** Kakao **getrunken** hatte. So quetschten sich also die Freunde in das kleine **Auto**. „Ich brauche **mehr** Platz, **mehr** durchrutschen bitte!", rief Fanni. Sie war zu **groß**. Die Tür des **Autos** ging beim besten Willen nicht mehr zu und wäre fast **kaputt**gegangen. So musste das **Pferd** hinterhertraben. Als sie ankamen, war der **Hase** Hoppel gerade **fertig** mit dem **Bauen** seiner neuen, **großen** Höhle und backte das erste Mal **Kekse** in seinem neuen **Haus**. Es duftete herrlich nach **Keksen** und alle hatten sofort wieder **großen** Hunger. „Na, da kommt Ihr ja genau richtig. Mein **Hasenbau** ist gerade **fertig**, die **Kekse** sind noch warm und nur wenige sind **kaputt**gegangen. Wollt Ihr welche **haben**?", lud der **Hase** seine Freunde ein. „Hast Du noch **mehr Kekse**?" fragte Fanni vorsichtig, als der Teller leer war. „Tut mir leid, **mehr Kekse** gibt es leider nicht", antwortete Hoppel. Sogar alle **kaputten Kekse** hatten sie bis auf die letzten Krümel **aufgegessen**.

## Sitzung 5, Kap. 5

### Neue Gebärden: Buch/lesen, Bagger, warten, schlafen/Bett, Banane, laut

Langsam wurde es Abend rund um den **Hasenbau**, und die **Schlafens**zeit rückte näher. Zum Abendbrot hatte der **Hase** noch eine **große** Schüssel mit **Bananen** aus seinem **Haus** geholt. „Ich kann nichts **mehr essen**, noch nicht einmal ein winziges **Banänchen**", stöhnte Bruno **laut** und strich sich über den **großen**, runden Bauch. „Wollen wir es uns nicht alle in meiner Höhle gemütlich machen, noch das **große** Gute-Nacht-**Buch** anschauen und dann **einschlafen**?" schlug Hoppel vor. „Prima", riefen alle Tiere **laut** im Chor und stürzten zum Eingang. „**Wartet, wartet**, ich befürchte Bruno ist zu **groß** für mein **Haus**, aber draußen **schlafen** soll er natürlich auch nicht. Ich glaube, ich **habe** nicht genug Platz und muss einfach **mehr** Zimmer **bauen**. Während ich hier den **Bagger spiele** und **baue** könnt Ihr ja schon einmal anfangen, das **Buch** vorzu**lesen**." Die Tiere stellten sich um die Höhle und **warteten**. Hugo begann mit tiefer Stimme das **Buch laut** vorzu**lesen** und Hoppel grub mit rasender Geschwindigkeit, wie ein **Bagger**, ein **größeres** Loch. Die **Bananen** hatten ihm viel Kraft gegeben und er **baggerte** mit so viel Schwung, dass den anderen der Sand um die Ohren flog. „**Warte**", riefen sie **laut**, „wir gehen mit dem **Buch** etwas zur Seite". Hoppel ließ sich nicht beirren. Er **baggerte** und **baggerte**, bis das Loch **groß** genug war. „Ich kann nicht **mehr** graben", schnaufte Hoppel, den alle bewundernd anstarrten. Er hatte es tatsächlich geschafft, in kürzester Zeit eine **größere** Höhle zu **baggern**. „Jetzt lasst uns **schlafen** gehen". Zuerst kroch die **Katze** in die Höhle, dann das **Pferd**, dann der **Hund**. „Rutscht **nochmal** weiter", rief der **Hase laut**, „**mehr** durchrutschen". Bruno ärgerte sich, dass er so viele **Bananen gegessen** hatte, aber draußen vor der Höhle bis zum Morgen **warten** wollte er auch nicht. Also quetschte er sich in den **Hasenbau**. „Ob ich wohl so **schlafen** kann?", fragte sich Bruno, während er den harten **Pferde**fuß am Po spürte.

## Sitzung 7

### Neue Gebärden: baden, anziehen, Schlüssel/schließen, Vogel, weg, halt

*Nachdem der* **Hase** *letztes Mal fleißig ein* **großes** *Loch für seine Höhle* **gebaggert** *hatte, passten schließlich alle Tiere mitsamt dem dicken* **Bären** *Bruno hinein.*

Die Tiere hatten ihr Nachtzeug **angezogen** und versuchten dicht aneinandergekuschelt zu **schlafen**. „Ich brauche **mehr** Platz und muss meine **Schlaf**socken **anziehen**", dachte Bruno. Und jetzt kitzelte der **Hase** auch noch mit seinem langen Ohr Brunos **große**, runde Nase. „Haa-haaa-haaaatschiiii!" Mit einem **lauten** Knall flogen die **Katze**, der **Hund**, das **Pferd** und der **Hase** am anderen Ende der Höhle aus dem Notausgang, den Hoppel glücklicherweise **gebaggert** und nicht **abgeschlossen** hatte. Alle purzelten übereinander und die Seiten des Gute-Nacht-**Buches** wirbelten wie kleine, weiße **Vögel** durch die Luft. Aber **wo** war Bruno? „Bruno ist **weg!**", schrien sie und liefen alle durcheinander. „**Was** ist mit Bruno passiert? Er kann doch nicht **weg** sein!" „**Halt**! Lauft doch nicht alle **weg! Halt!** Jetzt müssen wir **baggern**", rief Hoppel **laut**. Und sie gruben, dass der Sand nur so wirbelte und die **Vögel** auf den Bäumen rundherum das Weite suchten. „PRRR", machte es unter ihnen und Brunos Nase bohrte sich zu ihren Füßen aus dem Sand. „**Halt**! Nicht weiter **baggern**! Geht **weg**, damit Bruno Platz hat!", rief Katie, sprang zur Seite und versuchte dabei gleich noch einen **Vogel** zu erwischen, der sich nah an das **kaputte Hasenhaus** herangewagt hatte. Bruno arbeitete sich mühsam aus dem Sand, schüttelte sich und stammelte: „**Was** haltet Ihr davon, mit mir in mein **Haus** zu ziehen? Ich **habe** genug zu **essen** und zu **trinken** für uns alle. Zum **Schlafen** gibt es verschiedene **Betten**, im Garten können wir **schaukeln**, **spielen** und im Teich **baden**!" **Baden** war eine gute Idee, ein **Bad** hatten sie jetzt alle nötig.

Gesagt – getan! Hoppel **zog** seine Jacke **an** und auch die anderen Tiere suchten ihre **Anziehsachen** zusammen. Bruno hatte das **Auto** schon mit seinem **Schlüssel aufgeschlossen** und startete nun den Motor. „**Halt, wartet**, ich muss noch mein **Haus abschließen**!" Der **Hase** hüpfte zum Eingang seiner **kaputten** Höhle und **verschloss** ihn mit einem dicken Stein. „So, jetzt kann es losgehen, auf zum **Baden**." Alle schoben sich in das kleine **Auto** und begannen **laut**hals „Alle **Vögel** sind schon da!" zu **singen**, als sich das **Auto** langsam auf den Weg zu ihrem neuen gemeinsamen **Haus** machte.

Und wenn sie nicht gestorben sind, dann **singen** sie noch heute.

## Verteilung der 36 Gebärden auf die 7 Sitzungen

Sitzung 1: Bär, Auto/fahren, kommen, haben, essen, Haus
Sitzung 2: Ball, Hund, spielen, nochmal, fertig, trinken
Sitzung 3: singen/Lied, wo/was, malen, schaukeln, Pferd, Katze
Sitzung 4: bauen, kaputt, mehr, Keks, Hase, groß
Sitzung 5:Buch/lesen, Bagger, warten, schlafen, Banane, laut
Sitzung 6: -
Sitzung 7: baden, anziehen, Schlüssel/schließen, Vogel, weg, halt

# Themenfotos

## Hotelrezeption

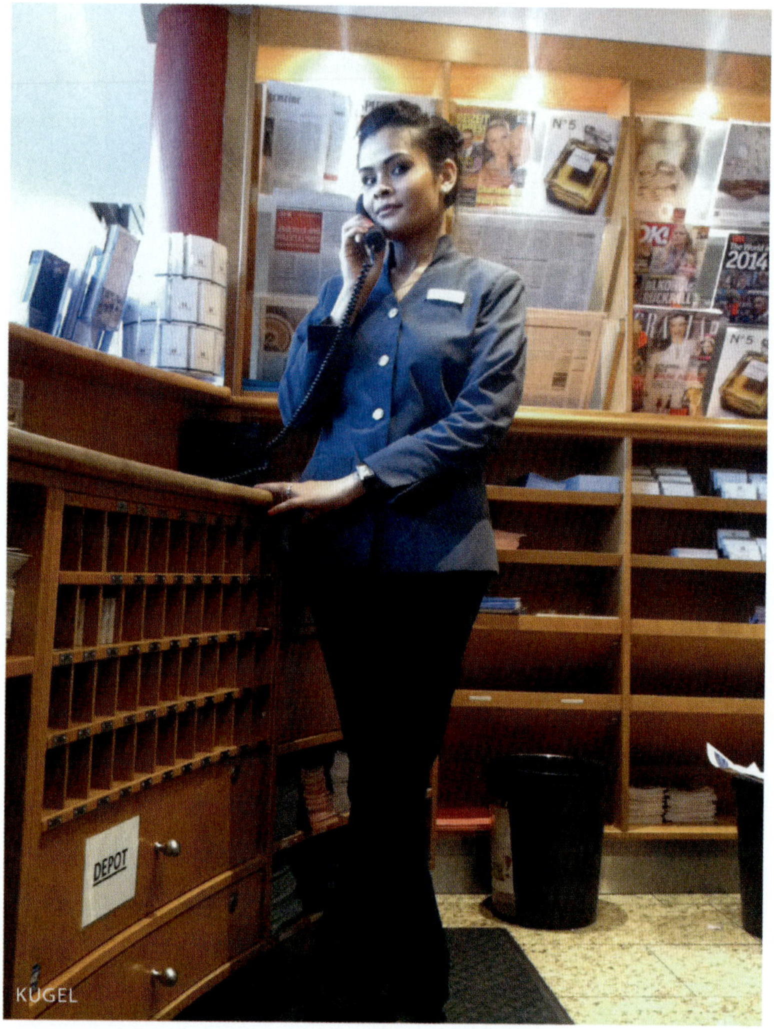

## Sprachförderliche Grundhaltung

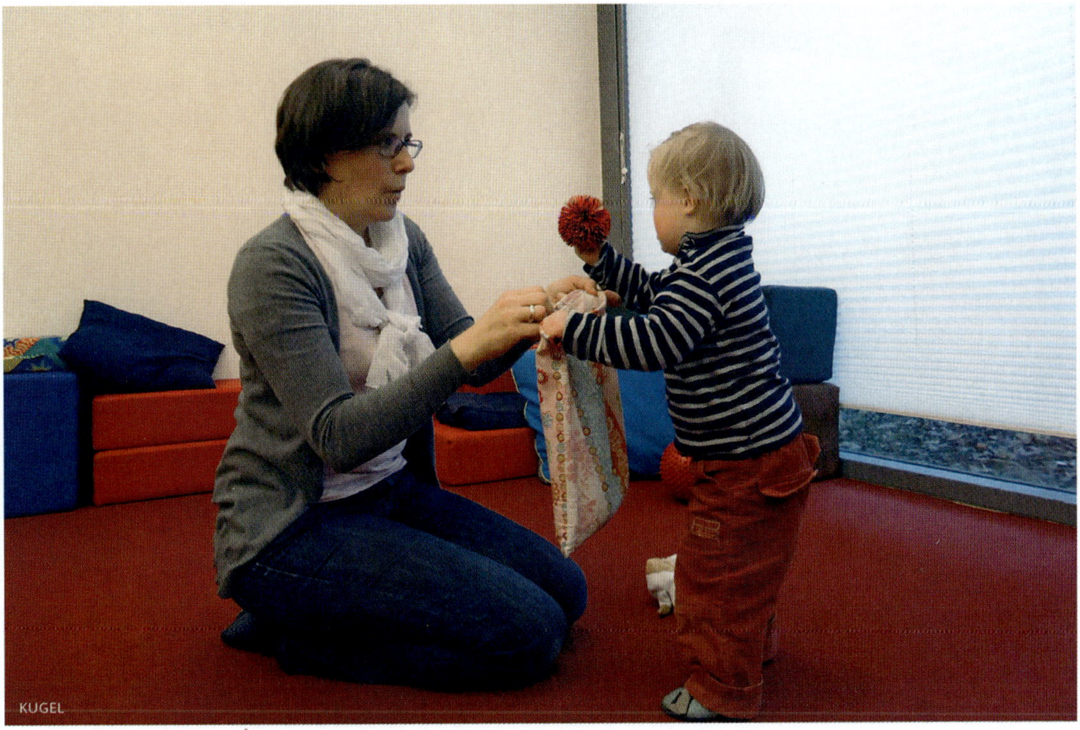

## Grundprinzipien

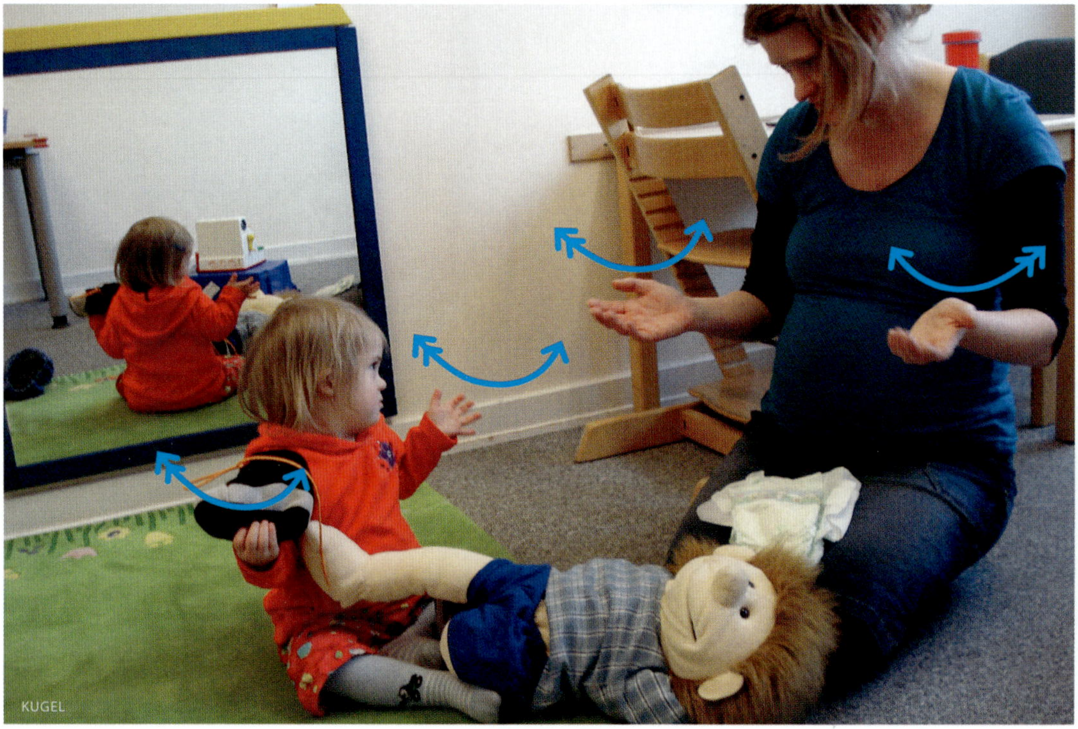

# Musik

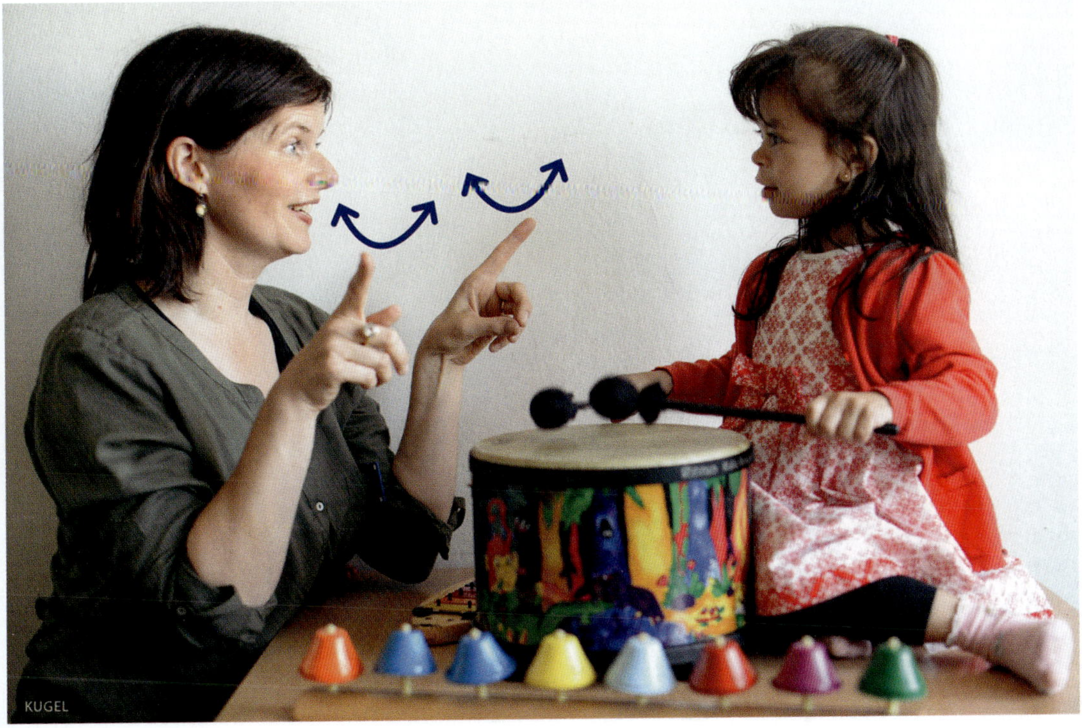

## Gemeinsames Anschauen von Bilderbüchern

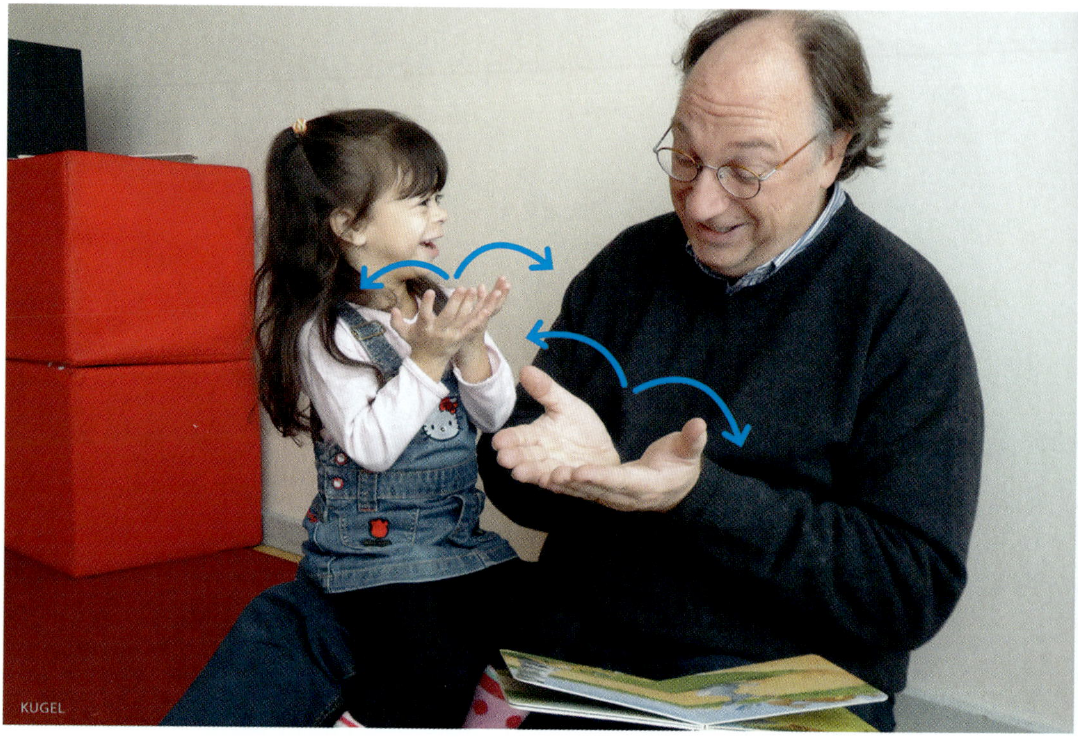

# Alltag

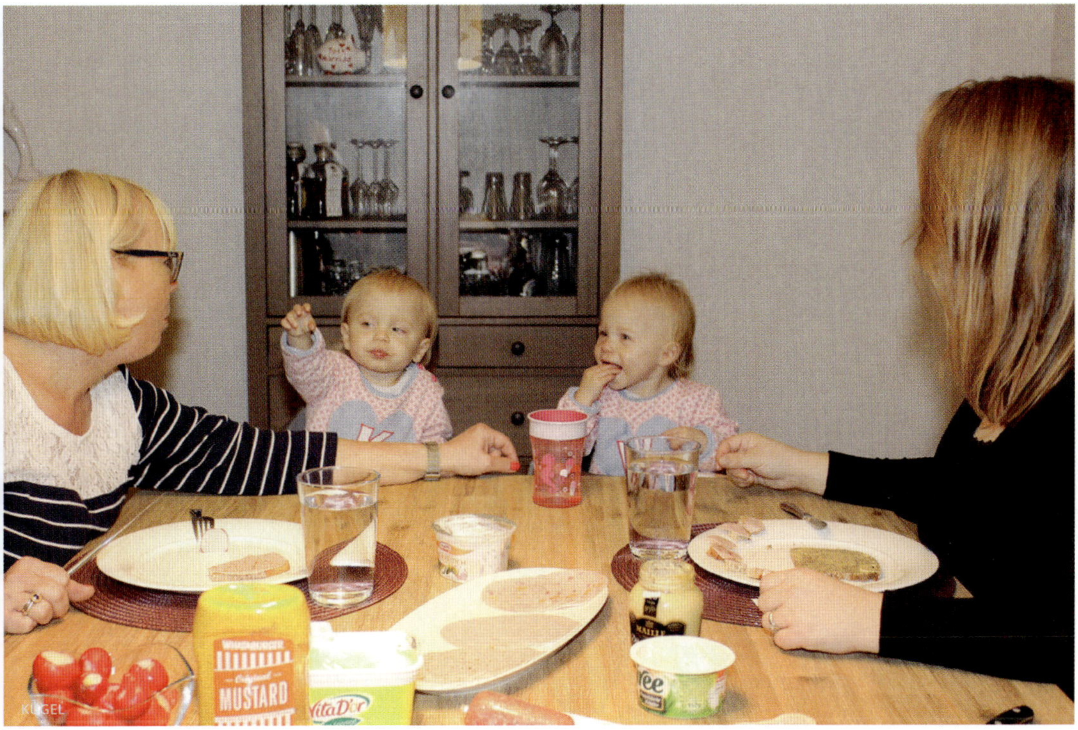

# Spiel

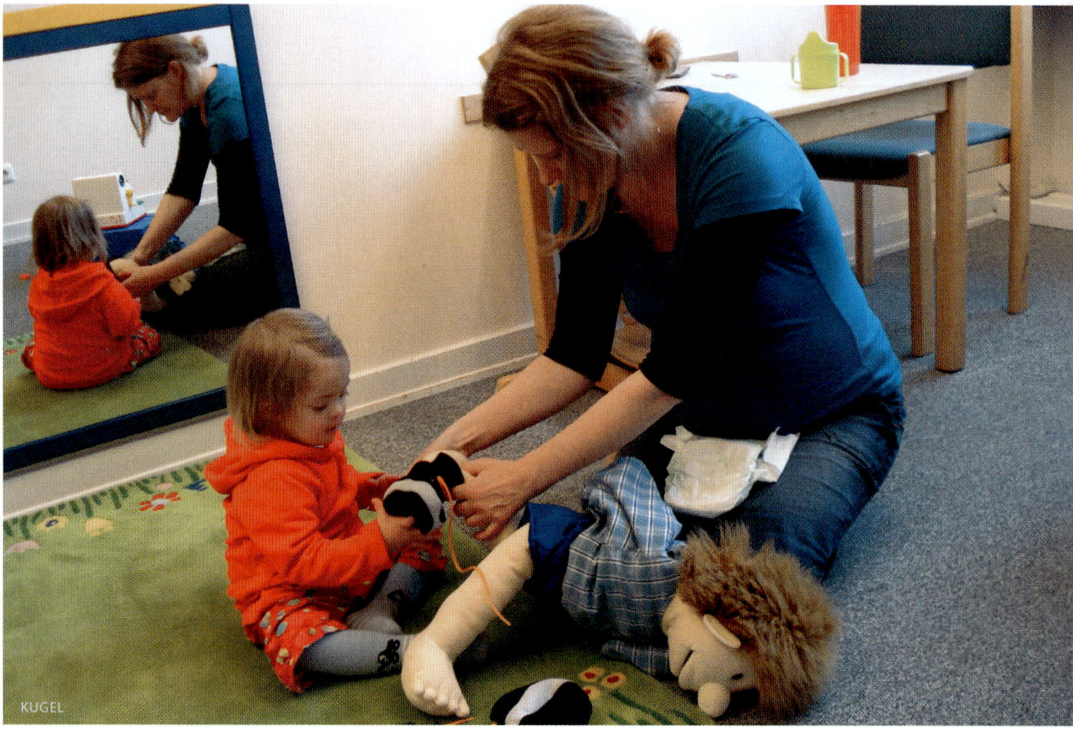
KUGEL

**Was können Gebärden bewirken?**

- Erweitern die Kommunikationsmöglichkeiten des Kindes und reduzieren kommunikative Misserfolge
- Integrieren mehrere Sinneskanäle
- Fokussieren die Aufmerksamkeit des Kindes
- Erleichtern dem Kind das Sprachverstehen
- Bieten der Bezugsperson die Chance, Dinge für die sich das Kind interessiert, hervorzuheben
- Betonen besonders wichtige Wörter im Satz
- Verlangsamen das Sprechtempo des Erwachsenen
- Bieten die Möglichkeit der direkten Unterstützung durch Handführung
- Erhöhen das Interesse am Dialog
- Erleichtern der Bezugsperson das Kind zu verstehen
- Machen Spaß

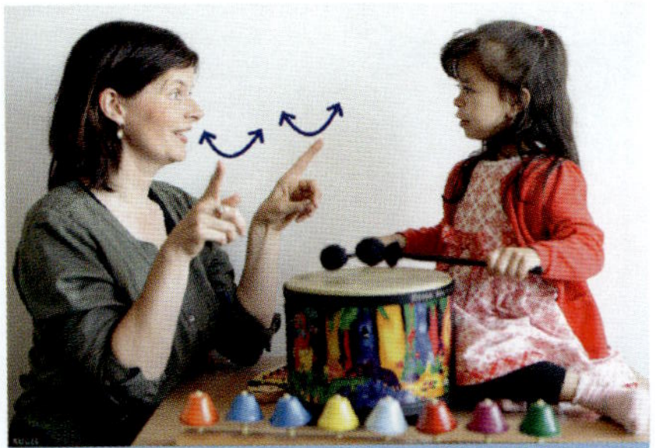

Musik / singen / Lied DGS / GuK

**Grundsätze beim Gebärdeneinsatz**

- Gebärdeneinsatz immer parallel zum gesprochenen Wort
- Nur wenige wichtigste Wörter sprachbegleitend gebärden
- Erwachsener sucht Nähe zum Kind, um Aufmerksamkeit zu erlangen
- Auswahl der Gebärden nach Interessen und Entwicklung des Kindes
- Kind bekommt Zeit, um auf die Gebärde reagieren zu können
- Langsames Ausführen der Gebärden
- Jeder Gebärdenversuch des Kindes wird bestärkt
- Einstieg erfolgt mit ein bis drei Gebärden
- Einführung der Gebärden in konkreten Situationen
- Angebot der Gebärden in immer wiederkehrenden Ritualen
- Langsame Erweiterung des Gebärdenwortschatzes
- Gebärde kann mit Wort zu ersten Zweiwortäußerungen kombiniert werden

werner otto institut

Dorothee von Maydell, Heike Burmeister
Bodelschwinghstr. 23 · 22337 Hamburg
Tel: +49 40 50 77 02
www.werner-otto-institut.de

ZEL Zentrum für Entwicklung und Lernen, Heidelberg

Dr. Dipl.-Psych. Anke Buschmann
Kaiserstr. 36 · 69115 Heidelberg
Telefon +49 62 21 65 16 41- 0
www.zel-heidelberg.de

Kommunikation mit unterstützenden Gebärden

**KUGEL**

Eltern-Kind-Gruppenprogramm

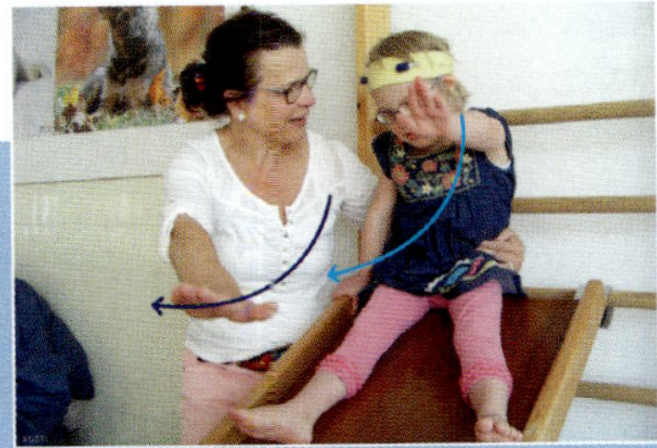

Informationen
für pädagogisches Fachpersonal
über lautsprachunterstützende
Gebärden

# KUGEL

Eltern-Kind-Gruppenprogramm

D. v. Maydell, H. Burmeister, Dr. A. Buschmann

**Liebe Kolleg*innen,**

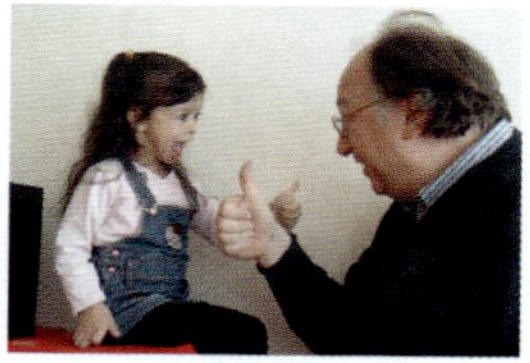

mit diesem Flyer wollen wir Sie über den Einsatz lautsprachunterstützender Gebärden bei global entwicklungsgestörten Kindern informieren. Die Eltern erlernen gerade die Anwendung lautsprachunterstützender Gebärden im Rahmen eines Eltern-Kind-Gruppenprogramms. Es ist sehr hilfreich, wenn auch Sie, als enge Bezugsperson des Kindes, diese Gebärden im Alltag benutzen.

## Kinder mir globaler Entwicklungsstörung

Kinder mit einer globalen Entwicklungsstörung zeigen neben einer langsameren allgemeinen und motorischen Entwicklung oft auch einen deutlich verspäteten Sprechbeginn. Lange Zeit sprechen diese Kinder nur sehr wenige Wörter und es fällt ihnen deshalb schwerer als anderen Kindern, ihre Bedürfnisse und Wünsche mitzuteilen. Dies führt dann leicht zu Situationen, in denen sich die Kinder von ihren Eltern oder anderen Bezugspersonen nicht ausreichend verstanden fühlen. Um den Kindern die Mitteilung ihrer Bedürfnisse zu erleichtern und den Eltern eine bessere Möglichkeit zum Austausch mit ihren Kindern zu geben, hat sich die Verwendung von Gesten und Gebärden in der Kommunikation mit diesen Kindern als sehr erfolgreich erwiesen.

## Lautsprachunterstützende Gebärden

Lautsprachunterstützende Gebärden sind eine wichtige Unterstützung beim Sprechenlernen. Diese Gebärden sind nicht als Ersatz für die gesprochene Sprache gedacht, sondern als Ergänzung. Die Gebärden werden begleitend zur Lautsprache eingesetzt. Beispielsweise wird der Satz „Da ist eine Katze." mit der Gebärde für das Wort Katze ergänzt und damit dieses für das Kind wichtigste Wort des Satzes besonders hervorgehoben. Durch die Eltern und andere nahe Bezugspersonen als Vorbild lernen die Kinder diese Gebärden nach und nach und können sich in der Folge besser mitteilen.

## Ihre tragende Rolle als enge Bezugsperson

Den Kindern hilft beim Erlernen der Gebärden das Modell vieler Bezugspersonen, die alle einheitlich die lautsprachunterstützenden Gebärden in der Interaktion mit dem Kind benutzen. In diesem Kontext kommt Ihnen als pädagogische Fachkraft eine tragende Rolle zu. Sie können durch die Anwendung lautsprachunterstützender Gebärden im Kitaalltag die Kommunikations- und Sprachentwicklung dieser Kinder fördern. Sie sprechen dabei, wie bisher, ganz natürlich weiter mit dem Kind und unterstützen lediglich einige, für das Kind wichtige Wörter mit Gebärden. Manche Gestik (z. B. für „Winke-winke", „hmm lecker", „leise" oder „komm") verwenden Sie sicher auch jetzt schon beim Sprechen. Machen Sie dies gerne weiter und ergänzen Sie Ihre bisherigen Gesten mit einigen bewusst und gezielt eingesetzten Gebärden.

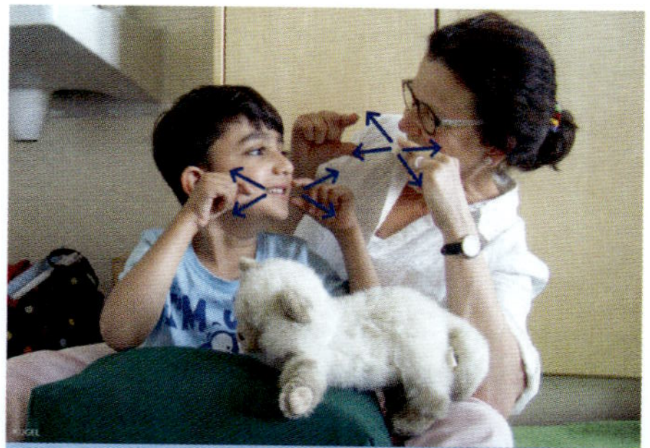

Katze DGS / GuK

Die Eltern lernen gerade in einem Gebärdenprogramm gemeinsam mit anderen Eltern die Anwendung dieser Gebärden. Sie haben bereits eine Gebärdensammlung für die ersten wichtigen Wörter ihrer Kinder angelegt und in einem Gebärdenbuch festgehalten. Das Gebärdenbuch sollte immer mit in die Kita gebracht werden, damit Sie erfahren, welche Gebärden die Eltern zuhause einsetzen. Sie könnten den Eltern auch neue, für das Kind besonders bedeutsame Wörter aus dem Kitaalltag nennen. Das Gebärdenbuch wird dann um diese Begriffe erweitert. Schauen Sie gelegentlich mit der ganzen Gruppe das Gebärdenbuch an, so können alle Kinder die Gebärden mitlernen. Auch ein stets aktualisiertes Gebärdenposter (im Gruppenraum) könnte für die Umsetzung im Alltag hilfreich sein.

## Bewegungslieder unterstützt mit Gebärden

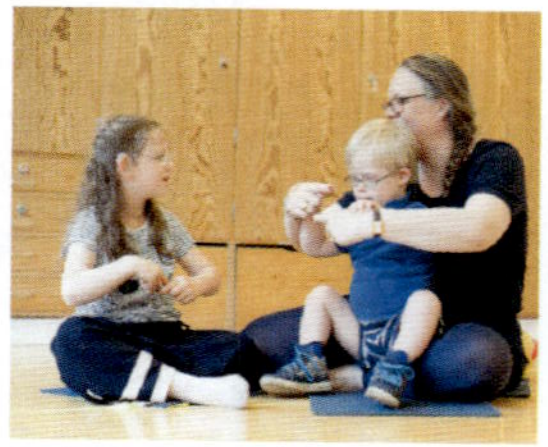

Eine gute Möglichkeit für den natürlichen Einsatz von Gesten und Gebärden sind Bewegungslieder und Fingerspiele. Sicherlich singen Sie schon jetzt mit den Kindern. Begleiten Sie ihre Lieder möglichst oft mit einigen Gebärden.

**Literaturtipps**


Wilken, E. (2018). Sprachförderung bei Kindern mit Down-Syndrom. Stuttgart: Kohlhammer.

Giel, B. (2015). Sprach- und Kommunikationsförderung bei Kindern mit Down-Syndrom. Idstein: Schulz-Kirchner Verlag.

# Literatur


Abbeduto L, Pavetto M, Kesin E, Weissmann MD, Karadottir S, O'Brien A, Cawthon S. The linguistic and cognitive profile of Down syndrome: Evidence from a comparison with fragile X syndrome. *Down Syndrome: Research & Practice* 2001; 7: 9–15.

Abidin RR. *Parenting Stress Index: Professional manual.* 3rd edition. Odessa, FL: Psychological Assessment Resources, Inc., 1995.

Acredolo LP, Goodwyn SW & Brown CA. Impact of symbolic gesturing on early language development. *Journal of Nonverbal Behaviour* 2000; 24(2): 81–103.

Aktas M. *Sprachentwicklungsdiagnostik bei Kindern mit Down-Syndrom: Entwicklung eines diagnostischen Leitfadens zum theoriegeleiteten Einsatz standardisierter Verfahren.* Dissertation. Bielefeld. Universität Bielefeld, 2004. Verfügbar unter: https: //d-nb.info/972343091/34 (letzter Zugriff 19.08.2019).

Aktas M (Hrsg.).*Entwicklungsorientierte Sprachdiagnostik und -förderung bei Kindern mit geistiger Behinderung – Theorie und Praxis.* München: Elsevier, Urban & Fischer, 2012.

Appelbaum B. Gebärden in der Sprachtherapie. Chancen für Kommunikation und Lautsprachentwicklung. *Unterstützte Kommunikation* 2010; 2: 34–41.

Appelbaum B. *Gebärden in der Sprach- und Kommunikationsförderung.* Idstein: Schulz Kirchner, 2016.

Appelbaum B, Schäfer K, Braun U. Gebärden in der Unterstützten Kommunikation (UK) – eine Bestandsaufnahme und mögliche Perspektiven für die Forschung. *UK & Forschung* 2017; 7: 4–17.

Bayley N. dt. Bearbeitung: Reuner G, Rosenkranz J, Hrsg. Bayley Scales of Infant and Toddler Development, Third Edition (Baley III) – Deutsche Fassung. Frankfurt: Harcourt Test Services, 2006.

Beier J, Siegmüller J. *Intensität in der Kindersprachtherapie – was wir wissen und wo wir stehen.* In: Grötzbach H, Hrsg. Therapieintensität in der Logopädie/Sprachtherapie. Idstein: Schulz-Kirchner-Verlag, 2017: 159–184.

Bender-Körber B, Hochlehnert H. Elternzentriertes Konzept zur Förderung des Spracherwerbs: Handbuch zur Durchführung von Elternworkshops – komm-uni-aktiv. Dortmund: Borgmann GmbH u. Co, 2006.

Berger J, Cunningham, CC. Development of early vocal behaviors and interactions in Down's Syndrom and nonhandicapped infant-mother pairs. *Developmental Psychology 1983;* 19: 322–331.

Berglund E, Eriksson M, Johansson I. Parental reports of spoken language skills in children with down syndrome. *Journal of Speech, Language, and Hearing Research* 2001; 44(1): 179–191.

Beushausen U. Chancen und Risiken einer evidenz-basierten Sprachtherapie. *Logos* 2014a; 22(2): 96–104.

Beushausen U. *Qualitätsmanagement, Evaluation und Evidenzbasierung.* In: Grohnfeld M, Hrsg. Grundwissen der Sprachheilpädagogik und Sprachtherapie. Stuttgart: Kohlhammer, 2014b: 359–364.

Beushausen U, Grötzbach H. *Evidenzbasierte Sprachtherapie.* Idstein: Schulz-Kirchner Verlag, 2018.

Bockmann A-K, Kiese-Himmel C. *ELAN-R, Eltern Antworten-Revision, Elternfragebogen zur Wortschatzentwicklung im frühen Kindesalter.* Göttingen: Beltz Test Gesellschaft, Hogrefe, 2012.

Boenisch J. Die Bedeutung von Kernvokabular für unterstützt kommunizierende Kinder und Jugendliche. *LOGOS* 2014; 22(3): 164–178.

Boenisch J, Sachse S. *Kern- und Randvokabular in der Unterstützten Kommunikation: Grundlagen und Anwendung.* In: ISAAC (Hrsg.). Handbuch der Unterstützten Kommunikation, Teil 1: Grundlagen. Karlsruhe: von Loeper, 2009.

Boenisch J, Sachse S. *Kölner Kommunikationstafeln.* Köln: Forschungs-und Beratungszentrum fbz gGmbH der Uni Köln 2015. Verfügbar unter: www.fbz-uk.uni-koeln.de/34091 (letzter Zugriff 19.08.2019).

Brady NC, Marquis J, Fleming K, McLean L. Prelinguistic predictors of language growth in children with development disabilities. *Journal of speech and hearing research* 2004; 47(3): 663–677.

Brady N, Warren SF, Fleming K, Keller J, Sterling A. The effect of sustained maternal responsivity on later vocabulary development in children with Fragile X Syndrome. *Speech Lang Hear Res* 2014; 57(1): 212–226.

Brady N, Warren S, Sterling A. Interventions aimed at improving child language by improvingmaternal responsivity. In: Glidden LM, Seltzer MM, editors. *Families: A volume in international review of research in mental retardation.* Vol. 37. Amsterdam: Elsevier, 2010: 333–357.

Bruner J. Wie das Kind sprechen lernt.Bern: Huber, 2002.

Buckley S, Bird G. *Speech and language development for infants with Down syndrome (0–5 years)* 2012. Verfügbar unter: https: //asociatiadart.files.wordpress.com/2015/01/speech-language-0-5-ebook.pdf (letzter Zugriff 07.09.2019).

Bundesverband evangelische Behindertenhilfe (BeB. e. V.) (Hrsg.). *Schau doch meine Hände an.* DVD. Reutlingen: Diakonie, 2007.

Bundesverband evangelische Behindertenhilfe (BeB. e. V.) (Hrsg.). *Schau doch meine Hände an.* Ringbuch. Reutlingen: Diakonie, 2017a.

Bundesverband evangelische Behindertenhilfe (BeB. e. V.) (Hrsg.). *Schau doch meine Hände an.* Buch und DVD. Reutlingen: Diakonie, 2017b.

Buschmann A. *Einbezug der Eltern in die Sprachförderung.* In: Sachse S, Buschmann A, Bockmann A, Hrsg. Lehrbuch Sprachentwicklung. Heidelberg: Springer, im Druck.

Buschmann A. Heidelberger Elterntraining zur frühen Sprachförderung – Beratung der Eltern von Late Talkers. *Sprachförderung und Sprachtherapie* 2016, 4: 193–199.

Buschmann A. *Heidelberger Elterntraining frühe Sprachförderung HET Late Talkers.* 3. Auflage. München: Elsevier, Urban & Fischer, 2017.

Buschmann A. Heidelberger Elterntraining zur frühen Sprachförderung. Systematische Anleitung von Bezugspersonen zu einem sprachförderlichen Interaktionsverhalten. *Unterstützte Kommunikation 2019*, 2: 14–20.

Buschmann A, Jooss B. Kommunikationsförderung und Sprachanbahnung bei Kindern mit globaler Entwicklungsstörung. *Frühförderung interdisziplinär* 2010; 29: 51–61.

Buschmann A, Jooss B. Alltagsintegrierte Sprachförderung in der Kinderkrippe. Effektivität eines sprachbasierten Interaktionstrainings für pädagogisches Fachpersonal. *Verhaltenstherapie & psychosoziale Praxis* 2011; 43: 303–312.

Buschmann A, Jooss B. *Heidelberger Elterntraining zur Kommunikations- und Sprachanbahnung bei Kindern mit globaler Entwicklungsstörung: Trainermanual.* München: Elsevier, Urban & Fischer, 2012.

Buschmann A, Jooss B, Rupp A, Feldhusen F, Pietz J, Philippi H. Parent-based language intervention for two-year-old children with specific expressive language delay: A randomised controlled trial. *Archives of Disease in Childhood* 2009; 94: 110–6.

Buschmann A, Multhauf B, Hasselhorn M, Pietz J. Long-term effects of a parent-based language intervention on language outcomes and working memory for late-talking toddlers. *Journal of Early Intervention* 2015; 37(3): 175–189.

Buschmann A, Sachse S. Frühdiagnostik von Sprachentwicklungsstörungen – differenzialdiagnostisches Vorgehen und Methoden. *Frühförderung interdisziplinär* 2017; 36: 82–92.

Buschmann, A, Sachse S. Heidelberg interaction training for language promotion in early childhood settings (HIT). *European Journal of Education* 2018; https://doi.org/10.1111/ejed.12263.

Buschmann A, Schmid, St, Sarimski, K. Familienorientierte Frühintervention zur Kommunikations- und Sprachanbahnung bei Kindern mit Deletionssyndrom 22q11. *Sprachförderung und Sprachtherapie in Schule und Praxis* 2013; 2: 109–118.

Butz B, Mohos A-K, Kindel UM. *Singen, spielen, erzählen mit Kindergebärden.* Münster: Ökotopia, 2017.

Bruner J. *Wie das Kind sprechen lernt.* Bern: Hans Huber, 2002.

Capone NC, McGregor K K. Gesture Development: A Review for Clinical and Research Practices. *Journal of Speech, Language and Hearing Research* 2004; 47: 173–186.

Carpenter M, Nagell K, Tomasello M, Butterworth G, Moore C. *Social Cognition, Joint Attention, and Communicative Competence from 9 to 15 Months of Age.* Monographs of the Society for Research in Child Development 1998; 63(4). I + iii + v + vi + 1–174.

Chapman RS, Sindberg H, Bridge C, Gigstead K, Hesketh L. Effect of memory support and elicited production on fast mapping of new words by adolescents with Down syndrome. *Journal of Speech, Language, and Hearing Research* 2006; 49(1): 3–15.

Clibbens, J. Signing and lexical development in children with Down Syndrome. *Down Syndrom Research and Practice* 2001; 7(3): 101–5.

Clibbens, J. Strategies for achieving joint attention when signing to children with Down's syndrome. *International Journal of Language and Communication Disorders* 2002; 37(3): 309–324.

de Langen-Müller U, Kauschke C, Kiesel-Himmel C, Neumann K, Noterdaeme M. (2011): *Diagnostik von Sprachentwicklungsstörungen (SES), unter Berücksichtigung umschriebener Sprachentwicklungsstörungen (USES).* Interdisziplinäre S2k-Leitlinie. Verfügbar unter: www.awmf.org/leitlinien/detail/ll/049-006.html. (letzter Zugriff 19.08.2019).

DIMDI (Deutsches Institut für Medizinische Dokumentation und Information). *Internationale Klassifikation der Funktionsfähigkeit, Behinderung und Gesundheit.* Genf: WHO, 2005. Verfügbar unter: www.dimdi.de/dynamic/de/klassifikationen/downloads/?dir=icf. (letzter Zugriff 19.08.2019).

Dittmann F, Buschmann A, Maydell von D, Burmeister H. Kinder mit globaler Entwicklungsstörung. Sprachlich kommunikative Fähigkeiten im Zusammenhang mit dem Belastungserleben der Eltern. *Logos* 2019; 27(1): 4–20.

Dittmann F, Buschmann A, von Maydell D, Burmeister H. Systematische Anleitung der Eltern zum frühen Einsatz lautsprachunterstützender Gebärden mit KUGEL: Zufriedenheit und Erwartungen. *Frühförderung interdisziplinär* 2020; 39(1): 17–33.

Dohmen A, Dewart H, Summers S. *Das Pragmatische Profil. Analyse kommunikativer Fähigkeiten von Kindern.* München: Elsevier GmbH, 2009.

Doil,H. *Die Sprachentwicklung ist der Schlüssel. Frühe Identifikation von Risikokindern im Rahmen kinderärztlicher Vorsorgeuntersuchungen.* Dissertation im Fachbereich Psychologie der Universität Bielefeld.Universität Bielefeld, 2002. Verfügbar unter: http: //bieson.ub.uni-bielefeld.de/volltexte/2003/250/ (letzter Zugriff 19.08.2019).

Dunham PJ, Dunham F, Curwin A. Joint-attentional states and lexical acquisition at 18 months. *Developmental Psychology* 1993; 29(5): 827.

Ello L.M, Donovan S.J. Assessment of the Relationship Between Parenting Stress and a Child's Ability to Functionally Communicate. *Research on Social Work Practice* 2005; 15: 531–544.

Farrant BM, Zubrick SR. Parent-child book reading across early childhood and child vocabulary in the early school years: findings from the longitudinal study of Australian children. *First Language* 2013; 33(3): 280–293. Verfügbar unter https: //doi.org/10.1177/0142723713487617. (letzter Zugriff 19.08.2019).

Fey M, Warren S, Brady N, Finestack L, Bredin-Oja S, Fairchild M, Sokol S, Yoder PJ. Early effects of responsivity education/prelinguistic milieu teaching afor children with developmental delays and their parents. *Journal of Speech, Language and Hearing Research* 2006; 49(3): 526–547.
Fox AV. *TROG-D-Test zur Überprüfung des Grammatikverständnisses*. Idstein: Schulz-Kirchner, 2006.
Fröhlich U, Noterdaeme M, *Jooss & Buschmann A. Elterntraining zur Anbahnung sozialer Kommunikation bei Kindern mit Autismus-Spektrum-Störungen. Training Autismus - Sprache - Kommunikation (TASK)*. München: Elsevier bei Urban & Fischer, 2013.
Gericke W. *BabySignal – Mit den Händen sprechen*. München: Kösel, 2019.
Giel B. Sprachentwicklungsstörungen im Zusammenhang mit kognitiven Störungen. In: Grohnfeldt ,M (Hrsg.). *Grundwissen der Sprachheilpädagogik und Sprachtherapie*. Stuttgart: Kohlhammer, 2014, 215–220.
Giel B. *Sprach- und Kommunikationsförderung bei Kindern mit Down-Syndrom*. Idstein: Schulz-Kirchner, 2015.
Girolametto L, Bonifacio S, Visinsi C, Weitzman E, Zocchoni E, Pearce PS. Mother-child interactions in Canada and Italy: linguistic responsiveness to late-talking toddlers. *International Journal of Language & Communication Disorders* 2002; 37(2): 153–171.
Girolametto L, Greenberg J, Manolsen A. Developing Dialogue skills: The Hanen Early Language Parent Program. *Seminars in Speech and Language* 1986; 7: 367–382.
Girolametto L, Weitzman E, Clements-Baartman J. Vocabulary intervention for children with Downsyndrome: Parent training using focused stimulation. *Infant-Toddler Intervention* 1998; 8(2): 109–125.
Glanemann R, Reichmuth K, Matulat P, am Zehnhoff-Dinnesen A. Muenster Parental Programme empowers parents in communicating with their infant with haering loss. *International Journal of Pediatric Otorhinolaryngology* 2013; 77: 2023–2019.
Grewing S. *Let's talk Wonneproppen*. Hamburg: Birgit Jacobsen, 2008.
Grimm H. *Störungen der Sprachentwicklung: Grundlagen – Ursachen – Diagnose. 3. überarbeitete Auflage*. Göttingen: Hogrefe, 2012.
Grimm H. *SETK 3–5, Sprachentwicklungstest für drei- bis fünfjährige Kinder (3; 0–5; 11 Jahre)*. Göttingen: Hofgrefe, 2015.
Grimm H. *SETK-2, Sprachentwicklungstest für zweijährige Kinder. Diagnose rezeptiver und produktiver Sprachverarbeitungsstörungen. 2.* überarbeitete und neu normierte *Auflage*. Göttingen: Hogrefe, 2016.
Grimm H, Doil H. *ELFRA – Elternfragebögen für die Früherkennung von Risikokindern. 2. überarbeitete und erweiterte Auflage*. Göttingen: Hogrefe, 2006.
Grimm H, Doil H, Aktas M, Frevert S. *ELFRA – Elternfragebögen für die Früherkennung von Risikokindern. 3.* überarbeitete Auflage. Göttingen: Hogrefe, 2019.
Grimm H, Wilde S. *Sprachentwicklung: Im Zentrum steht das Wort*. In: Keller H, (Hrsg.): *Lehrbuch Entwicklungspsychologie*. Bern: Huber, 1998. S. 445–473.
Grötzbach H, Beushausen U. *Intensität in der Sprachtherapie: Grundlagen*. In: Grötzbach H, Hrsg. Therapieintensität in der Logopädie/Sprachtherapie. Idstein: Schulz-Kirchner-Verlag, 2017: 9–39.
Hachul C, Schönauer-Schneider W. *Sprachverstehen bei Kindern: Grundlagen, Diagnostik und Therapie*. 3. Auflage. München: Elsevier Urban & Fischer, 2019.
Hampton LH, Kaiser AP. Intervention effects on spoken-language outcomes for children with autism: a systematic review and meta-analysis. *J Intellect Disabil Res*. 2016; 60(5): 444–63. Verfügbar unter: https: //onlinelibrary.wiley.com/doi/10.1111/jir.12283 (letzter Zugriff 19.08.2019).
Harris S, Kasari C, Sigman MD. Joint attention and language gains in children with Down syndrome. *American Journal on Mental Retardation* 1996; 100(6): 608–619.
Hancock TB, Kaiser AP. *Enhanced milieu teaching*. In McCauley RJ, Fey ME, Hrsg. Treatment of language disorders in children. Baltimore: Paul H. Brookes Publishing Co, 2006: 203–236.
Hoff E. How social contexts support and shape language development. *Developmental Review* 2006; 26(1): 55–88.
Hudson S, Levickis P, Down K, Nicholls R, Wake M. Maternal responsiveness predicts child language at ages 3 and 4 in a community-based sample of slow-to-talk toddlers. *International Journal of Language & Communication Disorders* 2015; 50(1): 136–142.
Iverson JM, Caprici O, Longobardi E, Caselli, MC. Gesturing in motherchild interactions. *Cognitive Development* 1999; 14: 57–75.
Jacobsen B. *Das Gebärdenbuch Band 2*. Hamburg: Birgit Jacobsen, 2007.
Jacobsen B. *Das Gebärdenbuch Band 1*. 5. überarbeitete Auflage. Hamburg: Verlag Birgit Jacobsen, 2012.
Kaat-van den Os DJ, Jongmans MJ, Volman JM, Lauteslager PE. Do gestures pave the way? A systematic review of the transitional role of gesture during the acquisition of early lexical and syntactic milestones in young children with Down syndrome. *Child Language Teaching and Therapy* 2015; 31(1): 71–84.
Kaiser-Mantel H. *Unterstützte Kommunikation in der Sprachtherapie*. München: Ernst Reinhardt, 2012.
Kauschke C. *Der Erwerb frühkindlichen Lexikons: Eine empirische Studie zur Entwicklung des Wortschatzes im Deutschen*. Tübingen: Narr, 2000.
Kauschke C, Siegmüller J. *Patholinguistische Diagnostik bei Sprachentwicklungsstörungen (PDSS)*. 2. Auflage. München: Elsevier, Urban & Fischer, 2009.
Kauschke C. *Frühe Entwicklung lexikalischer und grammatikalischer Fähigkeiten*. In: Sachse S (Hrsg.): Handbuch Spracherwerb und Sprachenwicklungsstörungen. München: Elsevier Urban & Fischer, 2015, 3–14.
Kestner K. *Das große Wörterbuch der deutschen Gebärdensprache*. Guxhagen: Karin Kestner, 2009.

Kestner K. *Das große Wörterbuch der deutschen Gebärdensprache.* Version 3. Schauenburg: Karin Kestner, 2017.

Kestner K. *Gebärdenbaukasten.* Medium: CD-ROM. Schauenburg: Karin Kestner, 2007.

Kestner K. *Das große Wörterbuch der Deutschen Gebärdensprache.* Version 3, Medium DVD-ROM. Schauenburg: Karin Kestner, 2017.

Kiesel J, Mees K, Sarimski K. Frühe Kommunikationsentwicklung bei Kindern mit Down-Syndrom: Variabilität der Spiel- und Sprachfähigkeiten und Erfahrungen bei der Anbahnung von Gebärden. *Frühförderung interdisziplinär* 2009; 28(3): 124–129.

Kim J-M, Mahoney G. The effects of mother's style of interaction on children's engagement: Implications for using responsive interventions with parents. *Topics in Early Childhood Special Education* 2004; 24: 31–38.

König V. *Das große Buch der Babyzeichen.* Schauenburg: Karin Kestner, 2007.

Launonen K. *Enhancing communication skills of children with Down Syndrome: Early use of manual signs.* In: von Tetzchner, S, Jensen, MH, (eds.): Augmentative and alternative communication: European perspectives: London: Whurr, 1996. p. 213–231.

Launonen K. *Early manual sign intervention: Eight year follow-up of children with Down syndrome.* In: Proceedings of the ISAAC 98 Conference Dublin: ISAAC/Ashfield, 1998 (zit nach Clibbens, 2001).

Leber I, Spiegelhalter J. *Poster: Mit den Händen gebärden 1 und 2.* Karlsruhe: Von Loeper, 2019.

Levickis P, Reilly S, Girolametto L, Ukoumunne OC, Wake M. Maternal behaviours promoting language acquisition in slow-to-talk toddlers: Prospective community-based study. *Journal of Developmental and Behavioural Pediatrics* 2014; 35(4): 274–281.

Lüke C. *Gestische Kommunikation als Vorläufer von Sprache.* Dissertation. In Kiese-Himmel C (Hrsg.). Sprachentwicklung Verlauf, Störung, Intervention, Band 8. Frankfurt am Main: PL Academic Research Peter Lang GmbH, 2015.

Lüke C, Gremplewski K, Ritterfeld U. Analyse der lexikalischen Entwicklungen im zweiten Lebensjahr zur Identifikation von Sprachentwicklungsstörungen. *Sprache – Stimme – Gehör* 2017; 41(01): 44–51.

Mahoney GJ. Maternal communication style with mentally retarded children. American *Journal of Mental Retardation* 1988a; 93: 352–359.

Mahoney GJ. Communication patterns between mothers and developmentally delayed infants. *First Language* 1988b; 8: 157–172.

Makaton-Deutschland e.V. (Hrsg). *Kernvokabular/Grundvokabular.* MAKATON-Deutschland, 2011.

Masur EF, Flynn V, Eichorst DL. Maternal responsive and directive behaviours and utterances as predictors of children's lexical development. *Journal of Child Language* 2005; 32(1): 63–91. Verfügbar unter: https://doi.org/10.1017/s0305000904006634 (letzter Zugriff 19.08.2019).

Maydell von D, Vogt S. Anwendung lautsprachunterstützender Gebärden durch Eltern global entwicklungsgestörter Kinder nach einem Interaktionstraining. *Sprache – Stimme – Gehör* 2013; 37: 30–35.

McCauley RJ, Fey ME, Gillam RB. *Treatment of Language Disorders in Children.* Second Edition, Baltimore: Paul H. Brookes Publishing Co, 2017.

Meltzoff A, Moore K. Imitation, memory, and the representation of persons. *Infant Behavior and Development* 1994; 17: 83–99.

Möller D, Spreen-Rauscher M. *Frühe Sprachintervention mit Eltern: Schritte in den Dialog.* Stuttgart: Thieme, 2009.

Möller D, Ritterfeld U. Spezifische Sprachentwicklungsstörungen und pragmatische Kompetenzen. *Sprache – Stimme – Gehör* 2010; 2: 84–91.

Motsch H-J, Marks D-K, Ulrich T. *Wortschatzsammler.Evidenzbasierte Strategietherapie lexikalischer Störungen im Kindesalter.* München: Ernst Reinhardt, 2015.

Mundy P, Kasari C, Sigman M, Ruskin E. Nonverbal Communication and Early Language Acquisition in Children with Down Syndrome and Normally Developing Children. *Journal of Speech, Language, and Hearing Research* 1995; 38: 157–67.

Mundy P, Sigman M, Kasari C, Yirmiya N. Nonverbal Communication Skills in Down syndrome Children. *Child Development* 1988; 59: 235–249.

Neisworth JT, Bagnato SJ, Salvia J, Hunt FM. dt. Bearbeitung: Sarimski K. Manual for the Temperament and Atypical Behavior Scale (TABS): Early childhood indicators of developmental dysfunction. Baltimore: Brookes, 1999.

Nonn K. *Unterstützte Kommunikation in der Logopädie.* Stuttgart/New York: Thieme, 2011.

O'Toole C, Lee AS, Gibbon FE, Van Bysterveldt AK, Hart NJ. *Parent-mediated interventions for promoting communication and language development in young children with Down syndrome.* Cochrane Database Syst Rev 2018 Oct 15; 10: CD012089. Verfügbar unter: www.ncbi.nlm.nih.gov/pubmed/30321454. (letzter Zugriff 19.08.2019).

Özçalişkan S, Goldin-Meadow S. Do parents lead their children by the hand? *Journal of Child Language* 2005; 32: 481–505.

Papousek M. *Vom ersten Schrei zum ersten Wort: Anfänge der Sprachentwicklung in der vorsprachlichen Kommunikation,* Bern: Huber (1994). 5. Nachdruck 2008.

Philofsky A, Hepburn SL, Hayes A, Hagerman R, Rogers SJ. Linguistic and cognitive functioning and autism symptoms in young children with fragile X syndrome. *American Journal on Mental Retardation* 2004; 109: 208–218.

Pomnitz, P, Rupp S. *Lexikonentwicklung.* In: Ringmann, S, Siegmüller, J, (Hrsg). Handbuch Spracherwerb und Sprachentwicklungsstörungen, Schuleingangsphase. München: Elsevier Urban & Fischer, 2013, 25–50.

Pommnitz, P, Siegmüller J. Ergänzende Daten zur Variabilität und Kontinuität im frühkindlichen Lexikon: eine Tagebuchstudie. *Forschung Sprache* 2013; 1: 51–66.

Reese E, Sparks A, Leyva D. A. Review of parent interventions for preschool children's language andemergent literacy. *Journal of Early Childhood Literacy* 2010; 10(1): 97–117.
Ringmann S. Ethik in der interdisziplinären Therapieforschung bei Kindern mit Entwicklungsstörungen. *Physioscience* 2012; 8(2): 83–85.
Ritterfeld U. Auditive Aufmerksamkeit und Sprachlernen: Explikation eines impliziten Zusammenhangs. *Die Sprachheilarbeit* 2003; 48(1): 4–10.
Ritterfeld U. Pragmatische Elternpartizipation in der Behandlung dysphasischer Kinder. *Sprache – Stimme – Gehör* 1999; 23(4): 192–197.
Ritterfeld U. Zur Prävention bei Verdacht auf Sprachentwicklungsstörung: Argumente für gezielte Interaktionsschulung der Eltern. *Frühförderung interdisziplinär* 2000; 19: 80–87.
Ritterfeld U. *Elternpartizipation*. In: Schöler H, Welling A, Hrsg. Förderschwerpunkt Sprache. Handbuch der Pädagogik und Psychologie bei Behinderungen. Bd 3, Göttingen: Hogrefe, 2007: 922–949.
Roberts MY, Curtis PR, Sone BJ, Hampton LR. *Association of Parent Training With Child Language Development. A Systematic Review and Meta-analysis.* JAMA Pediatrics 2019. Verfügbar unter: www.ncbi.nlm.nih.gov/pubmed/31107508 (letzter Zugriff 19.08.2019).
Roberts MY, Kaiser AP. The Effectiveness of Parent-Implemented Language Interventions: A Meta-Analysis. *American Journal of Speech-Language Pathology* 2011; 20(3): 180–199.
Rudolph A. *Wie Hände helfen, Sprache zu verstehen. Der Einfluss von lautsprachunterstützenden Gebärden auf das Sprachverständnis von Kindern mit Intelligenzminderung – eine explorative Untersuchung.* Dissertation. München: Universität München, 2018a. Verfügbar unter: https://edoc.ub.uni-muenchen.de/21993/7/Rudolph_Alisa.pdf (letzter Zugriff 19.08.2019).
Rudolph A. Der Einfluss von lautsprachunterstützenden Gebärden auf das Sprachverstehen von Kindern mit Intelligenzminderung. *UK & Forschung* 2018b; 8: 13–22.
Sachse S, Schuler S, Budde-Spengler N. *Alltagsintegrierte Sprachförderung in Kindertagesstätten Praktische Implikationen aus dem Projekt MAUS.* (2016). Verfügbar unter: www.ph-heidelberg.de/fileadmin/wp/wp-sachse/Forschungsprojekte/MAUS/MAUS_Broschuere.pdf (letzter Zugriff 19.08.2019).
Sader R, Hey C, Fahrenholz G, Wegener C, Leuninger H. *Über Sprechstörungen beim Deletionssyndrom 22q11.* KiDS-22q11 e. V. med_02.1, 9–11 2006.
Sameroff A. *The Transactional Model of Development: How Children and Context shape each other.* Washington, D.C.: American Psychological Association, 2009.
Sarimksi K. *Frühförderung behinderter Kleinkinder. Grundlagen, Diagnostik und Intervention.* Göttingen: Hogrefe, 2009.
Sarimski K. Mütter mit jungen (schwer) geistig behinderten Kindern: Belastungen, Bewältigungskräfte und Bedürfnisse. *Frühförderung interdisziplinär* 2010; 29: 62–72.
Sarimksi K. *Entwicklungspsychologie genetischer Syndrome.* Göttingen: Hogrefe, 2014.
Sarimski K. Entwicklung des produktiven Wortschatzes bei Kindern mit Down-Syndrom. *Logos* 2013; 21(4): 248–54.
Siegler R., Deloache J, Eisenberg N. *Entwicklungspsychologie im Kindes- und Jugendalter.* 3. Auflage, Heidelberg: Spektrum, 2011.
Schmidt-Pfister D. Keine Angst vor mehr Gebärden. *Unterstützte Kommunikation* 2016; 2: 14–19.
Siegmüller J, Höppe L. Einflussfaktoren auf Therapiewirkung in der Kindersprachtherapie. *Forum Logopädie* 2017; 31(1): 14–19.
Siegmüller J, Kauschke C, van Minnen S, Bittner D. *Test zum Satzverstehen von Kindern: Eine profilorientierte Diagnostik der Syntax,* München: Elsevier, Urban & Fischer, 2011.
Slonims D, McConachie H. Analysis of Mother-Infant Interaction in Infants with Down Syndrome and Typically Developing Infants. *American Journal of Mental Retardation* 2006; 111(4): 273–389.
Sozialgesetzbuch IX (SGB): Bücher I-XII. München: dtv-Beck, 2019.
*Suchodoletz Wv. Elternfragebögen zur Früherkennung von Sprachentwicklungsstörungen.* In: Sachse S (Hrsg.). Handbuch Spracherwerb und Sprachentwicklungsstörungen. Band 3. Frühe Kindheit. München: Elsevier Urban & Fischer, 2015, 131–145.
Suchodoletz Wv, Sachse S. *Elternfragebogen zur Früherkennung von Late Talkers* (SBE-2-KT) 2009. Verfügbar unter: www.ph-heidelberg.de/index.php?id=11082 (letzter Zugriff 10.5.2019).
Suchodoletz W v, Kademann S, Tippelt S. *Elternfragebogen zur Früherkennung von sprachgestörten Kindern bei der U7a* (32.–40. Lebensmonat) (SBE-3-KT) 2011. Verfügbar unter: www.ph-heidelberg.de/index.php?id=11082 (letzter Zugriff 19.08.2019).
Szagun G. *Sprachentwicklung beim Kind.* 6. Auflage. Weinheim: Beltz, 2013.
Szagun G, Stumper B, Schramm SA. *FRAKIS Fragebogen zur frühkindlichen Entwicklung im Alter von 1 bis 2 Jahren.* Frankfurt am Main: Pearson, 2009.
Tamis-LeMonda CS, Bornstein MH, Baumwell L. Maternal responsiveness and children's achievement of language milestones. *Child Development* 2001; 72: 748–767.
Tamis-LeMonda CS, Bornstein MH, Baumwell L, Damast AM. Responsive parenting in the second year: Specific influences on children's language and play. *Early Development and Parenting* 1996; 5: 173–183.
Tamis-LeMonda CS, Kuchirko Y, Song L. Why is infant language learning facilitated by parental responsiveness. *Current Directions in Psychological Science* 2014; 23: 121–126. Verfügbar unter: https: //journals.sagepub.com/doi/abs/10.1177/0963721414522813?journalCode=cdpa (letzter Zugriff 19.08.2019).
Taylor N, Donovan W, Miles S, Leavitt L. Maternal control strategies, maternal language usage and children's language usage at two years. *Journal of Child Language* 2009; 36(2): 381–404.
Tomasello M, Todd J. Joint attention and lexical aquisition style. *First Language* 1983; 4: 197–211.

Tröster H. *Eltern-Belastungs-Inventar (EBI): Deutsche Version des Parenting Stress Index (PSI) von R.* R. Abidin. Manual. Göttingen: Hogrefe, 2010.

Venker CE, McDuffie AS, Ellis Weismer S, Abbeduto L. Increasing verbal responsiveness in parents of children with autism: A pilot study. *Autism* 2011; 16: 568–585.

Vogt S. *Zur Rolle von Gesten im Spracherwerb.* In: Tesak J (Hrsg.). *An den Grenzen der Logopädie.* Idstein: Schulz-Kirchner, 2007. S. 13–21.

Vogt S, Schreiber S. Förderung von Gesten als Mitauslöser der lautsprachlichen Entwicklung. *L.O.G.O.S interdisziplinär* 2006; 14(3): 179–185.

Voigt-Radloff S, Stemmer R, Behrens J, Horbach A, Ayerle GM, Schäfers R, Binnig M, Mattern E, Heldmann P, Wasner M, Braun C, Marotzki U, Kraus E, George S, Müller C, Corsten S, Lauer N, Schade V, Kempf S. *Forschung zu komplexen Interventionen in der Pflege- und Hebammenwissenschaft und in den Wissenschaften der Physiotherapie, Ergotherapie und Logopädie* 2013. Verfügbar unter: https: //freidok.uni-freiburg.de/data/9003 (letzter Zugriff 19.08.2019).

Volterra V, Caselli MC, Capirci O, Pizzuto E. *Gesture and the Emergence and Development of Language.* In: Tomasello M, Slobin (Eds.). *Beyond Nature-Nurture. Essays in Honor of Elizabeth Bates.* Mahwah, New Jersey, London: Lawrence Erlbaum, 2005, p. 3–40.

Wagner S, Sarimski K. GucKst Du? Wortschatzumfang für Gebärden und gesprochene Worte bei kleinen Kindern mit Down-Syndrom. *Leben mit Down Syndrom* 2010; 65: 46–50.

Wagner S, Sarimski K. Früher Gebärden- und Spracherwerb bei Kindern mit Down-Syndrom. *Sprachheilarbeit* 2012; 4: 184–191.

Warren SF, Brady NC. The role of maternal responsivity in the development of children with intellectual disabilities. *Mental Retardation and Developmental Disabilities Research Reviews* 2007; 13(4): 330–338.

Warren SF, Brady NC, Sterling A, Fleming K, Marquis J. Maternal responsivity predicts language development in young children with fragile X syndrome. *American Journal on Intellectual and Developmental Disabilities* 2010; 115(1): 54–75.

Wilken E. *Praeverbale sprachliche Förderung und Gebärden-unterstützte Kommunikation in der Frühförderung.* In: Wilken E, (Hrsg.). *Unterstützte Kommunikation.* Eine Einführung in Theorie und Praxis. Stuttgart: Kohlhammer, 2002, 29–46.

Wilken E. *GuK 1 – Grundwortschatz und GuK 2 – Aufbauwortschatz.* Lauf: Deutsches Down-Syndrom InfoCenter, 2005.

Wilken E. *GuK 1 – Grundwortschatz und GuK 2 – Aufbauwortschatz.* CD-ROM. Lauf: Deutsches Down-Syndrom InfoCenter, 2006.

Wilken E. Die Gebärden-*unterstütze Kommunikation* (GuK) in der Förderung kleiner (noch) nicht sprechender Kinder. *Unterstützte Kommunikation* 2016; 2: 6–12.

Wilken E. *Sprachförderung bei Kindern mit Down-Syndrom. 13. aktualisierte Auflage.* Stuttgart: Kohlhammer, 2019.

Witecy B, Szustkowski R, Penke M. Sprachverstehen bei Kindern und Jugendlichen mit Down-Syndrom: Charakteristische Probleme sowie Empfehlungen für den Umgang in Schule und Praxis. *Sprachförderung und Sprachtherapie in Schule und Praxis* 2015; 4: 225–231.

Yoder PJ, Warren SF. *Can developmentally delayed children's language development be enhanced through prelinguistic intervention?* In: Kaiser AP, Gray DB, Hrsg. *Communication and language intervention series,* Vol. 2 Enhancing children's communication: Research foundations for intervention. Baltimore: Brookes, 1993: 35–61.

Yoder P, Warren S. Maternal responsivity mediates the relationship between prelinguistic intentional communication and later language. *Journal of Early Intervention* 1999; 22(2): 126–36.

Yoder, PJ, Warren SF. Early Predictors of Language in Children With and Without Down Syndrome. *American Journal on Mental Retardation* 2004; 109(4): 285–300.

Zampini L, D'Odorico L. Gesture production and language development: A longitudinal study of children with Down syndrome. *Gesture* 2011; 11(2): 174–193.

Zollinger B. *Spracherwerbsstörungen, Grundlagen zur Früherfassung und Frühtherapie.* 5. Auflage. Bern: Haupt, 1994.

Zollinger B. *Die Entdeckung der Sprache.* 9. Auflage Bern, Stuttgart, Wien: Haupt, 2015.